셰인 박사의
영양 혁명

OVER THE COUNTER NATURAL CURES

OVER-THE-COUNTER
NATURAL CURES

자연요법 권위자이자
미국의 국민 화학자

셰인 박사의 영양 혁명

셰인 엘리슨 지음 | 안진환 옮김

동도원

Contents

| 서문 |

몸이 스스로 치유하는 과학적 영양 요법

제약 전문가로서 나는 저렴한 자연 유래 제품이 오늘날의 일반 의약품 대부분을 대체할 수 있다는 의구심을 애써 무시하며 살았다. 제약회사에 근무하는 동안 나는 일에 대한 만족도가 높았다. 신약 제조를 위한 약품 개발은 보수가 좋았고 회사는 안락하고 조용한 곳에 각종 장비를 갖춘 최첨단 실험실까지 제공해주었다.

내가 가장 피하고 싶은 상황은 실험실에서 만든 약품이 누구나 쉽게 구할 수 있는 값싼 영양소 보충제와 경쟁하는 것이었다. 그러나 세월이 흐르고 경험이 쌓이면서 내가 괜한 의구심을 품었던 게 아니었음이 드러났다. 약물이 아닌 선별된 영양소만으로도 전염병이나 심장병, 암, 2형 당뇨, 우울증, 비만 등을 치료할 수 있다는 사실이 입증된 것이다. 물론 이런 내용을 제대로 이해하려면 당신도 나처럼 화학에 관심을 좀 가져야 한다.

화학은 동떨어진 세상의 골치 아픈 이론이 아니다. 우리 실생활과 밀접한 필수 지식이다. 화학은 흑갈색 머리가 어떻게 한두 시간 만에 금발로 염색되는지 설명하고, 말보로 한 개비를 깊이 들이마시는 것이 어째서 니코틴 패치를 붙이거나 금연 보조 약물을 삼키는 것보다 훨씬 더 나은 기분이 드는지 알려준다. 또 핵폭탄이 왜 인류의 종말을 초래하는지 경고하고, 어떻게 분자 하나의 차이가 아이들 성별을 결정하는지 보여준다.

화학은 아무것도 숨기지 않는다. 생명을 있는 그대로 발가벗긴다. 화학을 잘 이해하게 되면 분명 당신 삶에 나침반이 되어줄 것이다. 또한 당신과 당신의 가족 모두를 활기차고 건강한 삶으로 안내할 것이다.

⊕ 영양실조에 시달리는 현대인들

미국국립보건통계센터NCHS의 조사 결과, 미국인 90퍼센트가 영양결핍 상태라는 사실이 밝혀졌다. 대다수 사람들에게 신체 신진대사와 호르몬 조화에 필요한 영양소가 부족하다는 뜻이다.(1) 과거 어느 때보다 잘 먹는데 왜 영양결핍이 발생한 걸까?

가장 먼저 짚어야 할 것은 처방약에 대한 과도한 의존이다. 설탕과 인공감미료, 방부제, 알코올, 패스트푸드 등의 과다섭취, 수돗물과 비누, 샴푸 그리고 심지어 건강 보조제에 함유된 독성 화합물도 처방약 못지않게 중요한 영양결핍의 원인이다. 화학은 우리에게 주요 영양소의 부족이 독소의 증가와 결합하면 신체 세포 기능이 저하되고 질병이 생길 수 있다는 사실을 가르친다. 건강이 중대한 위험에 처하는 것이다.

⊕ 수명은 늘었지만 삶의 질은 떨어졌다

응급의학의 기적 덕분에 구사일생으로 목숨을 건진 사람들도 많아졌지만 그렇다고 사람들의 건강이 더 나아진 것은 아니다. 부모들은 기록적으로 살을 찌우고 있고, 자녀들은 필수영양소가 풍부한 식생활을 누리지 못하고 있다. 성인 부부의 성생활 역시 사상 최저 수준으로 저하된 상태다. 심장병은 사랑하는 사람들의 소중한 시간을 앗아가고 있으며, 암 사망자 수 또한 전보다 늘었다. 삶의 질이 과거 어느 때보다도 빠르게 저하되고 있는 것이다.

미국국립연구회의NRC에 따르면 미국인들은 세계에서 가장 많은 돈을 건강관리에 쓰면서도 점점 더 건강이 나빠지고 있으며 기대수명보다 빨리 사망하는 조기사망률이 늘고 있다.(2)

⊕ 병에 걸릴 수 없는 몸을 만드는 '영양소 논리'

건강의 질을 끌어올리는 유일한 해답은 영양소에 있다. 나는 이것을 '영양소 논리'라고 칭하는데, 약품개발자로서 20년 이상 연구하고 정립한 것이다. 현대인의 건강을 위협하는 것은 사실

영양소 결핍에 기인한다.

영양소 논리는 영양실조를 질병의 원인이자 또 그 해결의 열쇠로 본다. 결핍을 보완하는 영양소를 채워주면 세포 기능이 회복되어 질병을 치유할 수 있기 때문이다. 그 과정은 햇빛을 쐬지 못해 시들어가는 식물을 볕에 내놓고 물을 주어 회복시키는 것만큼 간단하고 논리적이다. 식물이 햇볕을 쬐면 광합성 작용을 통해 생명의 요소인 글루코스glucose를 만든다는 사실을 다들 알고 있을 것이다. 우리도 자연에서 필수영양소를 획득하면 식물처럼 몸을 건강한 상태로 되돌릴 수 있다.

영양의학에 깊은 관심을 기울인 덕분에 나는 세계 최대의 제약회사 중 한 곳에 약품개발자로 영입되었고, 그곳에서 수행한 연구와 경험은 적절한 영양소 섭취가 건강과 장수 그리고 운동능력의 가장 큰 결정 요인이라는 사실을 확증해주었다. 수많은 과학적 증거가 이 논리를 지지하니 부디 내 말을 믿어주기 바란다.

사실 역사적 사례 몇 가지만 살펴봐도 진실을 알 수 있을 것이다. 과거 수천 년 동안 인류는 괴혈병과 펠라그라, 각기병, 구루병 등 온갖 질병에 시달렸다. 20세기 초 노벨상 수상 과학자들, 즉 영양소 논리를 믿고 그 과학적 방법을 찾는 데 열정과 재능을 쏟은 인물들은 이러한 유행성질환이 감염원이 아니라 만연한 영양결핍 때문에 발생한다는 사실을 밝혀냈다. 그 결과 선별된 영양소로 영양 공백을 채우는 간단한 행위로 수백만 명의 목숨을 구할 수 있었다. 비용도 많이 들이지 않고 처방전 한 장 없이 말이다!

괴혈병은 비타민 C(아스코르브산이 아닌 감귤류의 비타민 C)로 박멸되었고, 펠라그라는 나이아신(효모의 나이아신)으로, 각기병은 티아민(쌀겨의 티아민)으로, 구루병은 햇볕을 쬐면 생성되는 비타민 D로 박멸되었다. 최근에는 콜레라가 소금과 설탕, 물로 사실상 박멸되었고, 케샨병이 유발하는 울혈성심부전은 셀레늄으로 극복되었다.(3)(4)

이 책은 한 마디로 역사가 입증해온 지식을 부활시키고 있는 셈이다. 나는 응급상황만 제외하고 약물의 사용을 단연코 반대한다. 대신 영양소 논리를 활용해 주요 질병을 예방하고 활력을 증가시키는 방법을 말하고자 한다. 그것도 돈을 절약하면서 누구나 실천 가능한 방법 말이다. 실제로 이 책의 초판이 출간되고 채 한두 달도 지나지 않아 효과를 봤다는 고백담이 물밀 듯이 밀려왔다.

독자들은 아침에 일어나 생기 넘치는 모습을 거울 속에서 보았다느니, 건강한 피부를 되찾았다느니, 다시는 화학물질 기반의 선블록을 쓰지 않기로 결심했다느니 하는 등의 이야기를 내게 이메일로 보내왔다. 콜레스테롤을 낮추는 약물이나 항응고제, 혈압약 등을 이 책이 소개한 자연 치유제로 대체하고 심혈관 건강을 되찾았다는 고백도 줄을 이었다. 가장 기억에 남는 것은 한 응급의학 전문의가 보내온 이메일이었다. "선생님 덕분에 불과 몇 주 만에 2형 당뇨병을 물리쳤습니다!" 그가 입증 자료로 첨부한 혈액검사표에는 높은 혈당 수치가 마치 줄 끊어진 엘리베이터처럼 뚝 떨어져 있었다.

한 독자는 악성흑색종을 극적으로 치료한 이야기를 아마존닷컴에 공유했다. 내가 책에 소개한 '8달러짜리 암 치료제'를 활용해 악화된 피부 부위에 꿀을 발라 효과를 본 것이다. 그는 수주에 걸쳐 흑색종이 서서히 사라지는 과정을 지켜보았다.

영양소 논리는 또한 난소암 진단까지 무력화시켰다. 어느 날 아침, 나는 커피를 홀짝이며 이메일을 열어보다가 다음과 같은 편지를 발견했다. "저는 3개월 전에 난소암 진단 검사인 CA-125를 받았습니다. 검사 결과는 '고위험 수치'로 나왔습니다. 의사 선생님은 제게 (300~1000달러의 비용이 드는) 초음파 검사를 추가로 받고 그 결과에 따라 '암과 싸울' 마음의 준비를 해야 할 거라고 말씀하셨습니다. 저는 검사를 받는 대신 책에서 읽은 방법을 실행해보기로 결심했습니다. 3개월 후, 저는 재검사를 위해 다시 병원을 찾았습니다. 재검사 비용은 28달러였습니다. 그리고 '정상'이라는 검사 결과를 얻었습니다. 뿐만 아니라 저는 그 사이에 10킬로그램이나 살을 뺐고 17년은 젊어진 듯한 느낌을 갖게 되었습니다. 이렇게 쉽고도 저렴한 방법으로 암을 쫓아낼 수 있도록 도움을 주신 것에 감사를 드립니다."

《가정의학회지Journal of Family Practice》가 밝힌 바에 따르면 의사들은 영양소 보충제를 적절히 이용하는 것에 관해 거의 교육을 받지 않는다. 미국의 경우, 90여 년 전 영양의학 강의가 의대 커리큘럼에서 제외됐다. 주요 제약회사들이 영양소 보충제에 흥미를 느끼지 못하는 것도 상황을 악화시키는 요인이다.

오늘날 영양소 논리는 처방약에 대한 과대광고 홍수 속에 파묻힌 상태다. 그 결과, 미국에서만 매년 약 20만 명의 환자가 의사들이 처방한 약 때문에 목숨을 잃고 있다(20만 명은 베트남 전쟁에서 사망한 미국인의 두 배에 달하는 수치다). 가장 큰 문제는 영양소 논리를 고수하지 않는 탓에 환자가 계속 급증하고 있다는 사실이다.[(5)(6)]

⊕ 올바른 보조제를 선택하는 방법

이 책은 영양소 논리를 활용해 건강을 지키고자 하는 이들에게 정확하고 유익한 매뉴얼이 되어줄 것이다. 미국인들은 올바른 건강 보조제를 찾고 시행착오를 거쳐 추정追正하는 데에만 매년 60억 달러 이상을 소비하고 있다. 그 결과, 사람들은 비싼 데다가 효과도 없으며 심지어 위험하기까지 한 제품을 복용하고 있다. 커큐민이나 알라닌, 산사나무 등과 같은 '올바른' 보조제는 간과된 채 말이다. 대부분의 사람들은 이들 보조제가 얼마나 찾기 쉬운지 모르고 있다. 게다가 이것들은 고임금 화학자들이 실험실에서 설계한 제품이 아니므로 구매하는 데 드는 비용도 아주 저렴하다.

이 책에서 나는 최상의 건강 보조제를 어디서 찾을 수 있는지 알려줄 것이다. 동네 식품점이든 약국이든 아마존닷컴이든 독자들이 쉽게 구할 수 있는 곳을 안내할 것이다.

건강 보조제 산업은 당신의 지갑에서 가급적 더 많은 돈을 빼낼 목적으로 설계된 사기와 가짜, 허튼소리가 난무하다.

당신이 똑똑해지지 않는다면 눈 뜨고 코 베이기 십상이다. 그렇다고 너무 머리를 쥐어짜며 고민할 필요없다. 내가 화학적 방법론과 엄격한 표준에 근거하여 '올바른 보조제'의 여덟 가지 특성을 정립했기 때문이다. 올바른 보조제는 아래 기준을 충족해야 한다.

- 과학적 근거와 다년간의 성공 사례가 입증되어야 한다. 일시적 유행에 현혹돼서는 안 된다.
- 설탕(덱스트로스)이나 인공감미료, 식물성 기름, 방부제 등과 같은 불순물이 첨가되어서는 안 된다.
- 위화제가 섞이지 않았음을 입증하는 분석증명서(COA)를 통해 진정한 순수성이 확보되어야 한다.
- 국가별 관계기관이 승인한 우량제조관리기준(GMP)에 따라 제조되어야 한다.
- 자연적인 형태의 식물이나 허브, 또는 과학이 보증하는 영양제로 공급되며 필수영양소의 섭취를 지원해야 한다. 열악한 분리물이나 비타민 D, 폴산(folic acid), 비타민 E, 베타카로틴 등과 같은 합성 모조품은 안 된다.

- 사용자가 측정 가능한 성과를 모니터할 수 있도록 긍정적인 결과(예컨대 심근경색 위험성의 감소)를 도출하기 위한 특정한 행위(예컨대 소염)를 목표로 삼아야 한다.
- 처방약과 함께 섭취하는 경우 부작용을 일으켜서는 안 된다.
- 30일 안에 활기찬 건강을 체감할 수 있게 해야 한다.

각각의 장에는 새로운 치유법과 건강한 생활습관을 위한 제안이 담겼다. 또한 책에서 추천하는 모든 제품에 대해 독자들이 가장 빈번하게 묻는 다음 세 가지 질문에 대한 답도 필요한 경우에 한해 수록하였다.

1. 적정 복용량은?
2. 최적의 복용 시간은?
3. 서로 다른 약물이나 보조제의 상충 작용으로 초래될 수 있는 위험은?

여기까지는 시작에 불과하다. 다음과 같이 완전히 새로운 정보도 보강했다.

- 주름을 자연스럽게 없애 나이를 거스르도록 돕는 해조류
- 갑상선호르몬에 이상이 발생하는 근본 원인과 그 해결책
- 갑상선 치료 의약품을 대체할 수 있는 세 가지 자연 치료제
- 자연 치료제로 부작용 없이 유방암을 퇴치하는 방법
- 우울증과 불안장애 등을 물리칠 수 있는 희귀한 미네랄
- 항우울제를 안전하게 끊는 방법

처방약이 우리 삶의 질을 떨어뜨리고 있는데도 사람들은 대수롭지 않게 생각한다. 사실 우리는 처방전을 마치 명예훈장이라도 되는 양 자랑하고 다닌다. 무분별한 처방약 때문에 건강을 잃고 있는데도 말이다. 이 책은 건강 문제에 영양소 논리와 생활습관 교정 대신 처방약부터 선택하는 것이 반드시 옳은 일이 아님을 얘기하고자 한다.

⊕ 병은 굶기고 면역을 키우며 노화를 막는다

갑상선호르몬 기능을 회복하는 블래더랙

영양소 논리는 또한 온 가족이 스키니진을 입을 수 있는 군살 없는 몸으로 되돌아갈 마지막 기회이기도 하다. 연구진과 기술력으로 무장한 대형 제약회사와 대형 식품회사 그리고 대형 화학회사들은 오래전부터 자사의 이익을 위해 사람들의 열망을 통제하고 조종해왔다. 그렇다, 이것은 절대로 음모론이 아니다.

이들 대기업들은 "강화된"이나 "풍부한", "자연의" 또는 심지어 "유기농" 같은 마케팅 수식어를 강제로 우리에게 주입시켰다. 동시에 정서적, 신체적 의존성을 조장하도록 설계된 화학첨가제를 비밀리에 개발했다. 내가 그 과정을 직접 목격한 사람이다. 이런 첨가제가 몸에 들어가면 갑상선과 신진대사와 수명을 관장하는 호르몬 체계가 제대로 돌아가지 않는다. 이 때문에 운동이나 일시적으로 유행하는 다이어트, 갑상선 치료제, 호르몬 대체요법HRT, 인체친화형 호르몬 대체요법BHRT 등이 비만으로부터 사람들을 구하지 못하는 것이다.

이 책은 먼저 우리 몸의 생화학이 어떤 식으로 작동되는지 알려주고 그 다음 해초의 일종인 블래더랙과 감초, 마테 차의 조합을 통해 갑상선 기능을 신장하고 전체 호르몬 체계의 균형을 회복하는 방법과 바람직한 생활습관까지 보여줄 것이다. 아마 며칠 내로 당신의 신체는 스스로 보수 과정에 들어가 군더더기 없는 늘씬한 몸매를 만들어낼 것이다.

노화를 막는 최고의 항산화물질, 아스타잔틴

주름이 늘어나는 속도를 늦추고 싶은가? 그렇다면 값비싼 화장품 대신 저렴한 바다 영양소를 써보는 게 어떤가? 과학자들은 해조류와 연어의 연구를 통해 아스타잔틴astaxanthin이라는 '무한한 항산화물질'을 발견했다. 이 물질은 피부 안쪽에 직접적으로 작용해 늘어짐과 쭈그러짐을 없애줌으로써 피부 노화를 물리친다. 지금까지 발견된 다른 어떤 항산화물질보다 햇볕 노출로 생긴 주름 유발 활성산소를 무력화하는 데 그 효과가 뛰어나다.

이 영양소는 경구 복용하면 혈류 속으로 들어가 피부 세포의 핵까지 도달한 후 콜라겐의 민감한 구조를 보호해 피부를 더 부드럽고 젊어 보이게 만든다. 성형수술보다 훨씬 안전하고 저렴한데도 일반에 널리 알려지지 않았다. 다행히 유기농 식품점에서 쉽게 구매할 수 있다. 하지만 조심하라. 위험한 모조품들이 많으니까. 올바른 구입법에 대해서도 곧 안내할 것이다.

암세포를 굶겨 죽이는 포포나무

유방암이나 전립선암 역시 영양소 논리를 이용해 물리칠 수 있다. 포포나무pawpaw 가지는 암의 아킬레스건인 당 대사sugar metabolism를 공격하는 자연 화학물질을 담고 있다. 따라서 유방암 치료제 타목시펜이나 다른 화학요법 약품의 안전한 대체물이 될 수 있다.

포포나무에 대한 최초의 연구는 퍼듀대학교 불임화학실험실에서 시작되었다. 암의 취약점을 밝히기 위해 연구를 수행한 화학자들은 포포나무의 유효성분인 아세토제닌acetogenins이 암세포의 가장 중요한 에너지원인 당을 흡수하지 못하게 막는다는 사실을 발견했다.

건강한 세포는 당이 부족한 경우 건강한 지방을 먹고 살 수 있는 반면, 암세포는 아세토제닌에 의해 당 흡수가 차단되는 경우 자기 나름의 울화병에 걸리고, 이는 결국 세포자살로 이어진다. 연구 결과에 따르면 이 자연적인 박멸 과정은 암의 자멸을 유발한다. 암세포의 자살을 촉발할 수 있는 물질이야말로 암의 위협에 맞설 수 있는 가장 효과적인 무기인 셈이다.[7]

제약업계는 지난 수십 년간 이 물질을 찾기 위해 부단히 노력했으나 그들이 만든 인공 독성 약품은 실패만 거듭했다. 하지만 영양 화학요법 분야에는 이미 암을 박멸할 수 있는 강력한 영양소 제품이 여럿 존재한다. 여기에는 아세토제닌을 완벽하게 지원하는 8달러짜리 암 파괴제도 포함된다. 아세토제닌이 암의 주요 연료를 차단하는 동안 이 제품은 면역체계가 암을 공격하도록 돕는 역할을 수행한다. 이중 타격을 가하는 것이다. 믿기 어렵겠지만 포포나무에서 추출한 아세토제닌을 섭취하는 데 드는 비용은 하루 2달러에 불과하다. 게다가 처방전도 필요없다.

⊕ 독성 약물과 가짜 보충제를 피하는 법

이 책은 당신과 당신의 소중한 가족이 영양소 논리를 통해 건강을 지키는 것은 물론 쓸데없는 돈을 낭비하지 않도록 도울 것이다. 거대 제약업계는 수십 억 달러짜리 광고와 의사들의 커넥션으로 무장한 채 부작용을 숨긴 약품을 사용하도록 부추기고 있다. 이러한 제약업계의 위장술을 떠받치는 것은 처방약만이 생명을 연장시킨다는 사람들의 믿음이다. 그러나 수많은 연구들은 오히려 그 반대를 입증하고 있다. 백신이나 정제 형태의 약물을 더 많이 섭취할수록 우리는 더 빨리 죽는다.

이 꼼짝달싹할 수 없는 증거를 눈앞에 두고도 의학계는 "약물로 인한 이득이 위험성보다 크다"는 말만 앵무새처럼 되풀이하고 있다. 이 순환 논리야말로 오랜 기간 치명적 결과를 낳은 주제가 아닐 수 없다. 전 세계적으로 처방약은 높은 사망원인을 차지한다. 통증 관련 약물만 놓고 봐도 코카인과 헤로인 같은 마취제로 인해 사망한 사람을 합한 것보다 더 많은 숫자의 사람들이 죽고 있다.[8]

그뿐 아니다. 인터넷 행상꾼들 역시 심각한 문제다. 그들 중 일부는 아무런 자격도 없이 일시적 유행을 타는 보조제를 선전하며 마치 전문가인 양 행동한다. 이런 제품을 홍보하는 스타들도 경계해야 한다. 개런티만 주면 무엇이든 파는 데 앞장서는 연예인들 말이다. 실로 많은 가정이 이런 사람들에게 현혹돼 효과도 없고 위험하기까지 한 건강 보조제를 구입하고 있다.

대부분의 건강 보조제에는 독성 혼합물이나 처방약에 든 위험한 위화제가 섞여 있거나 중금속, 박테리아, 심지어 전염성 바이러스 같은 불순물이 포함되어 있다. 한 연구 기관의 조사에 따르면 허브 성분의 건강 보조제 대다수에서 극미량의 납과 오염물질이 발견됐다고 밝혔다.[9]

가장 심각한 것은 제약회사들이 건강 보조제를 만들면서 진짜 필요한 영양소는 빼고 비타민 D나 비타민 E 또는 베타카로틴 등으로 분류되는 영양 위조물로 대체해왔다는 사실이다. 이는 전형적인 유인 상술에 불과하다. 날로 성장하는 건강 보조제 시장에서 돈을 벌기 위해 비타민과 유사한 약물을 만들고 거기에 영양 보충제라는 라벨을 붙인 것이다. 임산부 비타민이 바로 그런 사례다.

만약 에인 랜드의 소설 《아틀라스》에 등장하는 과학자 존 골트John Galt가 인류의 힘과 영광을 상징한다면, 그에게 가해지는 가장 큰 위협은 FDA가 승인한 독성 처방약과 건강 보조제가 될 것이다. FDA의 엉성한 표준과 기준은 기업의학이라는 괴물을 만들어놓았다. 이윤만을 추구하는 이 괴물은 견제나 점검도 받지 않는다. 화학자의 시각으로 보면 맞서 싸우기 불가능한, 엄청나게 무서운 존재가 아닐 수 없다.

⊕ '정직한 화학'만이 우리 몸의 길라잡이

나는 의사가 아니다. 그레이가 쓴 《해부학Anatomy》을 읽은 적도 없다. 또한 신성한 열정으로 자연 치료제와 건강관리법을 전파하는 건강 전도사도 아니다. 나는 인터넷을 활용해 성공을 치장하지 않으며 멋진 양복 차림으로 강연을 하기 위해 수행단과 함께 전국을 유람하지도 않는다.

나는 그저 다른 사람들이 축구를 좋아하는 것처럼 그저 화학을 좋아할 뿐이다. 그래서 화학 박사학위를 받았고 유기화학 분야에서 상도 여러 개 탔다. 이는 화학의 복잡한 원리에 기초해 약물을 설계하는 방법을 알고 있다는 의미다.

나는 제약업계가 보건보다는 돈을 우선시하는 실상을 목격한 후 연구실을 박차고 나와 사람들에게 영양소 논리로 자신의 건강을 스스로 돌보는 법을 가르치기 시작했다. 우리 가족은 최신 유행이나 과대 선전에 현혹되는 일이 없고, '백신접종은 필수'

라는 식의 특정한 건강 관리 관행도 따르지 않는다. 오직 정직한 화학만이 우리의 길라잡이인 셈이다. 다른 가족들이 헛된 의료 비용을 지출하며 빚의 수렁에 굴러떨어질 때 우리 가족은 건강은 물론 재정도 안전하게 지켜왔다. 이것이 바로 내가 지금 당신에게 지식을 전달하려는 이유다.

크게 보면 이 책은 두 가지를 다룬다. 첫 번째는 화학이고, 두 번째는 그 화학이 활기차고 건강한 삶을 만들어가는 데 어떤 역할을 하는가이다. 나는 과학과 그것의 적용이 더 나은 삶을 만들 수 있다는 사실을 독자에게 보여줄 것이다. 이 책을 통해 독자들은 젊고 건강하게 사는 비법을 배우게 될 것이다. 또한 약물 복용과 만성질환, 우울, 무기력 등에 시달리는 일 없이 생동감 넘치는 활력을 경험하게 될 것이다.

건강한 삶을 통해 가족과 유대감을 키워나가며 생의 매 순간을 어려움 없이 보내는 모습을 상상해보라. 하루하루 추억이 쌓여가는 그런 세월 말이다. 건강만 유지할 수 있다면 나이를 먹는 것은 저주가 아니라 경험의 선물이다. 이 조그마한 책이 무한한 가치를 갖는 이유가 바로 여기에 있다.

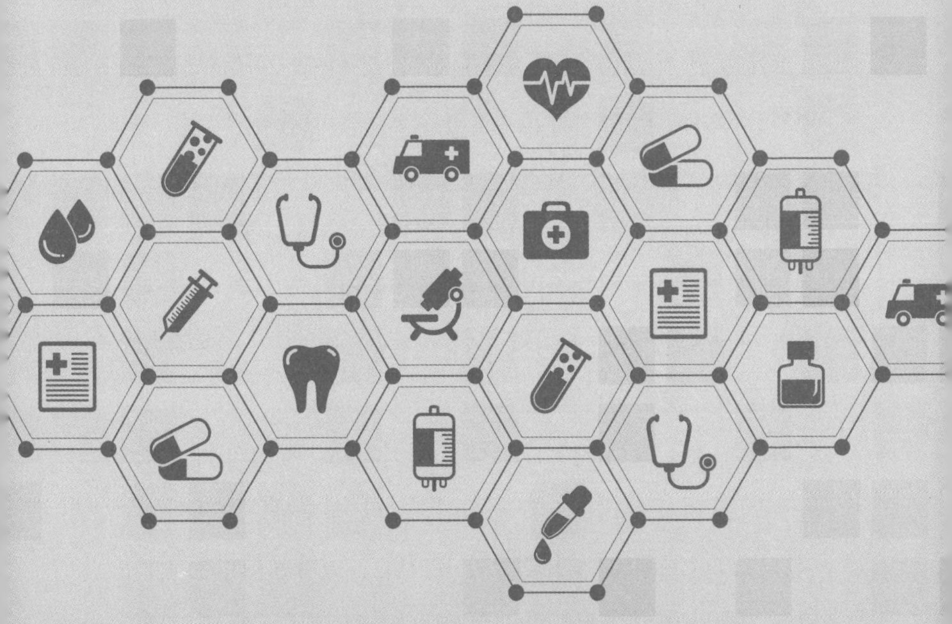

1장

똑같이 나이 먹어도 피부와 심장 나이는 다 다르다

가장 끔찍한 노화 현상은 무엇일까? 바로 주름이다. 매일 아침 거울을 볼 때마다 제일 먼저 눈에 들어오는 그것, 자신이 점점 늙어가고 있음을 여지없이 상기시키는 주름은 삶에 대한 의욕을 떨어뜨린다. 미국의 대기업들은 노화로 인한 사람들의 상실감을 이용해 수십억 달러를 긁어모으고 있다. 화장품, 자외선 차단제, 온갖 성형수술로 말이다. 그러나 이중 피부 노화를 제대로 막아낸 사례는 드물다. 사실상 주름 방지 요법의 대부분은 주름을 더 만들어낼 뿐이다. 심지어 외과적 수술의 경우 '수술로 인한 노화'라는 원치 않는 결과를 낳기도 한다.

내가 젊은 피부를 유지할 수 있는 가장 간단하고, 가장 안전하며, 가장 저렴한 방법을 찾고자 의욕을 불태운 동기가 바로 이것이다. 그리고 마침내 나는 그 방법을 찾아냈다.

이 장에서 다루는 영양소 논리는 피부 노화에 도움을 줄 뿐만 아니라 피부암, 당뇨병성 신경병증diabetic neuropathy, 기억력 저하,

심장질환 등으로 인해 삶이 파괴되는 것을 막는 데 유용하다. 의사의 진료를 받기 위해 예약을 할 필요도, 치료비로 거액을 쏟아부을 일도 없을 것이다. 그리고 무엇보다 태양을 피하지 않아도 될 것이다.

내 말을 무조건 믿으라는 것은 아니다. 대신 이 책을 통해 터득한 것을 꼭 직접 시험해보기 바란다. 아마도 몇 주 후면 주변 친구와 가족들은 당신의 달라진 모습에 감탄하게 될 것이고 비결이 무엇인지 궁금해할 것이다. 당신은 분명 에너지 넘치고 삶에 활기가 돌며 집중력이 향상되는 걸 경험하게 될 것이다.

⊕ 피부의 콘트롤타워, 활성산소와 산소쇼크

피부는 우리 몸의 기관 중 가장 크기가 크다. 약 1.5제곱미터의 표면적에 무게는 대략 3.5킬로그램이나 된다. 피부의 세포들은 서로 끊임없는 협력을 통해 외부에서 침투하는 박테리아와 바이러스, 독성물질이나 화학물질, 더위와 추위로부터 신체를 보호하며 생명을 유지하는 기능을 수행한다. 만약 우리가 피부를 보호하지 않으면 이 같은 세포 간 협동 작업은 중단된다. 그 결과, 가장 먼저 나타나는 것이 주름이고 그다음이 피부암이다. 다행히 이런 생물학적 참사는 예방할 수 있다. 피부 손상이 어떻게 발생하는지부터 살펴보도록 하자.

활성산소가 피부의 주성분인 콜라겐을 공격하면 주름이 발생한다

피부 세포에는 다량의 산소가 포함되어 있다. 피부가 햇빛에 노출되면 자외선 같은 고에너지선이 피부와 충돌한다. 에너지선과 피부가 충돌하면 마치 볼링공이 핀과 충돌하는 것처럼 피부세포의 산소 분자들은 에너지 안정화 전자를 상실하고 전자가 없는 산소 분자들은 불안정해진다. 이를 과학적 용어로 유리기, 즉 활성산소라 부른다.

활성산소는 피부 내에 생기를 북돋고 피부를 건강하게 유지하는 기능을 한다. 활성산소가 결코 비정상이 아니라는 말이다. 오히려 우리 몸의 면역체계에 없어서는 안 될 필수 요소이다. 활성산소는 피부를 통과해 체내로 침투하는 박테리아와 바이러스를 퇴치하는 데 일조한다. 활성산소가 세포 내에서 주어진 임무를 완수하면 그 즉시 항산화 성분으로 알려진 활성산소 청소부에 의해 억제된다(통제된다는 표현이 더 적합할 것이다).

항산화 성분은 다른 세포 구성 성분과 달리 전자를 상실한 활성산소에게 전자를 나누어줄 수 있을 만큼 충분한 전자를 보유하고 있다. 바로 이 항산화 성분이 주름과 암을 물리치며 건강한 피부를 유지하는 역할을 담당하고 있는 것이다.

항산화 성분이 부족할 때 세포는 산화성 스트레스를 경험하는데, 나는 이것을 '산소쇼크'라고 부른다. 항산화 성분의 통제를 받지 않는 활성산소는 피부의 주성분인 콜라겐을 공격하기 시작한다. 생기 있는 피부를 원하는 사람에게는 나쁜 소식이 아닐 수 없다. 교차결합(쉬운 말로 표현하자면 주름이 생기는) 현상이 발생하는 것이다. 산소쇼크에 굴복당한 콜라겐 분자들은 서로 뒤엉켜 딱딱해지고 이동성이 저하되는 결과를 초래한다. 한때 부드럽고 유연했던 피부가 쩍쩍 갈라진 메마른 사막처럼 변해 버리는 것이다.

잘라낸 사과 표면이 갈색으로 변하는 갈변 현상이나 공기에 노출된 못에 녹이 스는 현상, 음식물의 산패 현상처럼 일상에서 흔히 접하는 다른 사례를 생각해보면 산소쇼크를 이해하는 데 도움이 될 것이다. 이 현상들은 모두 항산화제 결핍으로 통제를 벗어난 활성산소에 의해 생긴다.

> **항산화 성분이 부족할 때**
> **우리 몸의 세포는**
> **산화성 스트레스를**
> **경험한다.**
> **바로 '산소쇼크'다**

여기에서 주목할 점은 햇빛 노출과 활성산소 자체가 위험한 것은 아니란 점이다. 산소를 마시며 생명을 유지하는 우리 인간에게 위 두 요소는 피할 수 없는 부산물이다. 활성산소가 위협이 되는 경우는 항산화제의 수를 초과해 생성될 때이다. 활성산소의 과다 생성으로 야기되는 산소쇼크는 생물학적 참사의 원인이며 누구나 두려워하는 눈가 잔주름과 이마의 주름살로 이어진다. 그러나 참사는 여기에서 끝나지 않는다.

산소쇼크가 지속되면 활성산소는 콜라겐만을 공격 대상으로 삼지 않는다. 세포를 정상적으로 유지하고 피부가 제 기능을 하도록 지원하는 정상 세포의 구성 성분까지 공격한다. 이런 손상 과정을 방치하면 암이 발생할 수 있다.

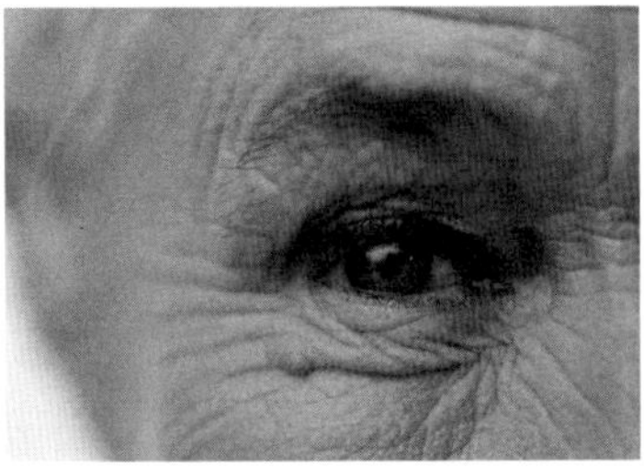

통제를 벗어난 활성산소는 피부의 주성분인 콜라겐을 공격한다.

⊕ 주름은 언제 암으로 변할까?

산소쇼크는 피부세포 내 손상을 일으키는 연쇄반응을 촉발할 수 있다. 이것은 명확히 구분되는 세 가지 유형의 세포 손상으로 이어지는데[(1)] 이 손상 유형을 파악하는 것은 암으로부터 젊고 건강한 피부를 지키는 데 매우 중요하다.

첫째, 피부세포의 유전자 지도에 누적 손상이 발생한 경우이다. DNA라고 부르는 디옥시리보핵산이 손상되면 세포는 성장을 멈추어야 할 시기를 놓친다.

둘째, 손상된 유전자 지도를 복구하는 세포 체계가 제대로 작동하지 않는 경우이다. 놀랍게도 모든 세포는 DNA가 손상되었을 때 새로운 지도를 만들며 이때 사용할 일종의 견본을 저장하고 있다. 산소쇼크는 세포의 기억장치에 있는 이 견본을 삭제할 뿐만 아니라 복구조차 불가능하게 만든다.

셋째, 유전자 지도의 해석을 담당하는 분자가 손상된 경우이다. DNA로부터 유전자가 발현 혹은 활성화될 때 DNA 염기서열은 '전령RNA(리보핵산)' 분자에 복제된다. 전령RNA는 세포 기능을 해석하고 안내하는 데 DNA 염기서열을 사용한다. 이 과정이 제대로 진행되지 못하면 세포의 기능이 중단되는 것이다.

이 세 가지 손상 유형의 최종 결과가 바로 피부세포의 변이, 즉 악성세포이다. 수많은 피부세포 중 단 한 개의 악성세포가 피부암을 유발할 수 있다. 악성피부세포는 세포가 제 기능을 수행하도록 돕는 대신 막강한 힘으로 세포 체계를 무너뜨린다. 악성세포는 건강한 피부세포를 공격하는 지원군을 얻기 위해 건강한 세포보다 훨씬 빠르게 복제를 진행한다. 이때 신체의 다른 부위로 침투하는 방법을 터득하는 동시에 면역체계의 감시망에서도 사라져버린다. 악성세포가 갖고 있는 이 절대적 힘이 우리 몸을 감염과 질병의 놀이터로 바꾸어버리는 것이다. 따라서 피부는 급속하게 노화된다.

그렇다고 겁부터 먹을 필요는 없다. 이 사악한 과정을 사전에 충분히 차단할 수 있기 때문이다. 물론 햇빛 노출을 피하라거나 자외선 차단제를 듬뿍 바르라는 뻔한 방법은 아니다.

⊕ 햇빛에 관해 아무도 들려주지 않은 진실

백 명의 의료종사자에게 "주름과 피부암의 원인이 무엇입니까?"라고 질문하면 어떤 대답을 할 것 같은가? 대부분 망설임

없이 "태양"이라고 답할 것이다. 산소쇼크 현상을 간과한 채 말이다. 그리고 그들 대다수는 햇빛과 활성산소가 어떻게 주름과 피부암으로 발전하는지 장황하고 따분한 설명을 늘어놓을 것이다. 그 지루한 설명을 끝까지 들었다면 태양이 내뿜는 죽음의 광선에 두 번 다시 노출되지 않겠다는 맹세를 했을 것이다. 그러나 논리는 언제나 이 주장을 일축해버린다.

태양은 천년이 넘도록 그 자리에 있었고 인간은 예나 지금이나 똑같이 태양 아래 살고 있다. 그런데 현대 들어 피부암 발병률은 증가하기 시작했다. 미국질병통제예방센터CDC에 의하면 미국 내 피부암 발병률은 지난 30년 동안 두 배로 늘어났다. CDC의 통계에 따르면 올해만 총 110만 명의 미국인이 어떤 형태든 피부암 진단을 받게 될 전망이다. 전 세계적으로 보더라도 인구 천 명당 피부암 발병률은 증가 추세에 있다.[2] 피부암의 위협이 점점 커지는 동안에도 태양의 활동은 예나 지금이나 아무런 변화가 없다. 피부암 발병률 증가의 원인이 오직 햇빛 노출에만 기인한다고 볼 수 없는 논리가 성립하지 않는가?

어떤 의사들은 피부암 발병률 증가의 원인으로 오존층 파괴를 지목할 것이다. 만약 오존층 파괴가 피부암의 원인이라면 적도 부근에 살고 있는 사람들은 햇빛에 의해 산 채로 잡아먹혀야 말이 된다. 오존층의 파괴는 태양 자외선을 최대 20퍼센트

수많은 피부세포 중 단 한 개의 악성세포가 피부암을 유발한다

> 올바른 영양소를 섭취하는 것만으로도 주름과 암이라는 생물학적 참사를 막을 수 있다

까지 증가시키는 것으로 알려져 있다. 꽤 심각한 수치이다. 그러나 미국항공우주국NASA이 밝힌 것처럼 극지방에서 적도까지 이동할 때, 혹은 열대지방에서 휴가를 즐길 때 자외선 노출량이 5천배나 증가한다는 사실을 상기하면 생각이 달라질 것이다. 이것은 태양광선이 대기를 통과하는 각도 변화에 의해 발생하는 현상이다.[3] 그렇다 하더라도 소위 죽음의 광선이라는 태양 자외선이 위협을 가하지는 않는다. 사실 자외선이 강한 지역의 피부암 발병률은 오히려 더 낮다.

산소쇼크를 피할 수 있는 최선의 방법은 햇빛을 피하는 게 아닌 '영양소 논리'를 활용하는 것이다. 올바른 영양소를 섭취하는 것만으로도 우리 몸 스스로 주름과 암이라는 생물학적 참사를 일으키는 산소쇼크를 중단시키는 데 도움이 된다.

⊕ 산소쇼크를 막는 최고의 항산화제, 알파리포산

내가 줄곧 화학자가 되고 싶었던 것은 아니다. 내 장래희망 1순위는 잘나가는 록 스타였지만 내 노래 실력은 인생을 책임져줄 만큼 출중하지 못했다. 제대로 다룰 줄 아는 악기도 없는 데다 관중 앞에 서면 없던 울렁증까지 생겼다. 다행히 대학을 다니

면서 내가 잘할 수 있는 것을 발견했는데 바로 암기 능력이었다. 덕분에 나는 그리 힘들이지 않고 무사히 대학을 졸업했다. 장학금을 받으며 대학원에서 유기화학을 전공할 수 있었던 것도, 꽤 넉넉한 보수에 스톡옵션까지 따라오는 일류 제약회사에 취직할 수 있었던 것도 모두 이 재능 덕분이었다. 한 가지 재능만 출중해도 성공할 수 있음이 증명된 셈이다. 항산화제도 마찬가지다.

대부분의 항산화제는 인체에 유익한 한 가지 기능을 수행한다. 예를 들면, 비타민 E는 지용성 항산화제의 기능을 수행한다. 지방에 용해되는 비타민 E는 산소쇼크로부터 세포막을 보호한다. 비타민 E가 없으면 세포막은 산소쇼크의 공격으로 힘없이 늘어져 불안정해지고 영양분을 제대로 흡수할 수 없다. 비타민 E가 결핍된 세포는 조기에 노화되고 만다.

비타민 C(아세로라에서 추출한) 또한 대표적인 항산화제이다. 수용성 항산화제 역할을 담당하는 비타민 C는 체내 수분 중 철분 함량을 유지하는 기능을 수행한다. 비타민 C는 (생화학적 반응을 담당하는 분자인) 효소와 콜라겐을 보존하는 데 없어서는 안 되며 심혈관계 건강을 지키는 데도 필수적이다.

알파리포산ALA• 은 비타민 E나 C와 달리 지방과 물 모두에서 기능을 수행한다. 물과 지방 모두에서 작용하는 ALA의 다면적

• **알파리포산** 인체 내 에너지대사의 중심 역할을 하는 미토콘드리아 호흡효소를 돕는 중간 길이의 지방산으로, 체내에서 소량 생산된다.

기능은 다른 어떤 항산화제보다 효율적으로 산소쇼크를 막아낸다. 건강하고 탄력 있는 피부를 얻기 위해 알파리포산이 최선의 선택인 이유가 여기에 있다.

ALA는 결합 단백질의 일종인 AP-1로 알려진 전사인자를 활성화시킨다.[4] ALA는 이 AP-1과 협업해 산소쇼크로 인해 생긴 주름을 지우는 콜라겐의 분해를 촉진한다. 만약 당신의 식단에 ALA가 없다면 피부 주름은 급속히 늘 것이다. 우리 몸에서 ALA가 줄어들면 피부세포 내 산소쇼크의 강도는 더 증가되고, 산소쇼크의 강도가 증가되면 세포는 콜라겐에 손상을 가하고 미세 흉터를 남기는 효소를 생성한다.

향수나 화장품을 통해 체내로 흡입되는 독소도 피부 콜라겐을 파괴한다

ALA는 콜라겐에 들러붙는 독소를 제거하는 세포의 자정 능력을 보호하고 강화하는 기능 또한 수행한다. 피부는 독소의 집중 공격을 받는다. 산소쇼크와 마찬가지로 모든 유독 성분은 피부의 콜라겐을 무참히 파괴한다. 수은, 아세트산납, 석유 증류물, 아크릴산에틸, 폴리에틸렌글리콜, 프탈산디부틸 등이 대표적인 독소다. 향수나 화장품을 통해 체내로 흡입되는 이들 콜라겐 파괴자로 인해 우리 피부는 빠르게 노화된다.

우리 몸은 독소의 공격을 막는 방어 수단으로 세포 청소부로 알려진 글루타티온을 생성한다. 글루타티온은 독소에 들러붙어물에 녹인 다음 소변을 통해 체외로 배출시킨다. 그러나 ALA가 부족하면 세포 청소부 글루타티온은 생성될 수 없고 결국 피부는 빠르게 노화된다. ALA의 보충이 중요한 까닭이 여기에 있다. 피부에 영구적인 흉터를 남기는 검버섯을 방지하는 데도 ALA는 지대한 역할을 한다. 검버섯으로부터 피부를 지키려면 일단 음식부터 가려야 한다.

⊕ 뒤엉킨 콜라겐이 주름과 검버섯이 된다

설탕인 줄 알고 있지만 단맛을 흉내낼 뿐인 가짜 설탕들이 있다. 액상과당 또는 고과당 옥수수 시럽으로 알려진 합성감미료는 천연재료라는 가면을 쓰고 있지만 실제로는 그렇지 않다는 것이 1914년에 밝혀졌다.

우리가 섭취하는 모든 곡물 시럽은 주름을 만드는 자양분 역할을 한다. 일명 당화반응이라고 알려진 과정 때문이다. 프랑스 화학자 루이 카미유 마이야르Louis Camille Maillard가 최초로 발견한 당화반응은 액상과당과 같은 설탕이 혈액 내에서 아미노산과 결합하여 최종당화산물AGEs이 만들어지는 과정이다. 이 독소들이 염증, 인슐린 저항, 당뇨, 혈관 및 신장질환, 알츠하이머 등의 질병을 유발한다.

곡물류를 원료로 한 가짜 설탕이 진짜 설탕보다 더 많은 최종당화산물을 만들어낸다는 사실은 충격이 아닐 수 없다. 액상과

당으로 인해 만들어진 최종당화산물이 콜라겐과 결합하면 콜라겐을 뒤엉키게 한다. 뒤엉킨 콜라겐이 피부 겉으로 드러나는 게 바로 검버섯이나 주름, 푸석푸석한 피부인 것이다.

> **모든 곡물시럽은 당화반응을 일으켜 염증, 인슐린 저항, 당뇨, 혈관 및 신장질환을 유발한다**

다행히 ALA는 최종당화산물의 생성을 억제하고 검버섯을 감소시킨다.[5] ALA가 곡물시럽과 아미노산의 결합을 차단하기 위해 불철주야 경계근무를 서는 것이다. 흡사 제멋대로 날뛰는 두 아이를 떼어놓으려는 부모처럼 ALA는 설탕과 아미노산의 접촉을 사전에 차단하여 당화반응은 물론 골칫거리인 검버섯이 생기는 것을 막아준다. 개인적인 견해이지만 곡물시럽 섭취를 중단하는 것이 피부를 위한 최선책이다.

⊕ 노화를 멈추는 알파리포산, 어떻게 먹어야 할까?

만약 당신이 당뇨 환자라면 ALA를 절친으로 삼아야 할 것이다. 제2형 당뇨, 의학적 표현으로 인슐린 저항성 당뇨병을 진단받은 사람들은 대개 극심한 통증이 수반되는 신경병증으로 인해 고통을 겪는다. 이 신경 손상은 혈류 속에서 맹위를 떨치는 최종당화산물이 원인인 경우가 많다.

한 번 손상된 신경은 생체 변화를 일으킨다. 마치 나무 표면이 사포질에 의해 흠집이 생기는 것처럼 한 번 발생한 통증 신호는 척수로 전달되어 작열감, 가려움증, 심지어 마비 증상으로까지 이어진다. 다행히 ALA는 이 통증 신호를 중단시킬 수 있다.

당뇨병성신경병증 치료에 ALA를 사용한 사례는 1959년 독일의 한 내과의사로 거슬러 올라간다. 최근의 연구 결과는 ALA가 효율적이며 안전하다는 것을 입증한 바 있지만 과학자들은 여전히 ALA가 어떻게 신경병증에 수반되는 통증을 사라지게 만드는지 계속 연구 중이다. ALA는 산소쇼크를 방지하는 것으로 알려져 있다. 감각신경세포에 있는 활성산소를 건강한 산소 세포로 대체해 세포의 신호전달 활동을 돕고 세포가 허위 통증 신호를 척수로 전달하는 것을 막는 것이다.

여기까지 읽으면 당뇨 환자들은 당장 ALA를 복용하길 원할 것이다. 고통으로부터 벗어날 수 있는 최선의 방법이기 때문이다. 일반적인 처방약과 비교하더라도 이보다 더 나은 방법은 없다.

《리더스다이제스트》는 ALA를 "노화를 멈출 수 있는 알약"으로 소개한 바 있다. 《약리학 리포트Pharmacological Reports》에 논문을 발표한 연구자들은 "미래에는 알파리포산이 사실상 모든 약물 조성의 핵심 구성성분으로 등장할 것"이라고 기술하고 있다. 유명한 클리블랜드클리닉Cleveland Clinic은 ALA를 "매우 강력한 항산화제로서 피부 손상을 예방하고 이미 손상된 피부를 재생하는 데 도움을 주는 성분"이라고 발표한 바 있다.(6)

그렇다면 ALA는 어떻게 섭취해야 할까? ALA를 건강 보조제로 섭취하더라도 매일 먹는 음식을 통해 충분히 공급받는 것이 중요하다. 시금치, 브로콜리, 양배추, 완두콩, 감자, 케일, 소고기 등은 ALA를 섭취할 수 있는 최상의 천연 식재료이다.

물론 브로콜리나 시금치는 그다지 식욕을 돋우는 식재료는 아니다. 적어도 시원한 맥주와 함께 먹는 피자만큼 입맛을 다시게 만들지는 않는다. 그럴 때에는 ALA를 건강 보조제로 섭취하여 적절한 양을 확보하는 것이 중요하다. ALA가 함유된 건강 보조제는 수없이 많다. 그만큼 마케팅 사기 또한 판을 쳐 터무니없이 비싼 가격으로 판매되기도 한다.

ALA를 판매하는 기업은 대개 '타사 제품보다 순도가 높다'는 점을 강조한다. 그들은 자사 제품이 경쟁사보다 5~15배나 고함량이라는 미사여구를 서슴없이 사용하며 비싼 가격을 정당화하지만, 사실 과학적으로 입증받은 적은 없다.

ALA 분자는 오른손과 왼손처럼 각기 다른 두 가지 공간적 지향성을 갖는다. 자연 상태에서 ALA는 화학자들이 말하는 R-형태, 즉 활성형으로 존재한다. 건강 보조제는 생리 활성형(R-형태)과 화학 제조 합성형(S-형태)의 ALA가 50대 50의 비율로 혼합된 것이다.

오른쪽 손에는 오른손 장갑이 꼭 들어맞는 것처럼 자연적인 형태의 분자는 체내에 있는 수용체와 완벽하게 맞아떨어진다. 이런 완벽한 분자 형태는 생물학적 활동을 효율적으로 억제하고 활성화한다. 반대로 잘못된 분자 형태는 비활성화되고 경우에 따라 치명적일 수도 있다. 오른쪽 손을 왼손 장갑에 끼워 넣는 것처럼 제대로 들어맞지 않는 것이다.(7)

> **알파리포산은 이미 손상된 피부를 재생시키는 강력한 항산화 기능을 한다**

일부에서는 R-형태의 ALA를 단독으로 사용해야 한다고 주장하기도 한다. 이 주장은 일리가 있다. 그러나 실제 연구 결과, ALA의 공간적 배열과 그것의 항산화 능력이나 세포재생 능력 사이의 연관성은 매우 낮다. ALA의 효능 중 어느 것도 분자의 결합과 그에 따르는 수용체의 반응에 의존하지 않는다. ALA에 꼭 맞는 이른바 'ALA 장갑'이란 존재하지 않는다는 말이다. 적어도 지금까지 확인된 바로는 그렇다.

이런 사실을 감안한다면 R-형태보다 혼합 형태의 ALA가 오히려 낫다고 봐야 하지 않겠는가. 혼합 ALA는 주변에서 쉽게 구할 수 있고 가격도 저렴하다.

⊕ 독성도 불순물도 없는 자연치유법

나는 고교 시절 좋아하는 것에만 몰두하느라 대부분의 수업을 건너뛰었다. 그러다 보니 가까운 친구를 만들 수 없었다. 나에게는 고교동창회 소식이 그리 달갑지 않다. 그러나 대부분의 사람들에게 고교동창회는 신나는 일이다. 학교생활에 충실하고 괜찮은 친구들도 사귀었을 테니 그럴 만도 하다. 그리고 대다수의 사람들은 동창들보다 자신이 더 젊어 보이기를 원한다. 이제 우리는 젊음을 유지하는 최선의 방법이 바로 ALA의 활용이라는 사실을 알게 되었다.

내가 추천하는 제품은 스프링밸리Spring Vally의 '혼합 ALA' 제품이다. 월마트에서 대략 12달러 정도면 구입할 수 있다. 적정량을 복용할 경우 한 달에 6달러의 비용을 쓰는 셈이다. 스프링밸리의 ALA 제품은 미국식품의약국FDA에서 승인한 우량제조관리기준GMP에 준하여 생산된다. 나의 연구실에서 분석해본 결과, 불순물이나 과도한 충전제가 포함되어 있지 않았다. 내가 운영하는 사이트(www.overthecounternaturalcures.com)에서 해당 분석보고서를 찾을 수 있을 것이다.

ALA가 체내에서 신속하게 작동하기를 원한다면 혈관으로 직접 투여하는 것이 가장 확실한 방법이다. 그렇지 않으면 체내에 흡수되지 않고 소변으로 빠져나가버릴 수도 있다. ALA가 체내에 흡수될 수 있는 가장 좋은 방법은 공복에 섭취하는 것이며, 하루 중 ALA 섭취에 가장 적합한 때는 점심과 저녁 식사 사이가 좋다. 일반적인 투여량은 하루에 대략 200밀리그램부터 600밀리그램 혹은 체중 1킬로그램당 4밀리그램이다. 당뇨 환자라면 하루에 두 번, 식사 사이마다 섭취하는 것이 좋다. 만약 메스꺼움을 느낀다면 너무 많이 섭취한 것이므로 섭취량을 줄일 필요가 있다.

ALA의 부작용은 그리 걱정하지 않아도 된다. 전 세계적으로 수백만 번의 투약이 이루어졌지만 지금까지 유해성이 나타난 사례는 없었다. 장기 손상이 발생했거나 뜻하지 않게 누군가를 죽음으로 몰고 간 사례는 더더욱 없다. 정작 걱정해야 할 것은 동창회 같은 각종 술자리에서 섭취하는 공공연한 유독 성분들이다.

⊕ 심장을 위한 에너지 콤비, ALA와 ALCAR

ALA는 그 자체만으로 건강에 이롭지만 약간의 비용을 더 들여 ALA와 아세틸-L-카르니틴, 일명 ALCAR 영양소를 조합하면 심장을 지키는 자산이 될 수 있다.

사실 심장의 피로를 풀어주고 더 힘차게 박동할 수 있게 만드는 것은 단 한 개의 분자다. 이 강력한 분자가 바로 아데노신 3인산, 즉 ATP[adenosine triphospate]이다. 심장이 제대로 작동하기 위해서는 많은 양의 에너지가 필요하다. 자동차 엔진 작동을 위해 휘발유가 필요하듯 우리 몸이 제대로 작동하기 위해서는 ATP가 필요하다.

심장은 무려 16만 킬로미터 길이에 달하는 동맥과 정맥, 모세혈관으로 끊임없이 산소와 영양분을 공급하기 위해 시간당 280리터의 혈액을 보내야 한다. 이 심장이 우리 몸의 엔진인 것이다. 소형 세스나 비행기가 시간당 연소하는 휘발유의 양이 38리터에 불과하다는 것을 감안하면 심장이 얼마나 막중한 임무를 수행하는지 짐작할 수 있을 것이다. ATP가 없다면 심장은 혈액을 보내는 데 소요되는 에너지를 얻을 수 없다. 이 에너지에 대한 수요가 공급을 초과할 때 심부전•이 발생한다.

1980년 이후 심부전으로 인한 조기사망자 수는 점점 증가하고 있는데, 아마도 그 원인은 ATP 생성에 필요한 ALA와 ALCAR과 같은 영양소의 결핍으로 보인다.(8) 흔히 코레그Coreg와 같은 카르베딜로 성분의 약물이 심부전으로 인한 사망을 막기 위해 사용되지만, 이런 증상 억제 약품 중 어느 것도 ATP 생성을 증가시키거나 수명 연장에 효과를 보인 적은 없다. 오히려 환자들은 비만이나 제2형 당뇨병과 같은 약물 부작용의 위험에 노출되고 말았다. 다행히 자연은 우리에게 ALA와 ALCAR이라는 저렴한 해결책을 제공하고 있다.

ALA와 ALCAR은 심장이 건강에 좋은 지방을 통해 궁극적으로 우리 몸이 필요로 하는 생물학적 연료, 즉 ATP로 전환할 수 있도록 만든다.(9) 이와 같은 에너지 창출 과정은 미토콘드리아라는 이름으로 알려진 세포의 발전소에서 이루어진다. 이 영양분이 없다면 건강에 좋은 지방이 심장에 활력을 제공할 수 없다. 심장뿐만 아니라 우리 몸 전체에 에너지를 공급할 수도 없다. 최적의 에너지가 공급되지 않는다면 우리 몸은 빠르게 늙어간다.

•**심부전** 혈액을 효과적으로 분출하지 못하는 심장의 상태

사실 ALCAR의 결핍은 매우 드물다. 우리 몸은 필요할 경우 아미노산의 일종인 리신과 메티오닌을 통해 필요한 양을 만들어낼 수 있기 때문이다. 그러나 50세 이상의 성인, 운동선수, 협심증 환자, 심장마비나 심부전 유경험자 등 정상인에 비해 심장에 좀 더 큰 압박이 가해지는 사람이라면 ALA와 ALCAR을 건강 보조제로 섭취하기를 강력히 권한다. 이 두 에너지 충전 콤비는 ATP의 감소와 그에 따르는 심장 손상을 대비하는 일종의 보험이다. 뿐만 아니라 노화의 과정에서 건강한 정신을 유지할 수 있도록 돕는 역할도 한다.

> **ALA와 ALCAR은 심장에 활력을 불어넣고 우리 몸 전체에 에너지가 공급되도록 돕는다**

⊕ 건망증과 알츠하이머를 막는다

나이 들수록 정신적으로 쇠약해지는 현상은 누구에게나 흔히 일어난다. 그것이 사소한 건망증이든 알츠하이머 같은 총체적 재앙이든 상관없이 정신건강에 문제가 생기면 삶의 질은 떨어진다. 흔히 고령자에게 나타나는 기억 쇠퇴 현상은 매일 2~5그램 정도의 ALCAR 보조제 섭취로 진행 속도를 늦출 수 있고, 심지어 사전에 방지할 수도 있다.

ALCAR은 ATP를 증폭시키는 일 말고도 아세틸콜린과 같은 신경전달물질을 증가시키고 동시에 산화 스트레스로부터 신경을 보호하는 역할도 수행한다.[10] 이것은 알츠하이머 환자들에게 대단히 중요한 기능이다. ALA와 ALCAR이 알츠하이머로 인한 기억상실 문제에 대응할 강력한 무기가 되는 이유도 여기에 있다. 내가 알츠하이머에 걸린다면 나는 치료에 공통적으로 사용되는 약물 아세틸콜린에스테라제 억제제[AChE]보다 ALA와 ALCAR을 선택할 것이다.

알츠하이머를 일으키는 원인에 대해서는 밝혀진 바가 거의 없다. 그러나 뇌에서 분비되는 화학물질인 아세틸콜린의 수치가 현저히 낮다는 것이 알츠하이머 환자들에게서 공통적으로 관찰되었다. 그러니 뇌의 필수적 화학물질을 증가시키는 것이 그 치료법이 되는 것도 당연하다.

제약업체들은 뇌 안에서 아세틸콜린이 파괴되는 것을 사전에 방지하고자 AChE 억제제를 사용한다. 이론적으로 보자면 이런 약물의 사용을 통해 기억력이 향상 또는 보존되어야 마땅하다. 그러나 기억의 보존에 관여하는 아세틸콜린이 없다면 약물은 무용지물일 뿐이다. 작업의 대상이 없기 때문이다.

AChE 억제제 사용으로 얻는 약간의 이익은 그로 인해 야기되는 엄청난 위험을 상쇄하지 못한다. 믿거나 말거나, AChE는 자연적으로 생성되는 독약을 모방한 합성물질이다. 이런 독극물이 비록 큰 희생은 따르지만 약간의 치료 효과는 기대해볼 만하다는 사고방식에 의해 합리화되고 있다. 뒷받침할 증거 자료도 없이 말이다. 한 연구 결과는 AChE 억제제 사용자들은 설사, 식욕부진, 구토, 떨림 증상 등 단기적 약물 부작용에 시달리고 있음을 일관적으로 보여주고 있다.[11]

이런 약물이 할 수 없는 일을 환상의 조합인 ALA와 ALCAR은 해낸다. 그것도 부작용 없이 말이다. 체내로 섭취된 ALA와 ALCAR은 혈뇌장벽을 통과해 뇌를 보호하고 영양분을 공급하는 동시에 기억의 보존에 관여하는 뇌 화학물질을 생성한다.

ALA와 ALCAR의 효능을 인지하고 제품을 생산하는 건강 보조제 기업들이 있다. 월그린Walgreen에서 네이처스바운티Nature's Bounty 제품을 구입하면 한 달에 15달러 정도의 비용으로 활력 충전 콤보의 효능을 체험할 수 있다. FDA의 우량제조관리기준에 준하여 생산되는 이 제품은 분석 결과 불순물이나 과도한 충전제가 포함되지 않은 것으로 밝혀졌다. 내가 운영하는 사이트의 분석 보고서에서 입증 결과를 확인할 수 있다.

⊕ 아스타잔틴의 강력한 피부 재생력

아내와 나는 보통의 부모와 다르다. 우리는 아이들의 예방접종을 하지 않는다. 체중에 비례하여 주스나 탄산음료를 마시게 하지도 않는다. 그리고 우리는 아이들이 자외선 차단제를 먹도록 만든다.

일반적으로 알고 있는 독성으로 가득 찬 합성 선크림을 이야기하는 것이 아니다. 나와 우리 아이들이 먹는 자외선 차단제는 카로티노이드이다. 카로티노이드는 연령에 상관없이 젊고 빛나는 피부를 갖도록 도와주는 영양소의 무리를 총칭하는데, 특정 과일과 채소를 통해 섭취할 수 있다.

카로티노이드는 멜라닌(우리 몸에서 자연적으로 만들어지는)처럼 자외선을 반사하는 색소 분자들로 과도한 햇빛으로부터 동식물을 보호한다. 지금까지 식별된 카로티노이드의 유형은 약 600여 가지에 이른다. 각각의 색소는 식용 자외선 차단제의 기능을 수행하며 ALA와 ALCAR이 할 수 없는 방식으로 우리 피부를 보호한다.(12)

카로티노이드의 주요 공급원은 계란, 스피룰리나, 클로렐라, 진녹색 잎채소(케일과 콜라드, 시금치 등), 노란색과 주황색 과일과 채소(살구, 참외, 당근, 고구마, 마, 애호박 등)이다. 이런 채소와 과일을 매일 100~200그램 정도만 먹어도 카로티노이드 1일 섭취량을 충족할 수 있다.

체내로 들어온 카로티노이드는 피부 내에 축적되어 햇볕에 의한 화상으로부터 피부를 보호하고 맑고 건강한 피부를 유지하는 데 기여한다. 무엇보다 카로티노이드는 피부암으로 이어질 수 있는 산소쇼크를 막아낸다.

가장 강력한 카로티노이드는 해조류, 연어, 송어, 새우, 바닷가재 등에 함유된 붉은 색소이며 아스타잔틴이라는 이름으로 알려져 있다. 체내로 들어온 아스타잔틴은 자외선의 위협으로부터 피부를 보호하는데 베타카로틴이나 루테인 같은 다른 카로티노이드에 비해 천 배나 강한 효능을 발휘한다. 비타민 E 역시 무색해지기는 마찬가지다.

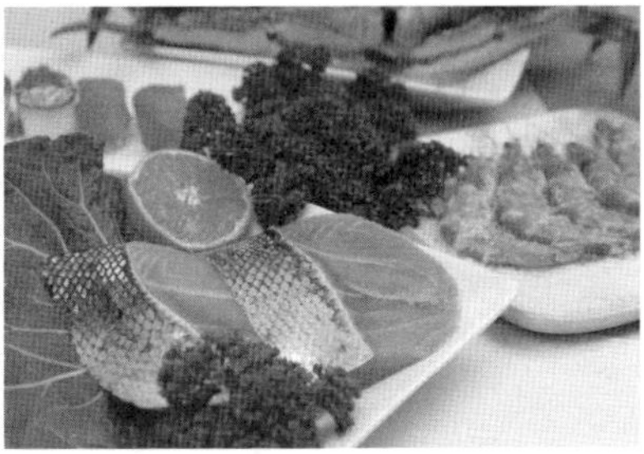
연어나 바닷가재에 함유된 붉은 색소 아스타잔틴은 강력한 항산화제다.

아스타잔틴은 미세 조류와 연어를 연구하는 학자들에 의해 발견되었다. 조류는 대개 녹색이지만 햇빛에 노출되면 붉은 색소를 생성한다. 자연적으로 반사 색소가 만들어진다는 얘기다. 이 필수영양소를 건강 보조제로 섭취한다면 대자연이 제공하는 무한한 항산화제를 먹는 것과 다를 바 없다.

특히 대부분의 항산화제가 활성산소 제거의 소임을 마치면 사라지는 것과 달리 아스타잔틴의 효력은 훨씬 오랫동안 유지된다. 아스타잔틴의 이런 지속력은 풍부한 전자 보유량에 기인한다. 사업이 번성해 수익이 오르면 기부 금액이 느는 것과 마찬가지로 아스타잔틴은 전자가 결핍된 활성산소에게 전자를 기부한다. 이 전자가 활성산소와 반응하면서 활력 충전 상태로 바뀐다. 바로 이것이 아스타잔틴을 특별하게 만드는 중요한 특징이다.

활성산소에 대한 반응 이후에도 아스타잔틴은 계속 피부에 남아 보호 기능을 수행한다. 산화 스트레스가 감소하고 전자가 풍부하기 때문에 세포의 기능 또한 그대로 유지된다. 이런 아스타잔틴의 탁월한 보호 기능은 학계에 널리 알려져왔다. 미생물학 박사 토드 로렌츠Todd Lorenz는 아스타잔틴을 이렇게 평가한 바 있다. "지금까지 밝혀진 것 중 가장 놀라운 항산화제이다. 빠르면 4주 만에 신체와 정신의 젊음을 되찾을 수 있도록 만들어줄 수 있다."(13)

안타깝게도 아스타잔틴은 식단을 통해 섭취할 수 없고 건강보조제로 시판되는 제품을 구하기도 쉽지 않다. '아스타잔틴 함유'라고 표기되어 있는 대다수의 제품들은 인공적으로 만들어낸 모조품에 불과하며 당신이 기대하는 보호 기능이나 빛나는 피부를 제공하지 않는다.

천연원료 보조제 아스타잔틴을 구하는 가장 확실한 방법은 아스타비타닷컴astavita.com에서 판매하는 아스타리얼 아스타잔틴AstaREAL Astaxanthin을 구입하는 것이다. 한 달에 36달러면 충분하다.

요약하자면, 아스타잔틴처럼 자연에서 생성되는 항산화제가 끈적거리는 합성물질 덩어리인 자외선 차단제보다 훨씬 낫다는 것이다. 아름다운 피부를 가꾸기 위한 당신의 여정에 아스타잔틴은 없어서는 안 될 항산화제이다. 당신의 소중한 자녀들을 포함한 가족 모두가 생기 넘치고 빛나는 피부를 갖고 싶다면 매일 식단을 통해 카로티노이드를 풍부하게 섭취할 수 있도록 해야 한다!

늙고 푸석푸석한 외모를 원하는 사람은 없다. 온갖 유해요소들과 피부 건강을 파괴하는 악성 세포로 인해 고통받길 원하는 사람도 없다. 이런 문제를 해결할 수 있는 저렴한 방어책이 ALA와 ALCAR, 그리고 아스타잔틴이다. 이 책을 읽고 있는 당신이 부디 이 항산화제들을 통해 건강과 활력, 향상된 집중력을 직접 체험해보기를 바란다.

> **아스타잔틴은 지금까지 밝혀진 것 중 가장 뛰어난 항산화제이다**

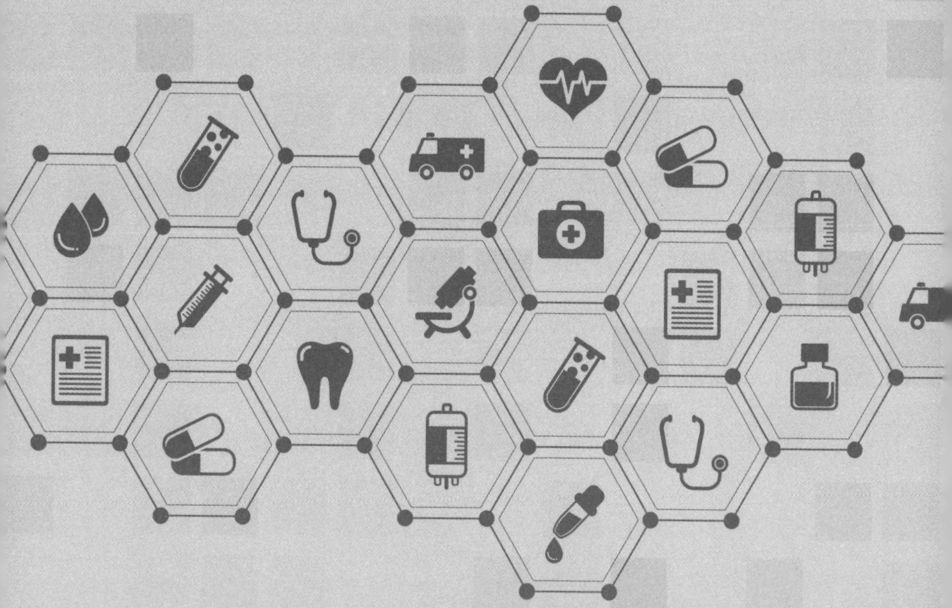

2장

간은 매일매일 독성물질과 싸운다

건강 문제 앞에서만큼은 나 역시 성인군자가 아니다. 때때로 나는 꽤 멍청하게 굴기도 했다. 자주 있는 일은 아니지만 지나친 음주를 즐기기도 하고 담배를 피우며 쾌락에 빠진 적도 있다. 음주와 흡연은 결코 건강에 이롭지 않다. 소비자들의 건강 옹호자가 된 화학자의 입장에서 그런 나의 행동이 그다지 자랑스럽지는 않다. 그럼에도 불구하고 그것은 내가 선택한 행동이었다. 바로 그 점이 중요하다. 자신을 유해물질에 노출시킬 것인가 말 것인가는 오로지 개인의 선택에 달려 있다. 현대 사회에서 이렇게 개인의 선택이 허용되는 경우는 극히 드물다. 오히려 개인의 선택과는 무관하게 일상적으로 유해물질에 노출되는 일이 허다하다.

우리는 소위 문명과 편리라는 미명 아래 무분별하게 쓰이는 독성물질의 위협에 항시 노출돼 있다. 양치질을 하는 것만으로 독성물질인 라우릴황산나트륨과 불소를 누적 흡수하게 된다.

수돗물 한 잔을 마시면 휘발유 첨가제인 메틸삼차부틸에테르MTBE를 들이키게 된다. 맛있는 사과를 먹으면 제초제 아트라진의 독성에 노출되고, 자외선 차단제를 두껍게 바르면 발암물질인 벤조페논에 노출된다. 예뻐지기 위해 화장품을 바르는 것은 주름을 유도하는 파라벤을 피부에 문지르는 것과 같다. 처방약을 복용하다가 도리어 그 부작용으로 간이 망가지기도 한다.

사실 현대 사회 이전에 인간이 이렇게 많은 유해물질에 노출되었던 적은 없었다. 이제 이 대규모 오염으로부터 누구도 안전할 수 없다. 신생아마저 200여 가지가 넘는 산업용 유독 성분에 노출되고 있는 것으로 확인됐다.[1] 미국 환경운동 시민단체인 EWG Environmental Working Group의 2005년 보고서에 따르면 42개 주의 수돗물에 유해물질, 적어도 법적으로 금지된 독성물질이 포함된 것으로 나타났다. 보고서에서 밝힌 145가지 독성물질 중 52가지는 암을 유발할 수 있고, 41가지는 번식독성, 36가지는 발생독성으로 판명되었다. 그리고 16가지는 면역체계에 손상을 야기한다.[2]

현대 사회 이전에 인간이 이렇게 많은 유해물질에 노출되었던 적은 없었다. 신생아마저 산업용 유독 성분에 노출되고 있다

독성물질의 맹공을 피할 수 있는 최선의 방법은 독성에 대한 노출을 최소화하면서 자연이 제공하는 해독 치료제로 간을 보호하는 것이다. 그렇게 하기 위해서는 먼저 가장 심각한 독성물질의 위협이 어떤 것인지 파악할 필요가 있다. 그리고 독성의 맹공으로부터 당신의 간을 보호하기 위해 쉴 새 없이 일하게 될 천연 건강 보조제의 활용법을 터득해야 한다.

⊕ 우리 몸의 생물학적 약국, 간

간은 인체의 주요 장기 중 하나다. 술잔을 주고받고 우아하게 와인을 즐기면서도 우리 몸이 쉽게 병들지 않는 것은 모두 간 덕분이다.

우리 몸으로 들어온 알코올은 거의 즉각적으로 삶의 온갖 걱정거리를 사소한 것으로 만들어버린다. 중추신경계에 직접 작용하여 일상의 무게를 잊게 만들고 근육을 이완시킨다. 그런 다음 알코올은 해독을 위해 간으로 달려간다. 알코올이 간에 도착하면 간 효소라고 알려진 물질이 알코올을 우리 몸에 무해한 이산화탄소와 물로 변환시킨다. 이 효소 활동이 끔찍한 숙취를 막아준다. 간 효소가 없었다면 우리 몸은 두통과 같은 알코올의 독성 효과에 굴복하고 말았을 것이다. 알코올의 독성 효과가 장기간 지속되면 암으로 발전한다. 간은 그 사실을 익히 알고 있기에 알코올을 건강에 해롭지 않은 물질로 분해하는 데 총력을 기울인다. 간은 알코올과 그 외 독성의 숙주가 되는 물질들로부터 우리 몸을 보호하는 데 특화된 무수히 많은 효소를 가지고 있다.

특히, 간에는 독성을 중성화하여 몸 밖으로 배출하기 위한 다수의 화학적 메커니즘이 있다. 배출된 독성의 최종 목적지는 화장실 변기이다. 원래 있어야 할 장소로 돌려보내는 것이다. 간은 숙취와 독성으로부터 우리 몸을 보호하는 일에 강한 성취욕을 갖고 있다.

콜레스테롤을 낮춰준다는 약품의 광고는 어김없이 "반드시 정기적인 간 검사가 필요하다"는 경고문으로 끝을 맺는다. 그러나 이 경고문을 무시한 채 대다수의 사람들이 아무 의심 없이 의사의 지시만을 따라 콜레스테롤 감소 약물을 복용한다. 나의 아버지도 그랬다. 간 검사 몇 주 후, 간 수치가 비정상이라는 검사결과가 나왔다. 다른 사람들 또한 다르지 않았을 것이다. 콜레스테롤 감소 약물에 의해 간이 손상을 입은 것이다.

알코올과 마찬가지로 콜레스테롤 감소 약물 또한 복용 즉시 곧장 간으로 달려간다. 이질적 분자들이 몰려들면 간은 작동을 멈출 수 있다. 효소가 혈액 속으로 유출되는 것이다. 나의 아버지 역시 그랬다. 아버지의 간 기능은 제대로 작동하지 않았다. 완전히 작동을 멈추었다는 게 더 적절한 표현일지도 모른다. 아버지가 그렇게 고통스러워하시던 원인도 바로 그것이었다. 이런 현대 의학의 기적을 보았나. 놀란 아버지는 자신에게 도대체 무슨 일이 일어나고 있는지 알아내기 위해 애를 썼다.

간은 독성물질에 대항하는 최고의 무기라는 사실을 아버지 자신도 모르고 있었다. 음주 후 숙취를 없애주는 것처럼 혈액으로 침투한 독성을 제거하거나 중화시키는 것 또한 간이 하는 일이다. 바이러스와 박테리아 감염으로부터 몸을 보호하고 면역력을 증대시키는 역할도 한다. 혈액 응고를 조절하는 단백질을 생산하는 동시에 지방과 지용성 비타민의 흡수를 돕는 담즙도 간에서 만들어진다. 우리 몸의 '생물학적 약국'이라 해도 지나치지 않을 것이다. 아버지는 우리 몸에서 간이 매우 중요한 장기이자 일종의 과잉 성취욕에 불타는 기관이라는 사실을 알게 되었다.

물이 없어도 며칠은 버틸 수 있지만 간이 없다면 단 하루도 생존할 수 없다. 그러나 간은 천하무적이 아니다. (콜레스테롤 감소 약물을 복용할 때처럼) 많은 독성물질이 한꺼번에 몰려들면 탱글탱글했던 간은 딱딱해지고, 우리 몸을 보호하는 기능 또한 현저하게 떨어지며, 결국 효소 유출로 인해 작동을 멈추고 만다.

간이 딱딱해지는 것을 의학적으로 간경변이라고 표현한다. 미국인의 10대 사망원인 중 하나다.[3] 간이 제 기능을 수행하지 못하면 현대사회가 조장하는 독성물질의 위협에 매우 쉽게 굴복당할 수 있고 다른 의학적 부작용에 시달릴 수도 있다. 당뇨, 심장질환, 암 그리고 독성물질로 발생할 수 있는 모든 질병이 현실로 닥쳐올 수 있다는 말이다.

간은 우리 몸의 '생물학적 약국'이다. 간이 제 기능을 하지 못 하면 모든 질병이 닥쳐올 수 있다

이런 위협은 사실상 우리가 인지하지 못하는 사이에 다가오지만 다행히 아버지의 경우는 그렇지 않았다.

간 기능의 중요성을 깨달은 아버지는 즉시 콜레스테롤 저하제 복용을 중단했다. 나는 현대사회가 조장하는 기만적인 독성물질의 위협을 헤쳐나갈 방법을 아버지에게 전수했다. 동시에 아버지의 간을 해독하고 기능을 강화하는 데 도움을 줄 천연 건강 보조제의 활용법도 가르쳐드렸다.

간은 재생능력을 보유한 장기로 알려져 있다. 물론 별안간 밀어닥치는 독성물질의 맹공이 없을 때 그렇다는 말이다. 콜레스테롤 저하제 복용을 중단한 이후, 아버지의 혈관에 간 효소가 둥둥 떠다니는 일은 발생하지 않고 있으며 지금까지 별 문제없이 건강히 지내고 있다. 이런 처방약이 간을 위협하는 유일한 요인은 아니다. 우리가 살아가는 환경 또한 독성물질과 합세해 간에 위협을 가한다. 그리고 우리는 그 위협의 대부분을 너무 늦게 깨닫고 있다.

⊕ 유독성 물질의 위협

대부분의 독성물질은 눈에 보이지 않는다. 맛도 없고 냄새도 없다. 경우에 따라서는 의약품의 가면을 쓴 채 우리 몸속으로 투여되기도 한다. 각각의 독성물질은 단기간에 집중적으로 간을 통과하는 와일드카드와 다를 바 없다. 우리 주변에 일상적으로 존재하는 독성물질의 위협을 살펴보면 다음과 같다.

세정제에 함유된 트리클로산

많은 사람들이 부지불식간에 인위적인 산업용 독성물질에 노출되고 있다. 트리클로산triclosan이 그 대표적 사례이다. 트리클로산은 치약, 비누, 로션 등 다양한 생활용품에 사용된다. 최근 트리클로산은 명백한 위험에도 불구하고 140여 가지가 넘는 생활용품에 사용해도 좋다는 승인을 얻어냈다.[(4)]

트리클로산은 합성된 지 30년이 넘었으며 한때 안전하고 효율적인 항생물질로 인식된 적도 있었다. 그러나 캘리포니아대학교 데이비스캠퍼스의 최근 연구 결과는 경각심을 불러일으킨다.[(5)] 연구진은 트리클로산이 체내에 축적되면 (피부에 국부적으로 바르는 것만으로도 축적된다) 호르몬 활동에 장애를 일으키고 간암을 유발한다는 사실을 발견했다. 피부에 도포되었을 때 독성물질은 급속하게 침투하여 혈관으로 흡수되고 갑상선과 성호르몬 기능에 이상을 초래한다. 이것은 비만, 불임, 암, 노화 촉진의 잠재적 원인으로 이어진다.

미국질병통제예방센터에서 무작위로 표본을 추출하여 검사한 결과, 검사자의 75퍼센트가 트리클로산 양성 반응을 보였다.[(6)]

트리클로산을 포함하여 수많은 독성물질을 피할 수 있는 최선의 방책은 유기농 제품을 선택하는 것이다. 천연비누와 안전한 항생제인 산화아연은 세균 감염을 억제하는 데 트리클로산 만큼 효과적이다. 게다가 독성물질에 노출될 위험도 없다.

피부에 바르는 노화촉진제, 파라벤

파라벤paraben에 대해 들어본 적 있는가? 파라벤은 우리가 일상적으로 사용하는 샴푸와 화장품, 면도용 젤, 인체용 윤활제, 치약, 스프레이 형태의 태닝 용액 등에 방부제와 항균제로 첨가되고 있다. 여태껏 이 독성물질을 아무렇지 않게 피부에 바르고 있었다는 사실이 이상하지 않은가? 당장 당신이 사용하고 있는 위 제품들의 주요성분에 다음 물질이 함유되었는지 확인해보기 바란다.

- 메틸파라벤
- 에틸파라벤
- 프로필파라벤
- 부틸파라벤

파라벤은 1ppt(1조분의 1) 정도의 극소량이 함유되었을지라도 신진대사의 변화를 초래하며 뇌의 구조와 기능에 중대한 변화를 일으킬 수 있다. 예를 들면, 10대 소녀의 신체가 비정상적으로 빠르게 조숙해지는 것도 파라벤이 그 원인일 수 있다. 이처럼 파라벤은 신체 노화에 영향을 미치지만 역설적이게도 주름 방지 크림과 로션에 흔히 첨가되는 성분이다. 몇몇 화장품 기업들은 파라벤이 노화를 촉진하고 심지어 에스트로겐 유사물질처럼 작용하여 유방암 발병의 요인이 될 수도 있다는 사실을 인지하고 있다. 샴푸나 크림, 로션 제품의 성분표시를 꼼꼼히 확인하고 파라벤이 첨가된 제품은 피하는 것이 좋다.

상수도에 투척된 폐기물, 불소

1945년 이후, 가정으로 공급되는 상수도에 (플루오르화나트륨 또는 규소플루오르화물의 형태로) 대략 1ppm 정도의 불소가 첨가되기 시작했다. 대부분의 불소는 인산비료와 알루미늄 공장 폐기물의 재활용을 통해 만들어진다. 그러니 물맛이 얼마나 기가 막히겠는가? 두말할 필요도 없이 산업폐기물 소비를 통해 얻을 수 있는 건강상의 혜택은 없다. 오히려 그 반대이다. 식수의 불소 함유량이 1~5ppm에 이르면 간, 신장, 신경계에 문제가 발생할 수 있고 신경계통의 이상은 과민성, 우울증, 심지어 암의 형태로 나타난다.[7] 더러운 불소를 피하려면 수돗물을 걸러서 마시는 것이 좋다.

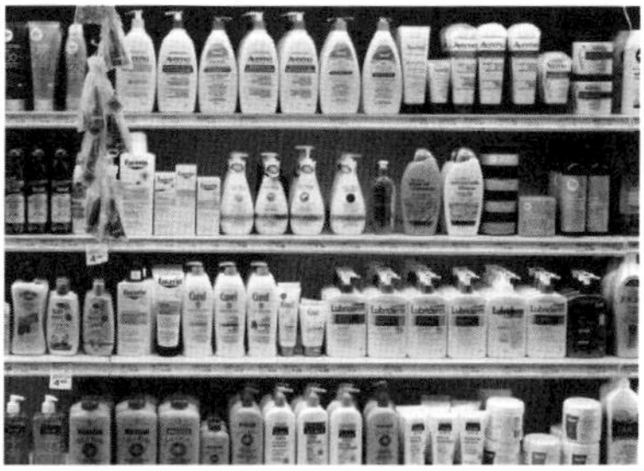
비누나 세정제, 로숀에 함유된 트리콜로산과 파라벤은 간섬유화와 암을 유발한다.

식수에 스민 트라이할로메테인

식수에 첨가되는 화학물질에 불소만 있는 것은 아니다. 수돗물에는 염소도 들어간다. 상수도의 염소 처리는 박테리아, 기생충, 바이러스 등으로부터 우리를 보호하지만 새로운 위협에 직면하는 결과로 이어졌다. 바로 트라이할로메테인THM에 노출되는 것이다. 트라이할로메테인은 염소 처리 과정에서 발생하는 화학적 부산물이다.

THM에 대한 노출은 그 양에 상관없이 위협적이다. 수돗물에는 80~100ppb(1억분의 1)의 THM이 함유되어 있을 것으로 추정된다. 병에 든 생수도 마찬가지다.[8] THM이 함유된 물을 매일 다섯 잔 이상 마시면 심장, 폐, 신장, 간, 그리고 중추신경계에 손상을 입는다. 환경운동 시민단체 EWG에서는 THM 노출로 인한 방광암 발생 건수가 매년 9300건에 이른다고 발표한 바 있다.[9] 다수의 과학자들 또한 신경관 결손, 신생아 저체중, 구개파열 등을 포함한 선천적 기형과 유산을 THM 노출과 연관 짓고 있다.[10]

이 문제에 대한 해결책은 생수의 음용을 중단하고 수돗물을 걸러서 마시는 것이다. THM은 휘발성을 띠고 있어 호흡을 통해 인체로 흡입되기 쉬우므로 샤워기를 통해 나오는 물 또한 걸러서 사용하는 것이 좋다.

신경계를 교란하는 폴리염화바이페닐

폴리염화바이페닐PCB은 변압기와 축전기의 냉각제와 단열유체, 살충제의 희석제, 내연제, 유압액, 코킹에 사용하는 밀폐제, 접착제, 목재 바닥 마감재, 페인트 등 아주 많은 제품에 사용되어왔다. 상수도에까지 침투한 PCB는 마시는 수돗물 혹은 오염된 물을 마신 야생동물 섭취를 통해 우리 몸으로 유입된다.

PCB가 체내로 들어오면 갑상선 호르몬의 활동을 저해하고 신경계통에 손상을 가해 비만, 근육 조절 기능 상실과 떨림 증상, 뇌 기능 저하 등의 원인이 될 수 있으며 암세포의 성장을 유도한다. PCB가 간을 비롯한 인체 여러 부위에 심각한 위협을 초래한다는 사실을 인지한 미국환경보호국EPA에서는 1970년대 초반부터 이들 독성물질의 사용을 금지한 바 있다. 그러나 PCB는 여전히 우리가 마시고 사용하는 물속에 잔류하고 있다. PCB의 독성을 막는 방법은 마시고 사용하는 물을 여과하고 오염지역의 야생동물을 먹거리로 섭취하지 않는 것이다.

위스키보다 해로운 과염소산염

위스키가 몸에 해롭다고 생각한다면 과염소산염은 어떤가. 로켓의 연료에 사용되는 이 성분을 음용하고 있는 사람이 많게는 2천만 명에 이르고 있다. 허용치보다 최대 다섯 배 많은 과염소산염이 식수에 함유되어 있다는 것이 밝혀졌기 때문이다.(11) 체내로 들어온 과염소산염은 요오드의 흡수율을 저하시키고 갑상선 호르몬의 작용을 무력화시킨다. 상수도와 지하수는 물론 소의 젖까지 오염되었을지도 모른다. 마시는 물을 여과하고 우유에 이 연료첨가제가 들어가 있지 않은지 꼼꼼히 확인하기 바란다.

생수병에 들어 있는 호르몬전구체

1930년대에 에스트로겐을 흉내 낸 호르몬전구체로 바이페놀 A[BPA]라는 물질이 만들어졌다. 그러나 이 신생 물질은 간 손상을 유발할 수 있고 암, 심장병, 당뇨병을 촉발할 수 있다는 이유로 미국식품의약국의 안전성 검사를 통과하지 못했다(그때까지만 해도 FDA가 양심적이었다고 할 수 있다). 수년 후, 화학자들은 중합이라는 과정을 통해 BPA 분자를 서로 '연결'할 수 있음을 발견했고 BPA는 새로운 용도로 사용되기 시작했다. 바로 생수나 음료를 담은 페트병이다.

페트병 생수는 간편하게 이용할 수 있어 매우 편리하다. 오늘날 BPA는 편리함에 중독된 우리 사회의 거의 모든 곳에서 흔히 발견할 수 있다. 그러나 나는 남자들의 젖가슴이 부풀어 오르는 것은 질색이다. 그래서 페트병에 든 생수를 마시지 않는다. 페트병 물 한 모금을 마실 때마다 에스트로겐을 들이키고 있을지도 모르기 때문이다. 에스트로겐이 여성의 아름다운 유방을 만드는 데 관여한다는 사실은 누구나 알고 있지만, 남성에게 젖가슴이 생기도록 만든다는 것은 널리 알려지지 않았다. 나는 생수병을 전염병이나 되는 것처럼 멀리한다. 그 결과는 내 체형이 말해주고 있다.

BPA의 위험에 대한 우려를 불식시키기 위해 생수업계는 소비자들이 섭취하는 BPA가 아주 극소량일 뿐이라고 주장한다. 그러나 그들이 언급하지 않은 부분은 BPA는 체내에서 배출되지 못하며 시간이 지나면 축적된다는 사실이다. 인체는 체내에 들어온 BPA를 제거하는 방법을 알지 못하기 때문에 몸속에 쌓인 이 독성물질은 안에서부터 우리를 갉아먹는다. 악명 높은 에스트로겐 효과를 증대시키는 것은 두말할 것도 없다.

> 인체는 체내에 들어온 바이페놀A를 제거하는 방법을 알지 못한다. 축적된 독성물질은 호르몬을 교란시키고 장기를 망가뜨린다

《USA투데이》의 "플라스틱 첨가물 BPA에 대한 FDA 심사"라는 제목의 기사에는 이런 내용이 포함되어 있다. "FDA가 바이페놀A의 사용 허가를 결정하기 위해 적용하는 과학적 근거가 해당 물질을 사용하는 업계와 그들의 자금으로 시행된 연구 결과라는 점에서 심각한 우려가 제기되고 있다."

비록 FDA는 연구 결과의 발표와 그에 따른 후속조치에 뜸을 들이지만 미국 이외의 다른 나라들과 (월마트를 포함한) 몇몇 대기업들은 국민의 건강에 대한 국가와 기업의 책임을 실천에 옮기는 데 신속하게 대처하고 있다. 편의성 여부와 상관없이 BPA가 포함된 제품은 빠른 속도로 축출되고 있다. BPA의 악영향을 피하고 싶다면 음식과 음료를 담는 플라스틱 용기의 사용을 자제하는 것이 좋다.

광범위하게 사용되는 제초제

유럽연합은 수년 전 제초제인 아트라진atrazine의 사용을 금지

했다. 그러나 미국환경보호국은 그 전례를 따르지 않았다. 아트라진이 선천적 결손과 기형, 파킨슨병, 불임, 간 손상, 심지어 암을 유발할 수 있음이 입증되었음에도 불구하고 이 제초제는 미국 내 식용작물에 광범위하게 사용되고 있다. 결국 우리는 제초제를 먹고, 마시고, 경우에 따라서는 (항공 방제를 통해) 흡입하고 있는 셈이다.

아트라진을 피하는 방법은 물을 걸러서 마시고 유기농 식품을 선택하는 것이다. 혹여 유기농 식품이 비싸다고 생각된다면 아트라진이 파킨슨병을 유발한다는 사실을 상기하기 바란다. 유기농 식품의 선택에 따른 선행 비용이 유기농이 아닌 식품을 선택할 때보다 높은 것은 사실이다. 그러나 아트라진으로 범벅이 된 식품이 초래하는 질병의 치료에 드는 막대한 비용을 절약할 수 있다는 점을 명심하기 바란다.

⊕ 수은화합물은 왜 사라지지 않을까?

수업 중 수은온도계가 바닥에 떨어져 파손되자 15분 만에 2500명의 학생들이 대피한 사건이 있었다. 온도계의 액체 성분이 교실 바닥에 흐르자 아비규환의 상황이 벌어진 것이다. 이 액체 성분이 바로 수은이다.

수은은 기원전 1500년에 중국에서 발견되었고 당시 사람들은 이 신비로운 물질이 수명을 늘려준다고 믿었다. 그러나 수은에 노출되면 노출될수록 엄청난 피해가 뒤따랐고 인류는 수은이 인간의 몸에 적합하지 않다는 교훈을 얻었다. 하지만 수은은 여전히, 아니 훨씬 더 자주 우리 몸속으로 침투하고 있다.

자연적으로 발생하는 황화수은은 인체에 무해하지만 인간의 개입이 시작되면 수은은 독성물질로 바뀐다. 염화수은, 메틸수은, 백신 제조 시 방부제로 사용되는 티메로살 등은 신경계, 신장, 간을 공격하고 그 결과 자폐증, 당뇨, 암을 유발한다. 또한 치아, 손톱, 기억 손실 등의 생물학적 병폐로 이어질 수도 있다. 학교 당국자들은 이런 사실을 잘 알고 있었다. 그러니 산산 조각난 수은온도계를 보고 학생들을 즉각 대비시킨 것이다. 하지만 부서진 수은온도계를 걱정할 때가 아니다.

유독성 수은화합물은 우리가 들이마시는 공기 중에도 있다. 석탄 연료를 태우는 발전소 때문이다. 미국질병통제예방센터에서 진행한 연구에 따르면, 여성 12명 중 1명꼴로 환경보호국이 정한 안전기준허용치를 웃도는 수은이 혈액에서 검출된 것으로 나타났다.(12)

자폐, 당뇨, 간 손상, 암을 유발하는 유독성 수은화합물은 우리가 들이마시는 공기 중에도 있다

발전소가 원인의 전부는 아니다. 수은이 수명을 연장해준다고 믿었던 중국 황제는 이미 깨달았겠지만 백신 제조사들은 아직도 그것을 깨닫지 못하고 있다. 수은은 치료약으로 사용될 수 없다. 그러나 2008년부터 독감 예방주사, A형 간염과 B형 간염 백신, 디프테리아, 파상풍, 백일해 예방주사에는 통상적으로 수은이 주입되었다. FDA의 공식 입장은 상반되는 메시지로 인해 혼란만 안겨주고 있다. 예방주사 속 수은 함량은 인체에 무해하다고 우리를 안심시키는 FDA 당국자가 있는가 하면, 한편에서는 이 독성물질을 제거하는 데 애를 쓰고 있으니 하는 말이다. 나는 FDA의 자금으로 이루어지는 연구 결과를 믿느니 차라리 역사적 교훈을 따를 것이다.

⊕ 당신이 먹는 약이 간 건강을 해치고 있다면

환경독소물질은 간을 손상시킨다. 병원에서 내리는 처방전 또한 마찬가지다. 인위적으로 제조된 약물을 삼키는 것은 흡사 자신의 간을 담보로 룰렛 게임을 하는 것과 같다. 몸속으로 들어오는 모든 약물은 간을 거친다. 생명을 위협하는 결과가 찾아올 수도 있는 잠재적 위험을 고스란히 가진 채로 말이다.

과학자들은 룰렛 게임 같은 간 손상의 원인을 밝혀내고자 고군분투하고 있다. "아주 건강한 사람 두 명이 동일한 약물을 복용했는데도 어째서 한 사람만 황달 증세를 보이다 사망에 이르게 되는지 그 원인을 밝혀내고자 노력 중입니다." 노스캐롤라이나 대학의 간전문의 폴 왓킨스Paul B. Watkins 박사의 말이다.(13)

처방전이 필요 없는 약물 또한 똑같은 문제를 일으킬 수 있다.

흔히 사용하는 진통제인 아세트아미노펜은 간 효소의 유출과 조기사망 사례를 남긴, 간 손상을 유발하는 대표적 약으로 악명이 높다. 세계적인 간 학술지인 《유럽간학회지Journal of Hepatology》에 발표된 논문에 따르면, 미국 내 주요 병원을 통해 집계한 급성 간부전 발병 사례 중 적어도 42퍼센트, 사망률의 3분의 1은 아세트아미노펜의 유독성에서 그 원인을 찾을 수 있다.(14)

많은 독성물질이 우리 몸에 유입되는 원인은 법적 규제가 없기 때문이다. 법적 규제는 독성물질에 대한 노출로부터 우리를 보호하는 것처럼 보이지만, 보이는 것이 전부가 아닐 수도 있다.

1974년 미 의회는 안전음용수법Safe Drinking Water Act을 통과시켰다. 이 법안에 따르면 환경보호국이 음용수와 처방전 없이 구매할 수 있는 치약과 비누 등 생활용품에 대한 안전기준을 결정하게 되어 있다. 이른바 최대오염목표기준MCLG이 그것이다. 그러나 이 안전기준에는 강제성이 없다. 수치가 기준치를 초과하더라도 그것을 막을 법률적 근거가 없다는 말이다. 생활용품 속에서 트리클로산을 비롯한 수많은 유독 성분이 발견되는 이유도 여기에 있다.

이런 독성물질을 피하고 건강하게 살 수 있는 유일한 방법은 자신만의 규칙을 만드는 것이다. 생활용품 및 화장품에 깨알같이 적힌 성분과 주의사항들을 반드시 읽어보라. 발음하기도 힘든 단어들이 적혀 있다면 그 제품은 집안에 들여놓지 않는 것이 좋다. 가까운 건강식품 매장에서 유기농제품을 선택하라. 친환경 제품의 값이 비싸다고 생각된다면 간 손상으로 인한 고통과 그에 따르는 의료 비용을 상기하기 바란다.

⊕ 자연이 제공하는 천연 해독제, 밀크시슬

이 모든 유독성 물질로부터 24시간 내내 당신의 간이 안전하게 보호받기를 원한다면 가장 좋은 방법은 서양엉겅퀴의 일종인 밀크시슬Milk Thistle을 건강 보조제로 섭취하는 것이다. 나는 이것을 대자연의 해독 치료법이라 부른다.

밀크시슬은 2천 년 전부터 급성 간염, 만성 간질환, 황달, 담석증 등의 치료에 사용되었는데 해독 기능이 있다는 사실은 1949년에 와서야 발견되었다. 밀크시슬은 4염화탄소로 알려진 화학 시약의 유독성에 대해 특히 효능이 뛰어난 것으로 알려져 있다. 4염화탄소는 간부전, 혼수상태, 심지어 사망에 이르게 하는 위험물질이다. 밀크시슬은 성공적으로 간을 보호하는 동시에 유독성 화학물질을 몸 밖으로 배출하는 기능도 수행해 화학물질 노출에 대한 치료제로 공식 인정받게 되었다. 이후부터 이 천연 해독 치료제는 독성물질과 처방약으로부터 우리 몸을 보호하는 기능이 매우 강력하다고 입증되어왔다(심지어 독버섯의 위협으로부터도 보호받을 수 있다).

메이요클리닉Mayo Clinic은 밀크시슬의 간 보호 기능에 대한 연구 결과를 이렇게 발표한 바 있다. "유럽에서 진행된 다수의 연구를 통해 밀크시슬을 경구 투약했을 때 간경변 치료에 긍정적 효과를 보였다. 최장 5년간의 추적실험에서 밀크시슬은 간경변 환자의 간 기능 향상과 사망률 감소에 기여했다."[15]

> **밀크시슬은 간을 보호하는 동시에 유독성 화학물질을 몸 밖으로 배출시킨다. 우리 몸의 '생물학적 문지기'인 셈이다**

밀크시슬은 세 가지 특징적 방식으로 우리 건강을 지킨다. 체내로 들어온 밀크시슬의 활성 성분은 말랑말랑한 간 표면에 있는 세포와 결합하여 일종의 보호막을 형성한다. 이 보호막은 이질적 분자가 들어오면 분자에 달라붙어서 몸 밖으로 배출시켜 독성물질로부터 간을 보호한다.[16] 그와 동시에 필수영양소를 흡수시킨다. 밀크시슬은 이 강력한 항산화 작용으로 산소쇼크로부터 우리 몸을 보호한다. 천연 해독 치료제인 동시에 이질적 분자를 말끔히 청소하는 '생물학적 문지기'의 역할을 수행하는 것이다. 놀랍게도 이 천연 해독 치료제는 저렴한 가격에 쉽게 구입할 수 있다.

⊕ 밀크시슬, 어떻게 먹어야 할까?

여행은 내가 가장 열정적으로 즐기는 취미활동이다. 나는 가족과 함께 가능한 한 자주 여행을 다닌다. 멕시코의 오악사카로

떠났던 여행은 특히 기억에 남는다. 드넓은 해변, 평온한 삶의 방식과 대조되던 북적거리는 시장이 인상적이었다. 여행 기간 중 나는 짐을 최대한 간소하게 꾸렸는데, 그때 내가 챙긴 유일한 건강 보조제가 바로 밀크시슬이었다.

밀크시슬 제품은 대형마트나 약국 등에서 약 8달러 정도면 구입할 수 있다. 가격이 저렴하다고 얕잡아 볼 게 결코 아니다. 이 건강 보조제에는 실리비닌, 아이소실리비닌, 실리디아닌, 실리크리스틴 등의 약용화합물을 포함하는 밀크시슬의 유효성분이 가득 들어 있기 때문이다.

약국에서 내가 선택하는 브랜드는 FDA가 승인한 우량제조관리기준에 준하여 생산되는 선다운내추럴스Sundown Naturals의 밀크시슬 제품이다. 온라인을 통해 구매할 때도 마찬가지다. 제조사와 무관한 나의 독립적인 연구실에서 분석한 결과, 불순물이나 과도한 첨가제가 포함되지 않은 것으로 나타났으며 이는 내가 운영하는 사이트에 공개된 분석보고서로도 증명할 수 있다. 물론 타 브랜드의 밀크시슬 제품도 시중에 판매되고 있다. 주의할 점은 대두유나 캐러멜색소, 발음하기도 어려운 비활성 성분 같은 불필요한 첨가제가 들어 있지 않은지 반드시 확인해야 한다.

체내로 들어온 밀크시슬은 대략 두 시간 내에 혈액으로 흡수되며 약 열 시간 정도 지속된다. 선다운내추럴스는 80퍼센트의 표준화 추출물을 함유한 제품을 공급한다. 다시 말해, 1회 섭취량마다 유효성분 190밀리그램의 함량을 보장한다는 의미다. 성인의 경우 1일 권장량은 190~380밀리그램이며 두 번에 나누어 섭취하는 것이 좋다. 치료약으로 섭취하는 경우라면 최대 500밀리그램까지 섭취할 수 있다. 아침에 한 번 그리고 잠들기 전 한 번 섭취하는 것이 가장 좋다.

밀크시슬은 그 자체로 독성이 없다. 수많은 연구를 통해 그 약효뿐만 아니라 안전성 또한 입증되었다. 일부 건강 전문가들은 밀크시슬을 여러 가지 약물과 함께 복용할 때 약물상호작용에 대한 우려를 제기한 바 있는데, 마땅히 그럴 만하다. 밀크시슬은 흔히 사용되는 처방약과 동일한 대사 경로를 따르기 때문이다.

이론적으로 본다면 밀크시슬과 처방약을 함께 복용할 경우 처방약의 안전한 해독 작용을 방해하는 요인이 될 수 있다. 그러나 밀크시슬의 대사 경로는 다수의 혼합물을 처리할 수 있는 충분한 여력이 있는 것으로 보인다. 지금까지 밀크시슬을 처방약과 함께 복용했을 때 부정적 상호작용을 보인 적은 없었다. 오히려 처방약의 유독성을 방지하기 위한 첨가제로 사용되어도 좋을 것이다.

보완대체의학 국제 학술지인 《에스노파마콜로지Journal of Ethnopharmacology》에 발표된 논문에서 학자들은 밀크시슬이 여러 형태의 처방약의 대사에 제한적인 영향을 미친다고 결론지었다. 여기에는 고혈압 치료를 위한 칼슘 대사 경로 억제제인 스타틴Statin과 심부전 치료제인 디곡신Digoxin을 비롯해 다수의 약품

이 포함된다.[17]

⊕ 암세포 사멸을 돕는다

서양의학계가 밀크시슬의 약효를 수용하기까지 약 20년의 시간이 소요되었다. 밀크시슬을 일상적으로 복용하면 고혈당, C형 간암, 심지어 암을 치료하는 데 도움이 된다.

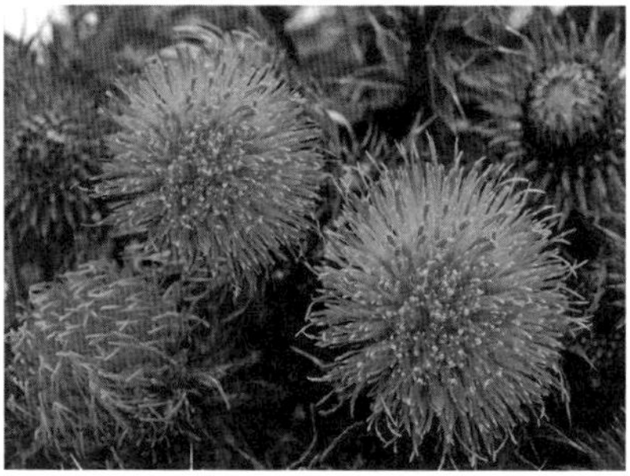
강력한 항산화 작용으로 해독제 역할을 하는 밀크시슬

인체의 모든 세포에는 스스로 사멸하는 프로그램이 내장되어 있다. 조기사망을 방지하기 위한 일종의 붙박이식 보호 메커니즘인 셈이다. 손상된 세포는 스스로 사멸하여 손상된 채로 복제되어 건강을 해치는 사태를 사전에 방지한다. 과학자들은 이것을 '세포자살'이라 부른다. 우리가 암을 피해 가는 많은 방법 중 하나다. 세포가 암세포로 바뀌면 대개 치명적인 종양으로 발전하기 전에 세포자살이 발생한다. 때때로 이 프로그램이 제대로 실행되지 않을 수도 있다.

세포의 자기 파괴 프로그램이 작동을 멈추면 우리 몸은 암세포와 종양에 압도당한다. 텍사스대학교 MD앤더슨암센터MD Anderson Cancer Center의 최근 연구 결과에서는 밀크시슬이 손상된 암세포가 스스로 사멸하도록 돕는 세포 프로그램의 결함을 재설정할 수 있다는 사실을 강조한 바 있으며, 기초연구에서는 밀크시슬의 이런 기능이 간암, 유방암, 전립선암, 자궁경부암 등의 예방에 기여할 수 있는 가능성을 시사하고 있다.(18)

건강관리에 엄격한 사람이든 그렇지 않은 사람이든 삶의 확장을 원한다면 밀크시슬이 정답이다. 현대사회의 생활환경에서 기인하는 모든 독성물질들을 최선을 다해 회피하면서 동시에 밀크시슬을 건강 보조제로 복용하는 것을 삶의 규칙으로 삼는다면 그 혜택은 분명 입증될 것이다.

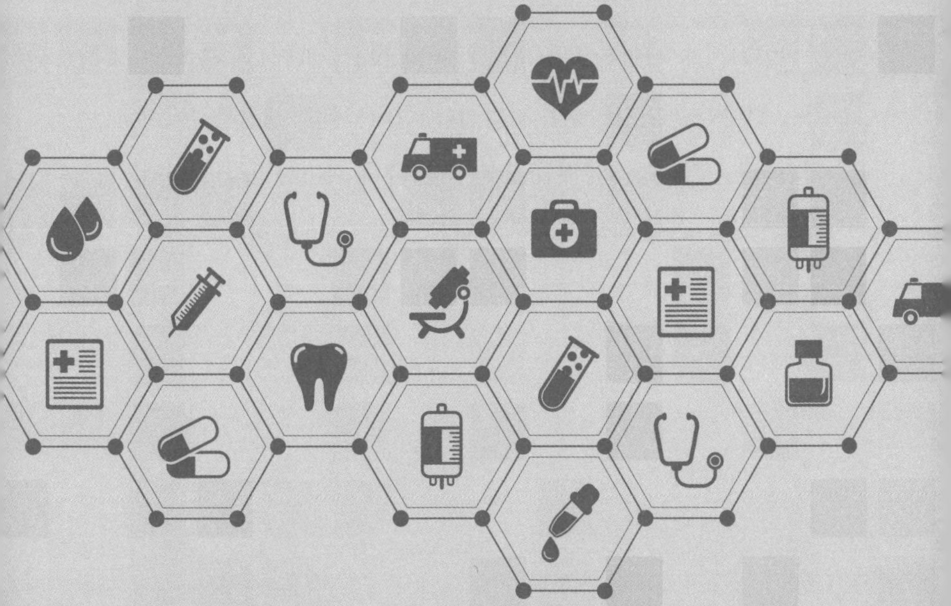

3장

콜레스테롤은 악당이 아니다, 처방약은 이제 그만!

"콜레스테롤 수치를 낮추면 심장병을 예방할 수 있다." 수많은 의사와 제약회사, 건강 보조제 기업들은 그동안 우리에게 이런 으름장을 놓으며 콜레스테롤 수치를 낮추도록 종용해왔고 수십억 달러의 이익을 챙겼다. 그러나 그들의 호들갑스러운 주장에도 불구하고 낮은 콜레스테롤 수치가 심장병을 예방한다는 신화를 입증할 과학적 연구 결과는 그 어디에도 없다.

그럼에도 셀 수 없이 많은 사람들이 콜레스테롤 저하제(스타틴이라는 명칭으로 알려져 있다)를 복용하며 이 허황된 신념을 덥석 물고 있다. 심장마비와 뇌졸중으로부터 건강을 지켜내겠다는 맹목적인 시도가 만든 결과다. 그러나 콜레스테롤 저하제를 복용하는 사람들은 자신도 모르는 사이에 약물 부작용의 위협에 스스로를 노출시키며 삶의 질을 저하시키고 있다.

지금부터 심장질환의 진짜 원인이 무엇인지, 처방약을 먹지 않고도 자연스럽게 심장병을 예방할 수 있는 방법은 어떤 것인지 알아보도록 하자. 실제로 몇몇 연구 결과에 따르면 동일한 예방책이 성욕을 향상시키는 동시에 우울증과 암을 물리칠 수도 있음을 시사하고 있다.[1] 게다가 이 방법은 콜레스테롤 저하제와 달리 우리 몸에 독성을 주입할 일도 없을 것이다.

⊕ 콜레스테롤을 악당으로 만든 사람들

대학 시절 레슬링 수업은 내 생애 최고이자 최악의 경험을 동시에 선사했다. 나는 체중 감량을 위한 고된 훈련과 극심한 탈수 증세로 거의 정신줄을 놓았다. 그런 신체적 · 정신적 압박감에도 불구하고 수업에 빠질 수 없다는 현실에 미쳐버릴 것만 같았다. 나쁘기만 했던 건 아니다. 최고의 레슬링 선수들에게 배울 수 있는 기회였고 마이크를 만난 것도 레슬링 수업에서였다.

마이크는 팀의 주장이었다. 그는 독보적 재능을 가졌을 뿐만 아니라 다른 사람들을 격려하고 동기를 부여하는 데도 타의 추종을 불허했다. 마이크는 60킬로그램급 레슬링 선수 중 단연 최고였다. 그러나 의사의 소견에 의하면 마이크는 매우, 몹시 아픈 사람이었다. 너무나 아픈 나머지 혈액검사를 하기만 하면 즉각적으로 약 처방이 뒤따랐다. 그것도 매일 복용해야 하는 처방으로 말이다.

레슬링 수업 시간에 시행된 정기 혈액검사 결과, 마이크의 병명은 고콜레스테롤혈증이었다. 그때부터 의사들은 마이크가 스타틴을 매일 복용하도록 만들었다.

대다수의 사람들에게 고콜레스테롤혈증이란 병명은 발음하기조차 힘겹다. 대학원에서 처음 이 병명을 접했을 때 나 또한 몇 번 만에 겨우 제대로 발음할 수 있었다. 내가 이 '새로운 질병'을 접하게 된 것은 국립콜레스테롤교육프로그램NCEP을 통해서였다.

1985년부터 시작된 NCEP는 의사로 가장한 얼간이들이 모인 소그룹으로 구성되어 있다. 20년이 넘는 기간 동안 이들 소그룹은 콜레스테롤은 유해한 독소와 다름없다고 3억 명이나 되는 사람들을 설득하는 데 혈안이 되어 있었다. 설상가상으로 그들은 지금 '콜레스테롤은 곧 독소'라는 신화를 이용해 남녀노소 할 것 없이 콜레스테롤 저하제를 복용하도록 만들고 있다. 그렇지 않다는 것을 입증한 과학적 증거들은 철저히 무시하면서 말이다.

낮은 콜레스테롤 수치가 심장병을 예방한다는 신화를 입증할 과학적 연구 결과는 그 어디에도 없다

그들에게도 타당한 변명거리는 있다. 그들 대부분은 콜레스테롤 저하제를 권장하는 대가로 제약기업으로부터 보수를 챙겼기 때문이다. NCEP 위원회의 구성원 중 88퍼센트가 스타틴을 판매하는 제약기업으로부터 대가를 받고 있다.(2)

NCEP 덕분에 '정상' 콜레스테롤 수준의 기준은 꾸준히 낮아져 거의 모든 미국인이 고콜레스테롤혈증 환자가 되었다. 콜레스테롤 광기는 건강한 사람을 환자로 둔갑시키는 싸구려 술책에 불과하다. 마이크는 이 광기의 첫 번째 희생양이 된 나의 가까운 지인 중 한 사람이 되었다.

친구 결혼식에서 마이크를 다시 만난 것은 그를 마지막으로 본 지 적어도 6년은 지난 때였다. 그간 못다 한 이야기도 하고 즐거운 시간을 보낼 수 있을 것이라 내심 기대했었다. 신랑 신부의 결혼 서약이 끝나고 음주가 시작되었고 모두가 긴장을 늦추었다. 예전 그때처럼 이런저런 얘기들을 주고받았고 짓궂은 농담도 오고갔다. 내가 마이크에게 물었다. "건강관리는 잘하고 있어?"

서른 살밖에 안 된 마이크는 한눈에 보기에도 기운이 없고 창백해 보였다. 근육질에 군살 없던 예전 체격은 볼품없고 겸손하게 바뀌어 있었다. 그에게 무슨 일이 있었던 것인지 알고 싶었다. 마이크는 자신의 건강에 아무런 문제가 없다고 우겨댔다. 누구나 그렇듯이 그 또한 암기하고 있던 자신의 총 콜레스테롤 수치를 되뇌었다. 마이크가 이른바 최적의 콜레스테롤 수치 180을 유지하고 있다고 말했을 때 주변 모든 사람들이 솔깃해했다. 다들 각자의 콜레스테롤 수치를 공개하며 비교하기 시작했다.

나의 가장 친한 친구 팻이 가까이 다가와 내가 콜레스테롤에 대한 진실을 설파하는 순간을 기다리고 있었다. 누군가는 흥미로워할 것이며 또 다른 누군가는 기분이 나빠질 수도 있다는 것을 팻은 알고 있었다. 그는 내 수사적 공격의 순간을 놓치고 싶지 않았던 것이다. 나는 물었다. "마이크, 도대체 콜레스테롤 수치와 건강이 무슨 상관이 있다는 거지?"

멍한 표정으로 나를 쳐다보던 마이크는 콜레스테롤 수치가 200을 넘지 않으면 건강에 이상이 없다는 의미라고 주장했다. 거의 10여 년 전인 대학 시절에 그가 의사들로부터 들었던 말과 뭐가 다른가.

⊕ 콜레스테롤 저하제가 보내는 위험한 시그널

마이크는 고콜레스테롤혈증이라는 선고를 받은 즉시 매일 스타틴을 복용하기 시작했다. 그 어떤 의문도 제기하지 않았다. 적어도 10년 넘게 스타틴을 복용했으니 그의 얼굴에 병색이 완연한 것도 무리는 아니다.

> 스타틴은 암세포를 키우고 심부전, 발기부전, 심각한 기억력 감퇴를 초래한다

"멍청한 짓 좀 그만해." 내가 말했다. "최상의 기량을 보여주던 대학 운동선수였고 어느 때보다 신체적으로 건강하던 사람이 어떻게 환자일 수 있다는 거야?" 마이크도 응수했다. "아무려면 의사들이 아무것도 모르고 그런 말을 했을 리가 없잖아. 무엇보다 심장마비에 걸리고 싶지 않았어. 어쨌든 몸

이 좋아진 것 같았어."

"《피플》 말고 다른 것도 좀 읽어보지 그래? 언론에서 스타틴 약물의 내재적 위험에 관해 대서특필했던 기사들이 얼마나 많은데. 시판되는 약물 중 가장 치명적인 게 바로 스타틴이야. 솔직히 말하면 넌 지금 약물 부작용으로 힘들어하고 있는 것처럼 보여. 예전 같았으면 내가 무조건 졌겠지만 지금은 내가 한 손에 이 맥주잔을 든 채로 너를 제압할 수 있다고 확신해."

이 말에 마이크가 관심을 보이기 시작했다. "지금 네 모습을 보면 근육 손실 같은 부작용을 겪고 있는 게 분명해. 아마 테스토스테론이 심각하게 감소했기 때문일 거야. 그건 너의 남성성과 직결되는 문제야."

"정말?"

"스타틴은 테스토스테론 감소를 유발하는 동시에 성욕을 억제해."

마이크의 두 눈이 휘둥그레졌다. 그의 아내는 내 말에 동의하는 듯 수줍게 고개를 끄덕였다.

발기부전

《가정의학회지》에 실린 발표 자료에 따르면 모든 콜레스테롤 저하제는 침실에서 만족스러운 성기능을 발휘하는 데 문제를 일으킨다. (반드시 침실일 필요는 없지만 어쨌든 성기능에 문제가 발생한다는 사실이 중요하다).(3) 수많은 사례 연구, 실제 콜레스테롤 저하제를 복용하는 사람들로부터 얻은 정보, 임상시험 결과가 이를 입증해준다. 의학적 용어로 표현하자면 약물에 의한 발기부전이 일어나는 것이다. 콜레스테롤은 테스토스테론의 선행물질이니 콜레스테롤 저하제는 테스토스테론의 생성을 심각하게 억제한다. 마이크의 모습이 말해주듯 이들 약물의 부작용은 그 외에도 셀 수 없이 많을지도 모를 일이다.

심부전

콜레스테롤 저하제는 심장 내에서 코엔자임큐10의 수치를 저하시킨다. 코엔자임큐10은 에너지 생성에 관여하는 필수영양소이자 정상적인 심혈관 기능을 돕는다. 이 영양소가 결핍되면 심장은 제대로 작동하지 않아 울혈성심부전이 발병할 수 있다. 최초의 콜레스테롤 저하제를 만든 제약회사 머크앤컴퍼니Merck & Company가 수익 창출의 구심점이었던 메바코Mevacor(로바스타틴)를 특허출원할 당시, 이런 부작용이 부각되기도 했다. 그러나 이 약물의 위험성이 뉴스에서 제대로 다루어진 적은 한 번도 없다.

심각한 기억 감퇴

스타틴은 사람을 멍청하게 만든다. 마이크는 아내의 생일을 깜빡 잊었다고 안타까워했는데 콜레스테롤 저하제를 계속 복용한다면 65세를 갓 넘긴 나이에 아이들 이름마저 깜빡할지도 모른다. 콜레스테롤은 뇌 신경세포를 둘러싸고 있는 피막 '미엘린초'를 온전하게 보호하는 기능을 한다. 미엘린초는 신경의 전기적 신호가 원활히 전달될 수 있도록 돕는데, 우리가 정상적인 사고 과정을 할 수 있는 것도 미엘린초 덕분이다. 만약 미엘린초가 없다면 우리는 그저 갈팡질팡하는 바보에 지나지 않을 것이다. 미엘린초는 기억력과 집중력에 반드시 필요하다. 콜레스테롤 저하제가 콜레스테롤을 급격하게 감소시키면 미엘린초는 결국 파괴되고 기억력이 감퇴한다.

암의 발병 위험

스타틴은 암세포 확산에 관여하는 성장인자를 모방한다. 이것은 혈관내피성장인자VEGF로 알려져 있으며 암세포를 키우는 비료와도 같다. 그러므로 콜레스테롤 저하제를 복용하는 사람은 암의 성장에 최적화된 체내 환경을 조성하는 셈이다.

스타틴 계열 약품으로 바이토린Vytorin의 암 유발 효과가 최근 화제를 모은 바 있다. FDA 발표 자료에 따르면 바이토린 투약 환자 중 두 가지 이상의 암을 진단받고 사망에 이른 경우가 위약僞藥을 투약한 환자들에 비해 큰 비율로 나타났다.(4) 그 외 스타틴계 약물에서도 이와 동일한 암 발병 유형을 확인할 수 있다.

그러나 제약회사들은 이 사실을 은폐하기 위해 무던히 노력하고 있다. 대개 임상시험 결과를 간략하게 언급하는 방법을 동원한다.

제약회사의 자금으로 진행되는 콜레스테롤 저하제에 관한 임상시험은 5년 이상 지속되는 법이 없다. 암 발병에는 그보다 더 오랜 기간이 소요됨에도 불구하고 말이다. 흡연이 폐암을 유발한다는 것은 널리 알려진 사실이지만 아주 빈번한 흡연일지라도 5년 내에 폐암을 유발하지는 않는다. 콜레스테롤 저하제에 대한 임상시험 기간이 5년을 넘지 않는 한 암 유발 부작용은 계속해서 감시망을 피할 수 있을 것이다. 암 유발의 원인인 바이토린이 FDA의 승인을 얻어낼 수 있었던 수법과 정확히 일치한다.

암 유발 위험성이 대중적으로 알려지기 전 바이토린은 성공적으로 승인을 얻어냈지만 《뉴욕타임스》는 이렇게 강조했다. "바이토린을 12주 이상 복용한 환자 중 누구도 심장마비 혹은 심혈관계 질환이 감소되었다는 증거를 보여준 바 없다."(5)

《월스트리트저널》은 콜레스테롤 저하제와 루게릭병의 상관관계를 부각시키며 이해관계자들에게 경고를 전하기도 했다. 루게릭병의 의학적 명칭은 근위축성측색경화증ALS이다. FDA와 세계보건기구WHO는 '약물에 의한 ALS'로 보고된 사례 중 거의 3분의 1이 스타틴을 복용하고 있었다는 사실을 발견했다.(6)

나는 마이크에게 아무도 이 약물의 부작용에 관심을 두지 않는다는 사실을 분명히 말해주고 싶었다. 부작용이 발생한다는 것은 사업성이 떨어진다는 것을 의미하기 때문에 제약회사의 자금으로 진행되는 연구에서는 부작용을 은폐하는 일들이 왕왕 벌어진다. 왜 아니겠는가.

⊕ 처방약을 맹신하지 마라

화가 난 마이크는 그런 부작용이 있는 약물이라면 자신의 주치의가 미리 경고했을 것이며 FDA가 위험한 약물을 승인했을 리가 없다고 반박했다.

"그건 네 희망사항일 뿐이야." 나는 말했다. "FDA의 승인 기준은 생각보다 매우 낮아. 과학적 증거보다는 수익이 우선이지. 약을 만드는 화학자였던 나는 효과도 없고 치명적이기까지 한 약품이 승인을 받는 걸 직접 봤어. 진통제인 바이옥스, 항암제인 타목시펜, 항우울제인 팍실 등 일일이 나열하자면 끝이 없을 정도야. 모두 승인받기 전 위험하고 무효하다고 입증된 약들이지. 매년 처방약 때문에 수백, 수천 명이 죽어 나가는 것도 놀랄 일이 아니라는 말이야."(7) 나는 다시 한번 힘주어 말했다. "믿을 걸 믿어야지. 널 걱정하는 사람은 FDA가 아니라 바로 나야. 리피토는 형편없는 약이야."

《영국의학저널》에 발표된 논문에 따르면 스타틴계 약물의 임상시험 참가자 중 30퍼센트가 한 가지 이상의 부작용을 경험했다고 보고하고 있다. 《USA투데이》는 미국 정부가 국민들에게 스타틴계 약물 부작용을 경고하지 않고 있다고 보도한 바 있다. 기사는

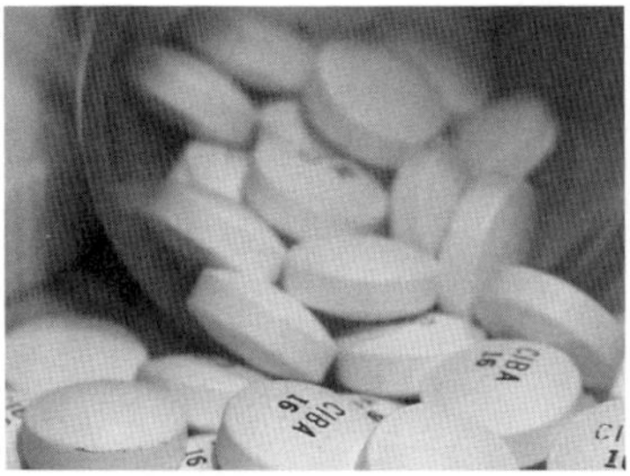

콜레스테롤 저하제는 부작용이 심각하지만 FDA의 승인을 통과했다.

"스타틴계 약물은 정부가 인지하고 있는 것보다 더 많은 사람들에게 해를 입히거나 심지어 사망에 이르게 하고 있다"라고 보도했다.[8]

리피토Lipitor 역시 심장질환 예방에 효과가 없다. 3년에 걸쳐 이루어진 임상시험 결과, 리피토는 심장마비 발생률을 3퍼센트에서 2퍼센트로 감소시켰다. 리피토를 복용하는 백 명 중 오직 한 명만 효과를 봤다는 의미다. 다른 모든 스타틴계 약물의 임상시험 결과도 이와 동일했다.[9]

테라퓨틱이니셔티브Therapeutic Initiatives 연구원들이 스타틴계 약물 임상시험 결과를 분석해 데이터를 취합했다. 모두 다섯 가지 임상시험을 진행했는데, 취합된 결과에 따르면 스타틴 약물은 심혈관계질환의 징후를 보이지 않을 때 사망 위험률을 0.3퍼센트 감소시키는 것으로 나타났다(1차 예방).[10] 심혈관계질환의 징후를 보인 사람 중 콜레스테롤 저하제 복용으로 사망률이 감소한 것은 1.8퍼센트에 불과했다(2차 예방).

'도대체 콜레스테롤은 무엇이고 심장질환과 어떤 연관성이 있는 거지? 심장병을 예방하려면 어떻게 해야 할까?' 마이크는 생각이 많아 보였다. 하루 빨리 스타틴 약물을 끊고 싶어 하는 친구의 마음을 느낄 수 있었다.

⊕ 제약회사는 어떻게 부작용을 은폐할까?

나는 말을 이어갔다. "심장질환을 예방하기 위해 먼저 할 일은 처방약 복용을 중단하고 콜레스테롤 수치가 원 상태로 돌아오도록 놔두는 거야. 200을 넘기는 게 정상이야. 질겁할 필요 없어. 그건 병이 아니거든. 200이라는 수치는 미국 콜레스테롤 교육 프로그램에 의해 만들어진 거야. 젊고 건강한 대학 운동선수를 하루아침에 환자로 만들어버린 말도 안 되는 기준인 셈이지. 콜레스테롤 수치가 높을수록 더 오래 산다는 연구 결과도 있어!"

실제로 이탈리아 사람들은 콜레스테롤 수치가 사망률로 이어지지 않는다. 오히려 콜레스테롤 수치가 높을수록 더 건강했다. 3년에 걸쳐 3천 명의 이탈리아인을 관찰한 연구 결과가《미국노인의학학회지Journal of the American Geriatrics Society》를 통해 발표되었다. 그에 따르면 콜레스테롤 수치가 낮은(189mg/dL 이하) 노인들의 사망률이 콜레스테롤 수치가 높은(276~417mg/dL) 노인들보다 더 높은 것으로 나타났다.[(11)] 이런 연구 결과를 뒷받침하는 증거들은 이 외에도 여럿 있다.

《미국의학협회저널The Journal of American Medical Association》은 나이가 들면서 총콜레스테롤 수치가 한 자리씩 낮아질 때마다 사망률이 14퍼센트 증가한다는 연구 결과를 실은 바 있다.[(12)] 심장마비로 사망한 사람 중 절반 이상이 낮은 콜레스테롤 수치를 보였다. 이것은 스타틴계 약물이 총콜레스테롤 수치를 떨어뜨리는 기능이 있음에도 불구하고 수명 연장에 실패하는 이유를 설명해준다. 저밀도 지방단백질LDL 콜레스테롤, 일명 나쁜 콜레스테롤이건 아니건 상관없이 콜레스테롤 수치를 낮추는 것과 심장질환의 발병 사이에는 아무 연관성이 없다.

그런 위험성은 대개 의사나 언론에 의해 은폐되기 일쑤다. 거대 제약회사들은 약품의 긍정적 효과만을 교묘히 짜 맞춰 홍보하고 있다. 제약회사들은 막강한 자금력을 바탕으로 최고의 임상시험에 자금을 제공한다. 약물의 안전성을 검증하도록 고안된 연구계획을 수립하고 자신들의 입맛에 맞도록 임상시험을 설계하는 것이다. 대개의 경우 데이터의 수집, 해석, 보고 등의 역할을 수행하는 학계와 정부기관의 조사관도 그들이 직접 선정한다.[13]

3천 명의 이탈리아인을 추적 관찰한 결과 콜레스테롤 수치가 낮은 노인의 사망률이 수치가 높은 노인보다 높았다

그 덕분에 약의 위험을 은폐하면서 효과는 과장되게 선전할 수 있다. 매우 현실적인 과학적 수법이지 않은가? 《란셋The Lancet》, 《뉴잉글랜드의학저널》, 《미국의학협회저널》 등과 같은 최고의 의학저널을 통해 발표되는 임상시험의 75퍼센트가 거대 제약기업의 자금으로 이루어졌다고 추정한 자료도 있다.[14]

《미국의학협회저널》의 부편집장은 이런 그릇된 임상시험 관행에 대해 이의를 제기했다. "이것은 과학을 무시하는 행위와 다름없다. 의학계는 일종의 몽상의 세계로 변질되고 말았다. 의사들은 학술지에 발표된 논문 중 어느 것을 신뢰해야 할지 분간하지 못하고, 대중은 논문을 믿고 싶어 하지 않는다. 기업으로부터 많은 후원금을 받고 부정적인 연구 결과를 기술하지 않는다면 돈으로 얼마든지 연구 결과를 조작할 수 있다는 빌미를 기업에 제공하는 셈이다."(15)

이와 같은 연구 방식은 과학의 기본 구조를 파괴해왔다. 과학이라는 가면을 쓰고 있지만 실제로는 환자의 생명을 위태롭게 만드는 추악한 판매 계략에 지나지 않는다. 그럼에도 불구하고 속임수로 점철된 대필 논문들이 의학박사들에게 정보를 제공하는 1차 자료의 역할을 수행하고 있는 것이 현실이다.

⊕ 콜레스테롤은 우리 몸의 필수 구성 성분

콜레스테롤은 독이 아니다. 콜레스테롤은 우리 몸의 구성 성분 중 수분 다음으로 중요한 분자이다. 무엇보다 우리 몸은 콜레스테롤을 사용해 스테로이드 혹은 테스토스테론, 에스트로겐, 프로게스테론 등과 같은 성호르몬을 포함하는 코르티손 계열의 호르몬을 생성한다. 콜레스테롤은 섭취한 음식물을 필수영양소로 분해하는 데 도움을 주며 간과 함께 담즙산을 생산한다. 담즙산은 지방을 소화시키고 노폐물을 제거하는 데 반드시 필요하다. 콜레스테롤은 또한 '지질 분자'와 맞물려 세포막을 안정시키는 역할도 한다. 이처럼 콜레스테롤은 우리 몸을 이루는 모든 세포의 필수 구성 요소이다.

> **우리 몸을 집에 비유하자면 서로 맞물린 자재들을 고정하고 지탱하는 못이 바로 콜레스테롤이다 콜레스테롤 수치가 떨어지면 건강도 무너진다**

콜레스테롤 수치를 떨어뜨리는 것은 건강을 허물어뜨리는 것과 같다. 우리 몸을 집에 비유하자면 서로 맞물린 자재들을 고정하고 지탱하는 못이 바로 콜레스테롤인 셈이다. 그 못들을 몇 개 뽑아낸다고 상상해보라. 어떤 사태가 벌어질 것 같은가? 결국 집의 골조는 약해져 잔해 더미로 변해버리고 말 것이다. 우리 몸도 마찬가지다.

콜레스테롤은 면역체계가 정상적으로 작동할 수 있도록 돕는다. 박테리아나 바이러스 같은 생물학적 유해물질로부터 우리 몸을 보호하는 데 없어서는 안 되는 성분이라는 말이다. 외부 이물질이 몸 안에 들어오면 콜레스테롤은 이물질과 결합하여 그것을 비활성화시킨 다음 몸 밖으로 배출한다. 황색포도상구균과 같은 강력한 항생제 내성 세균조차 LDL-콜레스테롤에 상대가 안 된다는 것이 입증된 바 있다.

⊕ 동맥을 파괴하는 또 하나의 주범, 호모시스테인

심장질환의 진짜 원인을 파악하고 그 예방법을 이해하는 데

의학박사 학위가 필요한 것은 아니다. 우리 몸속에 있는 동맥의 해부학적 구조는 샌드위치만큼이나 단순하다. 몇 가지만 알면 동맥이 어떻게 손상을 입는지 단번에 이해할 수 있다. 단언컨대 샌드위치를 만들 수 있는 사람이라면 심장질환 예방법도 어렵지 않게 터득할 수 있다.

마치 국수 가락처럼 심장을 둘러싸고 있는 혈관이 관상동맥이다. 관상동맥은 영양소와 산소를 몸 전체로 전달하는 데 기여하는 아주 중요한 혈관이다. 관상동맥은 16만 킬로미터에 이르는 정맥과 동맥, 모세혈관과 연결되어 있으며 끊임없이 작동하는 기계적 응력 때문에 손상에 대한 민감성이 가장 높다(심장박동이 멈추면 안 되니까).

국수 가락에 비교했지만 사실 관상동맥은 근육으로 이루어져 있다. 근육이 샌드위치 속의 햄이라면 양쪽에 있는 식빵은 구조층이 되는 셈이다. 두 개의 구조층 사이에 낀 형태로 한쪽 면은 혈류와 닿고 다른 한쪽 면은 바깥이다. 설명하기 무색할 정도로 단순하다. 그러나 보다 복잡해질 수도 있다. 끓어오르는 물처럼 말이다.

샌드위치의 식빵, 다시 말해 혈류와 닿는 가장 안쪽의 구조층이 손상되거나 파괴될 때 심장질환이 시작된다. 내막으로 알려진 가장 안쪽의 구조층은 콜라겐과 내피세포라는 특수한 세포들로 이루어져 있는데, 콜라겐과 내피세포는 관상동맥에 손상을 유발하는 숙주에 민감하게 반응한다.

담배 연기가 동맥을 손상시킨다는 사실은 이미 널리 알려져 있다. 동맥 파괴 요인으로 악명 높은 또 다른 인자는 호모시스테인•이다. 관상동맥의 기계적 응력이 높아지면 구조층이 이완되어 혈액 속을 떠다니며 혈관 내벽에 상처를 내는 호모시스테인에 노출된다.

개방형 릴을 장착한 낚싯대에 문제가 발생하면 노즐들은 뒤엉키고 만다. 구조층의 콜라겐에 엉킴이 발생하고 이 엉킴은 관상동맥의 이완과 수축을 저해한다. 연날리기에서 서로 뒤엉킨 연줄을 동맥에 비유하면 어떤 상태인지 짐작할 수 있을 것이다. 산소와 영양소 전달에 문제가 생겼을 때에도 콜라겐의 뒤엉킴 현상이 발생한다. 마치 서서히 질식되는 것처럼 혈관도 망가지는 것이다.

그러나 우리 몸에는 이를 바로잡기 위한 대응책이 갖추어져 있다. 아세로라 같은 식품을 통해 섭취하는 비타민 C가 뒤엉킨 콜라겐을 보충하고 보완하기 때문이다. 물론 이런 보호체계가 영원히 지속되는 것은 아니다. 서로 뒤엉킨 상태가 지속되면 걷잡을 수 없는 염증이 발생하기 때문이다.

일부에서는 딱딱하게 굳은 염증을 그 특성 때문에 '플라크'라고 부르기도 한다. '죽상동맥경화증atherosklerosis'이라는 명칭은

•**호모시스테인** 우리 몸 안에서 만들어지는 아미노산. 과다하게 생성될 경우 혈관 내벽을 손상시킨다.

(대개는 죽상이라는 단어를 생략해 동맥경화라고 부른다. 경우에 따라서는 일반적인 심장병을 의미하는 용어로 쓰이기도 한다) 단단하게 굳는 것을 뜻하는 경화의 개념에서 파생된 것으로 'athere(죽)'과 'sclerosis(굳은)'이라는 두 개의 그리스어 단어가 결합된 용어이다.

아르기닌과 포도씨 추출물은 혈관 확장과 이완을 돕는 산화질소를 생성시켜 동맥경화를 예방한다

실제로 죽상동맥경화증은 그저 천연 반창고에 지나지 않는다. 동맥경화증이 곧 사형선고는 아니다. 이 천연 반창고가 염증을 일으킨다 해도 혈관을 바늘처럼 좁게 만들지는 않는다는 얘기다. 건강한 동맥은 이완과 확장함으로써 염증을 수용할 수 있는 능력을 보유하고 있다. 혈관의 이완 혹은 확장은 혈액의 흐름이 원활하게 이뤄지도록 한다. 이런 보호책은 주로 산화질소NO라고 알려진 혈관확장물질에 의존한다.

로버트 퍼치고트Robert F. Furchgott, 루이스 이그내로Louis J. Ignarro, 페리드 머래드Ferid Murad 이 세 사람이 산화질소의 심혈관계질환에서의 역할을 규명한 공로로 노벨상을 수상했다. 아르기닌L-arginine과 포도씨 추출물을 보조제로 섭취하면 정상적인 산화질소의 생성뿐 아니라 그 뒤에 따라오는 동맥의 이완과 확장에 도움이 된다.

심장마비나 뇌졸중은 대부분 천연 반창고가 터졌을 때 발생한다. 반창고의 파열은 응혈(혈전)이라는 비상사태를 촉발한다.

좁아진 동맥과 혈전의 조합으로 폐색이 시작되면 혈액이 심장 또는 뇌, 혹은 양쪽 모두에 골고루 흘러가지 못한다. 이런 증상은 국소성 빈혈로 알려져 있다. 심장마비와 뇌졸중은 심장 혹은 뇌에 혈액과 산소가 공급되지 않았을 때 나타나는 결과물이다.

⊕ 심장마비와 뇌졸중을 미리 막을 수 있다고?

심장마비와 뇌졸중은 사전에 예방할 수 있고 진행 속도를 늦출 수도 있다. 그러기 위해서는 우선 혈액 속 동맥 파괴 인자를 감소 혹은 제거해야 한다. 흡연자라면 지금 당장 금연해야 한다. 그 다음은 다량의 호모시스테인을 줄이는 것이다. 금연을 제외하면 그게 가장 좋은 방법일 것이다.

호모시스테인은 몸속 아미노산의 대사 과정에서 자연스럽게 생성되는 부산물이다. 건강한 사람의 체내에서는 호모시스테인이 무해한 메티오닌으로 신속하게 처리된다. 생화학적으로 전환되지 않은 호모시스테인은 혈류에 잔존하여 심혈관계를 사정없이 파괴한다.

저명한 화학자 킬머 맥컬리Kilmer McCully는 1990년대 초반 하버드 재직 시절에 호모시스테인과 심장질환의 연관성을 정립했다. 그는 호모시스테인이 동맥의 핵심 구성 요소인 콜라겐에 대해 높은 친밀도를 보인다는 사실을 발견했다. 다량의 호모시스테인은(16μmol/l 이상) 관상동맥에 자리 잡아 시간이 지날수록 천연 반창고, 다시 말해 염증을 유발했다.

맥컬리 박사는 이에 대한 해결책으로 손쉽게 구할 수 있는 엽산을 제안했다. 엽산이 동맥 깊숙이 자리 잡은 호모시스테인을 떼어낸 후 무해한 메티오닌으로 전환시키는 것을 발견한 것이다. 콜레스테롤 가설을 굳게 믿었던 거의 모든 동료들은 그를 배척했다. 그러나 지금은 몇몇 핵심적인 연구를 통해 그의 발견이 과학적으로 입증되었고, 콜레스테롤 가설은 과거의 대세로 바뀌었다.

2006년《미국심장학회저널Journal of the American College of Cardiology》은 호모시스테인 수치와 심장질환의 관계에 관한 과거의 모든 연구를 중점적으로 다루었다. 그들이 내린 결론은 이것이다. "다양한 연구 결과가 호모시스테인의 증가가 심혈관질환을 촉진하고 심장마비와 뇌졸중으로 이어진다는 '메커니즘'을 입증하고 있다."(16)

하버드대학교 연구진들은《미국의학협회저널》을 통해 발표한 논문에서 여성의 경우, 매일 500밀리그램의 엽산과 비타민 B군을 섭취하면 심장질환의 위험을 절반으로 줄일 수 있다고 밝힌 바 있다. 물론 남성의 경우도 동일한 결과를 기대할 수 있다.(17)

다른 연구진들 역시 최근《영국의학저널》에 실린 호모시스테인에 관한 논문을 인용하며 호모시스테인 수치가 극소량인 3μmol/l만 떨어져도 (매일 0.8밀리그램의 엽산을 섭취하는 것만으로 얻을 수 있는 결과이다) 심근경색과 뇌졸중의 위험이 각각 15퍼센트, 24퍼센트 감소될 것이라고 밝혔다. 그들은 다음과 같은 강력한 결론에 도달했다. "호모시스테인 농도 감소는 심혈관질환에서 가장 중요하며 우리는 이를 입증할 수 있는 충분한 근거를 갖추었다."[18]

매일 비타민 B군과 엽산을 복용한 남성은 뇌졸중으로 사망할 확률이 60퍼센트 감소한다는 연구 결과도 있다

중국에서 이루어진 또 다른 연구는 엽산의 긍정적 효과에 대해 보다 많은 근거를 제공한다. 연구진들은 매일 비타민 B군과 엽산을 복용한 남성의 경우, 뇌졸중으로 사망할 확률이 60퍼센트 감소한다는 결과를 얻었다.[19]

지금까지도 규칙적으로 엽산을 섭취하는 단순한 행위가 심장질환을 물리칠 수 있다는 맥컬리 박사의 발견은 유효하다. 다만 쉽게 실천할 수 없을 뿐이다. 대다수 사람들이 엽산 결핍으로 이어질 수 있는 생활습관을 갖고 있기 때문이다.

높은 호모시스테인 수치 혹은 엽산 결핍을 야기하는 세 가지 주요 원인이 있다. 엽산이 풍부한 시금치나 잎채소를 섭취하지 않거나, 엽산을 고갈시키는 와인을 과도하게 마시거나, 혹은 처방전 없이 구매할 수 있는 진통제, 경구피임약, 항정신병약, 항경련제, 당뇨병 치료제 등과 엽산을 감소시키는 약물을 자주 복용하는 것이다. 이중 어느 한 가지라도 하고 있다면 호모시스테인 수치를 낮추고 심장질환을 막기 위해 적절한 엽산 보조제의 섭취가 반드시 필요하다(매일 최소 0.4밀리그램을 섭취해야 한다. 여기에는 비타민 B12 또한 포함된다).

심장질환이 영양소 결핍 때문에 발생한다는 사실은 현대 의학의 가장 큰 딜레마가 아닐 수 없다. 심장마비와 뇌졸중의 발병률이 가파르게 증가함에도 불구하고 제약업계는 이 전 세계적 유행병의 극복에 도움을 주지 못하고 있다. 물론 응급의학 분야는 제외하고 말이다. 많은 의사들이 호모시스테인에 대해 이야기하지 않는 이유도 여기에 있다. 치료약이 없기 때문이다. 그러나 자연식품에는 치료의 해법이 존재한다.

⊕ 심장을 살리는 엽산과 맥주효모

엽산을 구매할 때는 원재료를 주의 깊게 확인해야 한다. 모든 제품이 동등한 조건에서 만들어지는 것은 아니기 때문이다. 어떤 것은 생명을 구할 수 있지만 또 어떤 것은 생명을 위협할 수도 있기에 하는 말이다.

엽산은 보통 알약 형태로 판매된다. 건강 보조제로 시판되는 엽산은 월 0.24센트 정도의 저렴한 제품도 있다. 문제는 그것이 합성 복제품일 수도 있다는 점이다.

1941년, 화학약품제조회사 아메리칸사이나미드American Cyanamid는 엽산 제품을 만들면 수익을 창출할 수 있다는 것을 알게 되었다. 그 이후부터 식품을 통해 얻어야 할 엽산은 화학적 유사품으로 대체되어왔다. 그리고 화학적으로 만들어진 제품이 질적으로 얼마나 나쁜지 속속 드러나고 있다. 화학적 복제품을 시리얼이나 곡물 같은 일상적으로 소비하는 식품에 첨가하는 강화 프로그램을 통해 사람들은 먹고 싶지 않아도 화학적 유사품을 강제 섭취하게 됐고 그 결과 암 발병률이 증가되었다. 이것만 보아도 자연식품으로부터 얻는 엽산과 화학적으로 만들어진 엽산의 차이는 극명하다.[20]

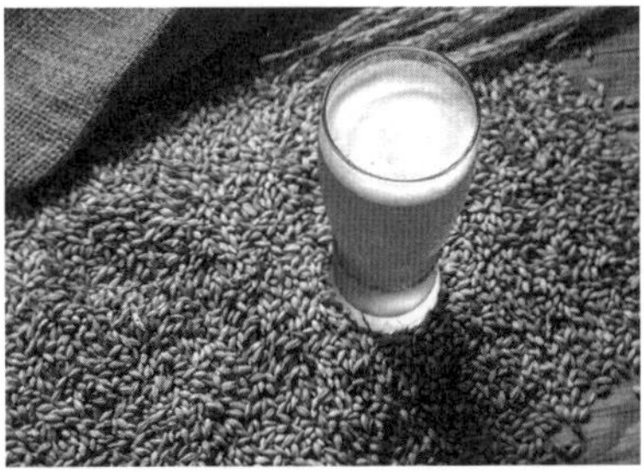

천연 맥주효모는 고함량 엽산을 제공한다.

지금은 거의 잊혔지만 영양분이 높은 엽산을 제공하는 원재료는 맥주효모이다. 1931년에는 효모의 높은 엽산 함량이 교정인자 중 하나라는 사실이 입증되면서 강력한 빈혈 치료제로 떠오르기도 했다. 그러나 시간이 흐르면서 엽산의 진정한 효능은 비타민 B12, 셀레늄 등 보조적 영양소들과 함께 작용하여 우리 몸 안에서 무수히 많은 복합적이고 역동적이며 건강한 반응을 불러일으킨다는 것이다.

엽산을 구매하는 데 드는 월평균 비용은 약 7달러에서 20달러 사이이다. 루이스랩스Lewis Labs는 100퍼센트 천연 맥주효모를 판매하고 있다. FDA가 승인한 우량제조관리기준에 준하여 생산되는 루이스랩스의 맥주효모에는 첨가물이나 불순물 혹은 과도한 충전제가 포함되어 있지 않다. 내가 운영하는 사이트의 분석보고서로도 그것을 입증할 수 있다.

엽산을 섭취하는 가장 좋은 방법은 뭐니 뭐니 해도 식사를 통해 먹는 것이다. 우리 몸의 호모시스테인 수치를 낮추는 데 엽산을 활용하는 가장 간단한 방법이다.

엽산의 독성에 대해 크게 염려할 필요는 없다. 스타틴계 약물은 간부전을 일으킬 수 있지만 엽산의 독성은 우리가 매일 마시는 물의 그것과 비슷한 수준에 불과하다.

스타틴 복용을 중단하고 엽산을 섭취하면서 마이크의 상태는 즉각적으로 호전되었다. 나는 마이크에게 엽산이 심장질환을 물리칠 특효약은 아니라는 점을 상기시켜주었다. 동맥을 망가트리는 해악들이 무수히 많기 때문이다. 다량의 설탕, 심지어 박테리아와 바이러스까지도 혈관 건강을 위협한다. 완전한 심혈관계 회복을 위해 친구는 하루 2~5숟가락 정도의 아세로라를 먹으며 적정량의 비타민 C를 섭취했다(개인적으로 나는 레몬주스를 추천한다).

콜레스테롤 수치가 정상 범위로, 건강한 수준으로 회복되자 마이크는 건강하다는 것이 어떤 느낌인지 새삼 깨닫게 되었다. 생기 넘치는 에너지와 맑은 정신으로 아침을 맞이하게 되었고 근육도 다시 붙었다. 성욕이 돌아온 덕분에 마이크와 그의 아내는 그 어느 때보다 행복한 시간을 보냈다. 또한 엽산이 주는 부수적 혜택 덕분에 우울증과 암을 예방하고 있다는 것을 인지하는 것만으로 기분이 좋아졌다. 요즘 마이크는 최고의 신체 상태를 유지하고 있으며 심장질환의 염증 징후도 전혀 없다. 총콜레스테롤 수치가 200을 훨씬 웃돌고 있는데도 말이다.

콜레스테롤 저하제에 대해 다시 생각해보기 바란다. 그러지 않으면 이미 입증된 부작용에 시달리며 건강을 오히려 망치게 될지도 모른다.

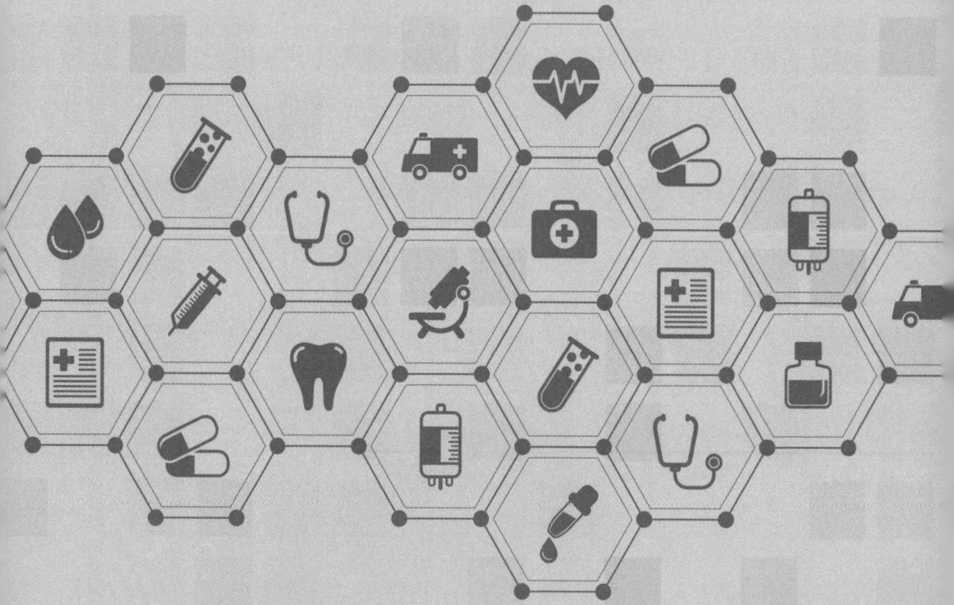

4장

100세까지 튼튼한 심장과 동맥을 만드는 최고의 영양소

항응고제와 고혈압 치료제(여기에서는 심혈관 치료제와 동일한 의미로 사용할 것이다)는 현대의학이 이룬 큰 업적이다. 갑작스러운 심장마비나 뇌졸중 같은 응급상황에서 두 치료제는 수백만 명의 목숨을 구하는 기적의 약물로 사용되고 있다.

거대 제약회사와 의사들은 이 기적을 목도하며 심혈관계 치료제가 마치 비타민이라도 되는 양 중년과 노년층 환자들에게 열성적으로 처방해왔다. 그런데 그들이 나누어준 처방전의 이면에는 심혈관 치료제는 결코 비타민이 아니며 장기 복용할 경우 암울한 결과로 이어질 수 있다는 냉엄한 현실이 놓여 있다.

다행히도 의사 처방전도 건강보험도 필요치 않은 안전한 대안이 있다. 우리가 잊고 있는 이 심혈관 치료제는 혈전을 제거하고 혈압을 통제하는 동시에 심장을 강화할 수 있는 자연발생 혼합물을 함유하고 있다.

⊕ 조이스 할머니에게 닥친 재앙

조이스 할머니는 독립 생활을 만끽하던 분이다. 72세의 나이에도 스스로 몸을 주체할 수 있다는 것에 자부심을 가지고 있었다. 소일거리도 하고 손주들도 돌보고 특히 운동을 위해 일주일에 세 번씩 체육관을 찾는 일은 할머니에게 삶의 큰 낙이었다. 친구들은 할머니의 활기찬 에너지와 건강을 부러워했다. 그러나 할머니의 기쁨은 오래가지 못했다.

크리스마스 6주 전, 조이스 할머니는 정기 건강검진을 위해 가족 주치의를 찾았다. 주치의는 할머니의 상태를 묻지도 않고 환자 기록을 훑어보더니 매일 항응고제인 플라빅스Plavix를 복용해야 한다고 처방했다. 조이스는 의사의 처방을 거부하며 그 이유를 물었다. 의사는 플라빅스가 심장마비와 뇌졸중 예방에 도움이 된다고 설명했고 자신의 모친도 같은 약을 복용하고 있다며 할머니를 안심시키려 노력했다. 과연 의사의 말은 과학적 근거가 있는 주장일까?

처방약을 복용하고 채 4주가 지나지 않았을 때, 조이스 할머니 몸에 갑자기 멍이 들기 시작했고 기침과 함께 피를 토하기도 했다. 응급실 의사는 할머니의 가족들에게 출혈이 지속되고 있으며 할 수 있는 모든 조치를 취했지만 멈출 수 없다고 말했다. 응급실에서 할머니의 출혈 증상을 발견한 시간은 오전 10시 15분이었고 할머니가 사망한 시간은 같은 날 오후 9시 30분이었다. 장례를 치르고 얼마 뒤 할머니의 세 살짜리 손녀가 투정을 부리듯 물었다. "크리스마스인데 왜 할머니는 안 오시는 거야?"

45세 이상의 성인이라면 누구나 똑같은 재앙을 맞닥뜨릴 수 있다. 굳이 플라빅스가 아니더라도 아스피린이나 쿠마딘Coumadin(와파린), 각종 고혈압 치료제와 심혈관 치료제들이 그 원인을 제공할 것이다. 단언컨대, 응급상황이 아니라면 이런 약물을 복용하는 것은 다시 생각해봐야 할 문제다.

⊕ 조기 심장마비와 뇌졸중의 가장 큰 원인

심장마비와 뇌졸중은 사람들이 가장 두려워하는 대상이다. 두 질병 모두 '침묵의 살인자'로 불리는데, 예상치 못한 상황에 갑작스럽게 닥치기 때문이다. 공원에서 한가롭게 산책을 즐기던 중 갑자기 거대한 코끼리가 가슴을 짓누르는 듯한 통증이 엄습해 숨 쉬기 힘들다면 심장마비 위기에 처한 것이다. 원인은 바로 혈전이다!

이런 응급상항에서 사용되는 심혈관 치료제 덕분에 많은 사람들이 목숨을 구하고 삶을 이어가고 있다. 그러나 여전히 조기 심장마비와 뇌졸중 발병률은 꾸준히 상승하고 있다. 매년 점점 더 많은 사람들이 심혈관 건강에 적신호가 켜지고 있다. 당연히 사람들은 건강을 되돌리기 위해 무엇이든 하려고 한다. 그것이 심혈관 치료제를 매일 삼키는 것일지라도 말이다. 거대 제약회사의 마케팅을 담당하는 악당들이 그것을 모를 리 없다.

제약업계는 그 공포심을 이용해 우리에게 심혈관 치료제를 강제적으로 투약하고 있다. "혈전은 치명적이다", "고혈압은 가족력이다" 같은 선전 구호를 동원해 사람들이 약에 의존하도록 만드는 것이다. 하지만 심혈관계 기능에 대해 조금만 이해하고 나면 처방약이 최선책이 아니라는 사실을 쉽게 확인할 수 있다.

혈전은 혈액이 액체에서 고체로 전환되는 화학적 연쇄반응의 결과물이다. 혈전이 형성되는 것은 간단히 말해 피브리노겐이라는 혈액응고에 관여하는 혈장단백질이 경단백질인 피브린으로 전환되는 과정이다. 손상 및 염증 부위에 비계와 같은 덩어리가 만들어져 혈액의 흐름이 중단되는 것이다. 다쳐서 피가 나면 탄성이 있는 피브린 분자가 모여들어 상처 주위에 경화되고 결국 딱지로 변하는 것도 이 때문이다. 이 모든 것은 치유를 위해 반드시 필요한 과정이다.

혈전의 근본 원인인 염증을 치료하지 않고 항응고제만 복용해서는 질병을 고칠 수 없다

생명과 직결되는 이 과정을 제어하는 분자가 트롬복산이다. 트롬복산은 상처를 치유할 뿐만 아니라 출혈로 인한 사망으로부터 우리를 구원하기도 한다. 댐이 호수의 물을 가두듯 트롬복산은 혈액이 원래 있어야 할 자리, 다시 말해 160킬로미터에 달하는 동맥과 정맥, 모세혈관에서 혈액이 벗어나지 않도록 하는 데 반드시 필요하다.

그러나 만약 트롬복산이 염증이 발생해 좁아진 동맥 내에서 혈전을 유도한다면 무해한 혈전은 한순간에 치명적인 것으로 바뀌게 된다. 혈전의 근본 원인은 염증이다. 염증은 천연 반창고 역할을 하는 면역학적 방어기제이다. 그러나 염증이 걷잡을 수 없이 커지면 혈액 내에서 혈전을 형성하는 트롬복산이 증가한다. 치유를 위한 일시적 방편이던 트롬복산이 치명적인 위협으로 바뀌는 것이다.

지진을 유도하는 최초의 미진처럼 과도한 염증은 플라크를 파열시킨다. 플라크의 파열은 스파게티 국수 정도의 크기인 관상동맥 안에서 나쁜 혈전을 만든다. 막힘없이 흐르던 점성을 띤 혈액이 어느 순간 딱딱하게 굳는 것이다. 대개의 경우, 혈전은 건강한 상태의 동맥이라면 충분히 통과할 수 있지만 염증이 생긴 동맥에서는 혈액의 흐름을 막는 원인이 된다.

심장 내에서 동맥이 막히면 심장마비이고, 뇌에서 혈관이 막히면 뇌졸중인 것이다. 거대 제약회사들은 처방약을 병의 악화를 막는 무기로 활용한다. 그러나 처방약은 때로는 혈전보다 더 위험하게 작용한다. 건강한 삶을 유지하기 위해 우리는 그것이 어떤 위험인지 그리고 대안은 무엇인지 알아둘 필요가 있다.

⊕ 심혈관질환 처방약의 두 얼굴

대부분의 사람들은 은퇴 이후 누릴 여유롭고 건강한 삶을 떠올리며 공상에 잠기는 데 꽤 많은 시간을 소비한다. 그 백일몽에 불편하고 추한 현실이 포함될 리 없다. 그러나 자칫하다가는 은퇴 자금의 대부분을 헛된 의료비에 소진할 수도 있다.

CNN의 후원으로 이루어진 최근 연구에 따르면 은퇴 이후 필요한 의료비는 과거 직장건강보험 가입자였던 65세 남성의 경우, 6만 4000~12만 2000달러 사이이며 동일 연령 여성의 경우, 8만 6000~14만 달러 사이인 것으로 나타났다. 직장건강보험에 가입한 적 없는 은퇴자일 경우, 의료비는 (거의 대부분 처방약에 소요되는 비용일 것이다) 그보다 훨씬 높았다.[1]

아스피린과 항응고제인 플라빅스, 쿠마딘 등이 은퇴자들이 가장 많이 처방받는 약품들이다. 그 외에도 토프롤이나 코레그 같은 고혈압 치료제들이 우리를 의료비의 덫으로 끌어들이기 위해 대기 중이다. 그런데 이렇게 많은 의료비를 지출할 만한 가치가 정말 있는 것일까?

많은 사람들이 처방받는 이들 치료제에 대해 자세히 살펴보도록 하자.

출혈 위험이 있는 항혈전제

항혈전제가 위협적인 가장 큰 이유는 지나치게 오랜 기간 동안 혈액 내에 잔존하기 때문이다. 혈전을 제거할 수는 있을지언정 대사작용을 거치지는 않기 때문에 필요 이상으로 오랫동안 혈류에 잔존하게 되고 정작 구명에 필요한 혈전의 형성을 방해한다. 치료가 질병 자체보다 더 나쁜 전형적 사례이다.

오랜 기간 잔존하는 혈전 제거제는 혈액을 묽게 만들어 심혈관계를 '녹일' 수 있다. 혈액이 정맥과 동맥, 모세혈관을 지탱하는 구조층을 통해 빠져나오면, 첫 번째 결과는 멍이 생기는 것이고 그다음이 출혈이다(뇌 혈관이 파열되고 궤양이 발생하기도 한다).

아스피린은 트롬복산의 형성을 방지함으로써 혈전을 제거한다. 하지만 극소량을 복용할지라도 복용하지 않는 사람에 비해 더 빨리 급사하는 원인이 되기도 한다. 《영국의학저널》에 따르면 복용량에 상관없이 일반적인 예방 목적으로 아스피린을 먹었을 때조차 위궤양 합병증으로부터 안전하지 않다는 연구 결과가 있었다.(2)

> 아스피린은 엽산, 철, 칼륨, 나트륨, 비타민 C와 같이 생명 유지에 꼭 필요한 영양소들의 흡수를 방해한다

출혈이 아스피린의 유일한 위협은 아니다. 아스피린은 엽산, 철, 칼륨, 나트륨, 비타민 C와 같이 생명 유지에 반드시 필요한 영양소들을 격감시키는 작용도 한다. 이런 필수영양소가 감소되면 빈혈, 두통, 우울증, 피로감, 탈모, 불면증, 설사, 호흡곤란, 창백한 피부, 면역억제 등이 나타난다. 그럼에도 의사들은 여전히 아스피린이 심장마비와 뇌졸중으로부터 우리를 보호한다고 주장한다. 그렇지 않다는 증거들이 버젓이 있는데도 말이다.

연구에 의하면 과거 심장질환 병력이 없으면서 아스피린을

복용하는 55세에서 74세 사이 성인 남자들의 경우, 아스피린을 복용하지 않는 사람들에 비해 별다른 예방 효과가 없었다는 것이 지속적으로 입증되고 있다. 아스피린 복용군과 비복용군 모두 심장마비와 뇌졸중 환자의 비율은 동일했다. 《여성건강연구The Women's Health Study》에서 45세 이상의 건강한 여성 4만 명을 대상으로 10년 동안 이중맹검법•에 의한 무작위 위약 대조 시험을 시행한 결과 또한 아스피린이 심장마비와 뇌졸중 위험을 감소하는 데 실패했음을 보여준다. 아스피린을 복용한 사람들은 병 예방은커녕 부작용만 경험했을 뿐이다.[3]

심장마비와 뇌졸중 발병 확률이 네 배나 높은 제2형 당뇨 환자들도 아스피린 복용을 통해 얻는 이득이 없는 것은 마찬가지다. 《영국의학저널》을 통해 연구 결과를 발표한 연구진들은 이렇게 결론 내렸다. "의사들은 심장마비 혹은 뇌졸중 예방 목적으로 당뇨 환자에게 아스피린을 주기적으로 복용하게 해서는 안 된다."[4]

플라빅스와 쿠마딘도 동일한 양상을 보였다.[5] 플라빅스 역시 피브리노겐이 피브린으로 전환되는 것을 억제하는 작용을 하므로 혈액을 매우 묽게 만든다. 우리 몸은 플라빅스를 효과적으로 분해할 수 없기 때문에 혈액이 지나치게 묽은 상태로 너무 오랜

•**이중맹검법** 진짜 약과 가짜 약을 피검자에게 무작위로 주고, 효과를 판정하는 의사에게도 진짜와 가짜를 알리지 않고 시험한다. 환자의 심리 효과, 의사의 선입관, 개체의 차이 따위를 배제하여 약의 효력을 판정하는 방법이다.

기간 유지되고, 결국엔 정맥과 동맥, 모세혈관을 통해 배어 나오게 되는 것이다. 이 소름끼치는 부작용이 겉으로 드러나는 제일 첫 번째 증상은 멍이 생기는 것이고, 그다음이 의학 용어로 혈전성혈소판감소성자반[TTP]이라고 부르는 질병이다. 이것은 내부에서 발생하는 출혈, 다시 말해 서서히 진행되는 죽음을 그럴싸하게 표현한 것에 지나지 않는다. 응급 의약품은 TTP로부터 우리를 구해줄 수 없다.

2005년, TTP의 발견에 화들짝 놀란 FDA는 '단호한' 조치를 취했다. 웃자고 한 얘기다. 당국자들은 그저 지리멸렬한 경고문을 발표하며 소극적인 행동을 취했다. 안전성 표시 변경을 승인해 복용 후 2주 내에 TTP가 발병할 수 있다는 경고문을 포함시키도록 만든 것이다. 적어도 치명적인 혈전으로 인해 고통받을 일은 줄게 됐으니 그나마 다행이다. 그렇지 않은가? 그렇지 않다! TTP에 대한 위험은 그 어떤 조치로도 상쇄될 수 없다.

《뉴욕타임스》 보도에 따르면 플라빅스는 심혈관질환의 병력이 없을 경우 심장마비 위험을 감소시키지 않는다. 과거 병력이 있더라도 위험 감소율은 고작 1퍼센트에 불과하다.[6]

플라빅스의 부작용에 대해 자세히 취재한 《타임스》는 "플라빅스를 복용한 환자들은 아스피린과 속쓰림 약을 동시에 복용한 환자들에 비해 궤양 발생율이 최대 12배나 높게 나타났다"고 밝힌 바 있다. 그럼에도 불구하고 여전히 의사들은 플라빅스 처방에 열성적이다. 위험한 데다 비효과적인 플라빅스는 연간 60

억 달러의 수익을 기록하고 있다.

혈액을 묽게 만드는 쿠마딘 역시 마찬가지다. 1996년에는 약품 설명서에 약물의 부작용과 위험을 명시하는, 소위 블랙박스 경고문이 부착되기도 했다. 쿠마딘에 대한 경고문에서 FDA는 "65세 이상 혹은 소화관 출혈의 병력이 있는 환자의 경우, 출혈의 위험에 대해 보다 민감하게 반응할 수 있다"라고 명시했다. 심장질환이 있는 환자에 한해 처방하는 조건으로 승인된 약물이라는 점을 감안하면, 이 약을 복용하는 모든 사람이 위험에 노출될 수 있다는 의미다.

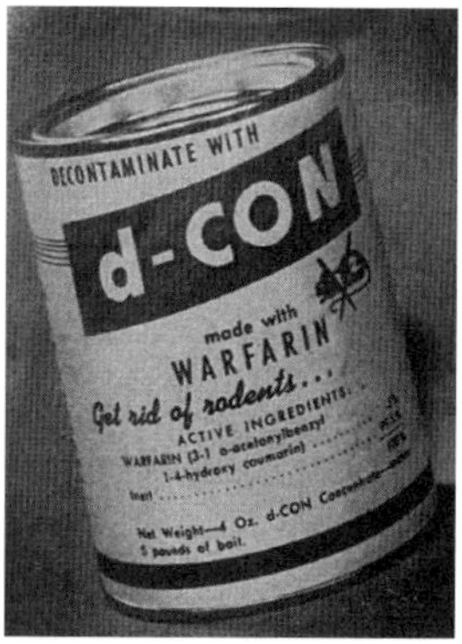

쥐약으로 사용되었던 쿠마딘

초기에 쿠마딘은 매우 효과적인 쥐약으로 사용되었다. 더 창의적인 비유를 들고 싶지만 굳이 그러지는 않겠다. 글자 그대로 쥐를 죽이는 독약으로 사용된 것이다. 쿠마딘을 먹은 쥐는 거의 즉각적으로 출혈을 일으켜 죽는다.

쿠마딘의 놀랍고도 신속한 혈전 제거 특성을 인지한 제약업계는 얼마 지나지 않아 쿠마딘을 심혈관 치료제로 홍보하기 시작했다. 인체 허용량은 비교적 소량이므로 출혈의 원인이 되지 않는다고 판단했던 것이다. 그러나 현재 FDA의 블랙박스 경고문은 다른 메시지를 말하고 있다. 쿠마딘은 쥐약으로 사용된 독극물은 결코 좋은 치료제가 될 수 없다는 사실을 일깨워주는 씁

쓸한 사례에 지나지 않는다.

블랙박스 경고문조차 없었던 바이옥스Vioxx도 문제다. FDA 조사에 의하면 바이옥스의 약물 부작용으로 인한 사망자 수는 4년 동안 약 3만 명에 달했다. (굳이 비교하자면, 마약인 크랙 코카인에 의한 사망자 수는 연간 100명 미만이다.)

당뇨와 암을 부르는 고혈압 치료제

의사들은 심혈관계질환을 치료하기 위해 항혈전제나 고혈압 치료제를 처방한다. 이 범주에 속하는 약물은 경직된 동맥을 느슨하게 만들어 혈전이 안전하게 통과할 수 있는 공간을 확보한다는 근본적 발상에 근거한다. 특히 고혈압 치료제는 미국의 처방 약물 중 상위 10위 안에 들 만큼 많은 사람들이 복용하고 있다.

먼저 토프롤-XL, 로프레소, 테노민, 코레그 등의 이름으로 시판되는 베타차단제를 들 수 있다. 베타차단제는 인체 내에서 지방을 증식시키는 비료 역할을 한다. '베타수용체'라는 이름으로 알려진 수용체군은 지방 대사를 활성화시키는데, 고혈압 치료제는 마치 꽉 물려서 열리지 않는 자물쇠처럼 베타수용체를 움직이지 못하게 붙잡아 지방을 분해하는 분자(자물쇠를 여는 열쇠의 역할을 한다)에 반응할 수 없게 만든다.

그 결과, 우리 몸은 지방을 저장하고 당질(설탕)을 에너지원으로 사용한다. 제2형 당뇨병이 따라올 수 있다. 베타차단제를 복용하는 환자들은 과도한 지방 축적에 의한 제2형 당뇨병 발병 위험이 28퍼센트나 더 높다. 당뇨병이 전체 수명에서 11~20년이라는 엄청난 시간을 빼앗아갈 수 있다는 말이다.[7]

> **고혈압 치료제는 비만, 심부전, 유방암, 마른 기침 등의 부작용을 유발한다**

아달라트와 프로카디아, 노바스크 등 칼슘통로차단제로 알려져 있는 고혈압 치료제 또한 안전하다고 볼 수 없다. 칼슘이 심장으로 들어가는 것을 차단하여 심부전에 의한 사망 위험이 월등히 높아지기 때문이다. 이런 약들을 복용하면 혈압 수치는 만족스러울지 모르겠지만 심장은 서서히 약해진다는 사실을 인지해야 한다.

칼슘통로차단제는 암의 유발 원인이 되기도 한다. 1996년 미국국립보건원NIH은 이렇게 경고한 바 있다. "폐경기를 지난 여성들이 칼슘통로차단제를 복용하면 유방암 위험이 두 배 높아진다." 그 어떤 식단이나 건강 보조제 혹은 생활습관도 고혈압 치료제의 치명적 부작용으로부터 우리를 구해줄 수 없다.

자주 처방되는 또 다른 심혈관 치료제는 안지오텐신전환효소Angiotensin-Converting Enzyme 억제제인 ACE 억제제이다. 나는 이 약이 신장에서 동맥 수축 호르몬 생성을 억제해 동맥 내벽의 긴장을 완화시켜준다는 지루한 설명도, 그걸 이야기하기 위해 전문용어를 동원해 당신을 괴롭히고 싶지도 않다.

이 약 또한 질병 자체보다 더 나쁜 치료제다. ACE 억제제의 복용은 마른기침을 유발할 수 있다. 때로는 말하는 데 지장이 있을 정도로 기침 증상이 극심해지기도 한다. 무력감, 발진, 발열 등의 부작용도 발생한다.

어떤가? 화가 나는가? 혈압이 치솟아 오르는 것 같은가? 우리에게 고혈압 치료제는 정말 필요한 것인가? 지금부터 그것을 알아보도록 하자.

⊕ 고혈압 치료제는 반드시 먹어야 할까?

고혈압이 즉각적인 사망선고를 의미하는 것은 아니다. 정상 혈압의 목표치를 140/90(최근 들어 미국 의학계는 130/80을 가이드라인으로 정했다)으로 정한 것은 과학적 근거에 의한 것이라기보다는 제약회사의 과대광고에 기인한 것이다. 건강한 사람을 환자로 만들어 약을 판매하기 위해 고안된 숫자인 셈이다.

노화 과정에서 혈압이 상승하는 것은 지극히 정상적이며 약물의 간섭을 필요로 하지 않는다. 140/90이라는 수치에 육박하더라도 약을 먹어야 할 일은 아니라는 얘기다. 예외가 있다면 신장질환에 의한 혈압의 상승이다. 그런 경우를 제외한다면 약간의 혈압 상승은 나이가 들어가는 과정에서 일어나는 매우 자연스러운 현상이다.

노화 과정에서 혈압이 상승하는 것은 지극히 정상이다

의학 문헌에 의하면 나이가

들면서 혈압이 조금 높아지는 원인은 산소와 영양소를 더 많이 필요로 하기 때문인 것으로 보인다. 예를 들면 흡연자들은 대개 혈압이 높다. 산소 흡입량이 감소하면 빨리 산소를 공급하기 위해 혈압을 높이는 방법으로 몸이 반응하는 것이다. 노화 역시 똑같은 형태의 반응을 촉발한다.

나이가 들면 호르몬 변화 때문에 산소와 영양소의 공급 효율성이 저하되고, 이것을 상쇄하는 최선의 방책이 혈압 상승이다. 심혈관계의 작동을 모니터하며 복잡한 호르몬 체계를 활용해 산소와 영양소의 공급을 조절하는 신체 기관이 신장이다. 그리고 우리의 신장은 그 일을 매우 훌륭하게 수행하고 있다. 노화에 따른 약간의 혈압 상승으로 조기사망의 위험에 처할 일은 없다는 말이다.

만약 고혈압이 치명적 질병이라면 고혈압 치료제 복용으로 혈압을 낮추면 수명이 늘어나야 말이 된다. 그러나 고혈압 치료제가 수명 연장에 기여한다는 것을 입증한 임상시험 결과는 단 한 건도 없다.(8) 사실상 저혈압이 수명을 단축하는 경우는 빈번히 발생하고 있다. 수축기 혈압 수치가 자신의 나이에 100을 더한 숫자라면 매우 정상이다.

그러니 이 위험한 약물을 복용하기에 앞서 혈전을 제거하고 혈압을 조절하며 동시에 심장을 더 튼튼하게 만드는 천연 치료제에 대해 알아봐야 하지 않겠는가.

⊕ 자연이 준 심혈관질환의 황제, 산사나무

지금까지 살펴본 내용을 정리하자면 이렇다. 혈전은 위험한 것임에 틀림없다. 그러나 응급상황을 제외하고 혈전 제거를 위해 약을 장기 복용하는 것은 그보다 더 위험하다. 혈전으로 야기되는 심장마비나 뇌졸중을 피할 가장 확실한 방법은 없지만, 그렇다고 대안이 아주 없는 것도 아니다. 적어도 내가 제안하는 대안은 의료비에 은퇴 자금을 쏟아붓느라 삶의 질을 떨어뜨리지는 않을 것이다.

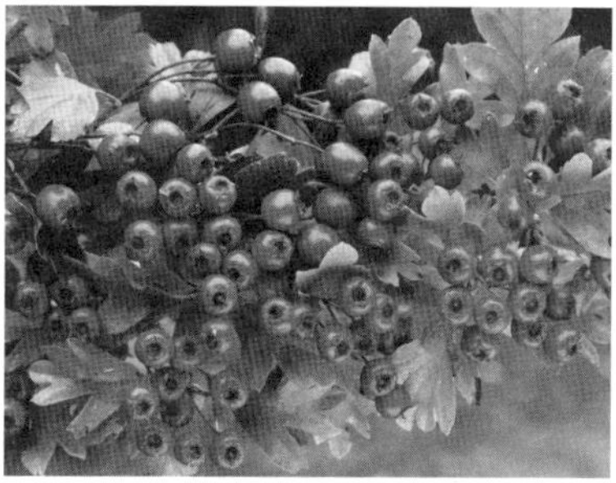
산사나무

사람들의 기억에서 잊힌 천연 심혈관 치료제는 산사나무hawthorn이다. 제약회사들이 약품 광고를 쏟아내면서 이 오래된 천연 심혈관 치료제는 우리 기억에서 사라졌다. 의사가 산사나무를 처방해주지도 않을뿐더러 그 효능에 대해 알려주는 매체도 없다. 그러나 산사나무는 아마존닷컴에서 아주 쉽게 주문할 수 있다. 처방전이 필요한 심혈관 치료제들과 달리 심혈관계를 '녹이지도' 않고 독성도 없다. 부작용이 없다는 얘기다.(9) 또한 노화 과정에서 발생할 수 있는 모든 심혈관계 질병을 전반적으로 치료할 수 있는 단초를 제공하기 때문에 가장 활발히 연구가 진행되는 식물 중 하나다.

산사나무에는 지난 수천 년 동안 사용되었고 또 연구되어온 천연 성분들이 아주 많이 들어 있는데, 산사나무의 효능을 이해하려면 주요 성분 중 하나인 플라보노이드만 살펴보아도 충분할 것이다. 《미국임상영양학회저널The American Journal of Clinical Nutrition》에는 매일 최소 7.5밀리그램의 플라보노이드를 섭취할 경우, 심장질환으로 사망할 확률이 20퍼센트 감소한다는 연구결과가 실렸다. 이와 같은 위험감소 효과는 빈번하게 처방되는 심혈관 치료제보다 훨씬 나은 것이다.

몸속으로 들어온 플라보노이드는 피브리노겐이 피브린으로 전환되는 것을 막아 위험한 혈전을 제거한다. 플라보노이드는 처방 약물과 달리 혈전이 생성되는 일련의 과정을 무작정 중단하는 것이 아니라 불량한 혈전의 공격을 막아낸다. 그뿐 아니라 심장을 둘러싼 동맥을 이완시켜 혈전이 안전하게 통과할 수 있는 공간도 확보한다. 산사나무에 함유된 성분은 심장박동의 강도를 향상시키는 작용도 한다. 심장에 가해지는 압박을 덜어주면 심장이 박동 사이에 쉴 수 있는 시간이 길어진다.

이처럼 산사나무는 만성적인 심혈관 및 심장질환에 대한 임상학적으로 매우 중요한 예방책이다.(10) 심부전, 고혈압, 협심증, 심장부정맥 등의 치료에 산사나무는 상당히 효과적인 치료제로 사용될 수 있다.(11)

FDA가 승인한 우량제조관리기준에 준해 제조되는 스완슨Swanson의 산사나무 열매 제품에는 불순물이나 과도한 충전재가 들어 있지 않다. 이는 내가 운영하는 사이트의 분석보고서로도 입증할 수 있다. 다른 브랜드의 제품도 충분히 효과적일 것이다. 무엇을 찾아야 하는지 정확히 알기만 한다면 말이다.

> **산사나무는 혈전을 제거할 뿐 아니라 혈압을 조절하고 심장을 강화한다**

산사나무의 학명은 서양산사나무Crataegus oxyacantha로 알려져 있다. '열매'라고 표기된 제품을 구입할 때 이 명칭을 꼭 확인하기 바란다. 가공하지 않은 산사나무 열매는 플라보노이드, 아민, 트리테르펜, 사포닌, 올리고메릭 프로시아니딘OPC 등의 혼합물을 함유하고 있다. 적포도주에도 동일한 OPC가 함유되어 있지만 산사나무가 훨씬 우수한 원료이다. 함량이 월등히 높고 가성이 강한 알코올이 없기 때문이다.

산사나무의 유효성분을 일일이 확인하는 것은 그다지 의미가 없다. 중요한 건 많은 유효성분 중 한 가지 성분만 다량으로 함유하고 있는 고가의 추출물(주로 온라인에서 판매되는 제품이다)에 속아 넘어가지 말아야 한다는 점이다. 산사나무가 특별한 이유는 모든 성분들이 합쳐졌을 때 발생하는 시너지 효과 때문이다. 적어도 프로시아니딘 추출물의 함유량이 10~20퍼센트 정도라면 만족스럽겠지만 판매되고 있는 제품의 대다수는 1~3퍼센트의 플라보노이드만 함유하고 있을 뿐이다.

산사나무의 효능은 즉각적으로 드러나지 않기 때문에 장기 복용이 필요하다. 효능을 체감하기까지 최대 6주의 시간이 소요될 수도 있다. 복용 시간과 용량을 철저히 지키는 것이 그 시간을 단축할 수 있는 방법이다.

산사나무는 공복일 때, 운동하기 한 시간 전 그리고 잠들기 전에 먹는 게 가장 좋다. 제때 복용하면 유효성분이 위장에서 적절히 분해되어 혈류를 타고 몸 전체로 전달되는 데 도움이 된다. 운동 전에 산사나무를 복용하면 심혈관계 이완을 도와 운동 효과를 톡톡히 거둘 수 있다. 잠들기 전 복용한 산사나무는 근육의 긴장을 완화하는 데 도움을 주기 때문에 산소 흡입량이 증가하고 숙면을 취할 수 있다.

일반적인 산사나무 제품(1~3 퍼센트의 플라보노이드를 함유하고 있는)의 적정 복용량은 체중 1킬로그램당 약 15~20밀리그램이며 하루에 두세 번 먹으면 된다. 체중이 68킬로그램 정도라면 하루에 두 번, 한 번에 두세 알씩 먹으면 된다는 말이다.

현재 다른 심혈관 치료제를 복용 중이라면 의사와 함께 자신의 심혈관계 상태에 대한 면밀한 점검이 필요하다. 산사나무의 효능은 매우 강력하기 때문에 혈전, 고혈압, 심장질환 등의 치료를 목적으로 하는 모든 약물의 기능을 강화시킬 수 있고 동시에 그 부작용 또한 증가시킬 수 있다. 단언컨대, 최선의 선택은 '천연 치료제'이다. 처방약은 응급상황에 한해서만 선택

> **산사나무는 공복에,
> 운동 전과 잠들기 전에
> 섭취하는 것이 가장 좋다**

해야 한다. 응급상황에 처했다면 약물 부작용이 발생할 가능성을 줄이기 위해 산사나무의 복용은 피하는 것이 좋다.

⊕ 천연 마그네슘의 재발견

산사나무는 훌륭한 치료제이다. 그렇다고 한 가지 치료법에만 의지하는 것은 금물이다. 산사나무는 심혈관계질환 예방의 한 부분으로 활용하는 것이 좋다. 마그네슘이 풍부하게 함유된 해바라기씨, 아몬드, 캐슈 등의 식재료로 식단을 구성하고 체지방 감량을 위한 노력, 이 두 가지가 병행될 때 심혈관 기능의 저하를 효과적으로 막을 수 있다.

흥미롭게도 아스피린에 관한 연구들이 마그네슘 보조제가 심혈관계질환에 효과적이라는 사실을 입증하고 있다. 아스피린 사용을 합리화하는 데 사용된 주요 논문을 읽으면서 아스피린만 사용해서는 그 효과를 기대할 수 없다는 것을 스스로 입증하고 있음을 간파할 수 있었다. 가장 많이 사용되는 완충 아스피린에는 마그네슘이 포함되어 있다. 초기 연구 자료에 따르면 아스피린을 단독으로 복용했을 때는 위험할 뿐만 아니라 효능도 없었다. 따라서 심장마비와 뇌졸중 예방에 기여하는 것은 아스피린이 아니라 마그네슘일지도 모를 일이다.

오리건주립대학교의 라이너스폴링연구소Linus Pauling Institute가 최근 시행한 연구는 마그네슘 보조제를 섭취할 경우(시트르산마그네슘 또는 아스파르트산의 형태로 섭취하는 마그네슘 혹은 호박씨, 아몬드, 캐슈, 초록잎 채소 등 천연 식재료로부터 얻을 수 있는 마그네슘을 하루 500~1000밀리그램 섭취) 동맥의 이완 및 수축에 도움을 준다고 밝혔다.

다시 말해 나쁜 혈전이 생성되더라도 안전하게 혈관을 통과할 수 있다는 얘기다. 그보다 더 좋은 소식은 이 같은 식이요법이 동맥 내에서 혈전 형성 가능성을 35퍼센트나 감소시키는 결과로 이어진다는 것이다.[12] 아스피린을 선택할 것인가, 아니면 마그네슘을 선택할 것인가? 선택은 각자의 몫이다.

천연 마그네슘을 섭취하면 동맥 내 혈전 형성을 35퍼센트 감소시킨다는 연구 결과가 있다

마지막으로, 비만은 심혈관계 건강에 엄청난 위험 인자다. 비만은 염증의 원인이 되고, 염증은 혈전 생성의 연쇄적 과정을 촉발시킬 수 있다. 특히 과체중은 트롬복산의 수치를 증가시킨다. 이 염증 유발 분자는 피브리노겐을 피브린으로 전환시킴으로써 액체 상태의 혈액을 끈적거리게 만든다. 결코 바람직하다고 볼 수 없다. 그러니 혈관이 막히는 잠재적 위험을 제거하고 싶다면 반드시 과도하게 축적된 지방을 떼어내야 한다.

가까운 체육관에서 체지방 비율을 측정해보기 바란다. 이상적인 체지방 비율은 남성의 경우 15~22퍼센트, 여성의 경우는 17~25퍼센트이다. 산사나무 보조제와 마그네슘 보조제를 함께 섭취하며 적절한 체지방을 유지한다면 심혈관계 건강을 지키는 일은 그리 복잡하지도, 위험 부담이 따르거나 고액의 치료비가 드는 일도 아니라는 것을 알게 될 것이다.

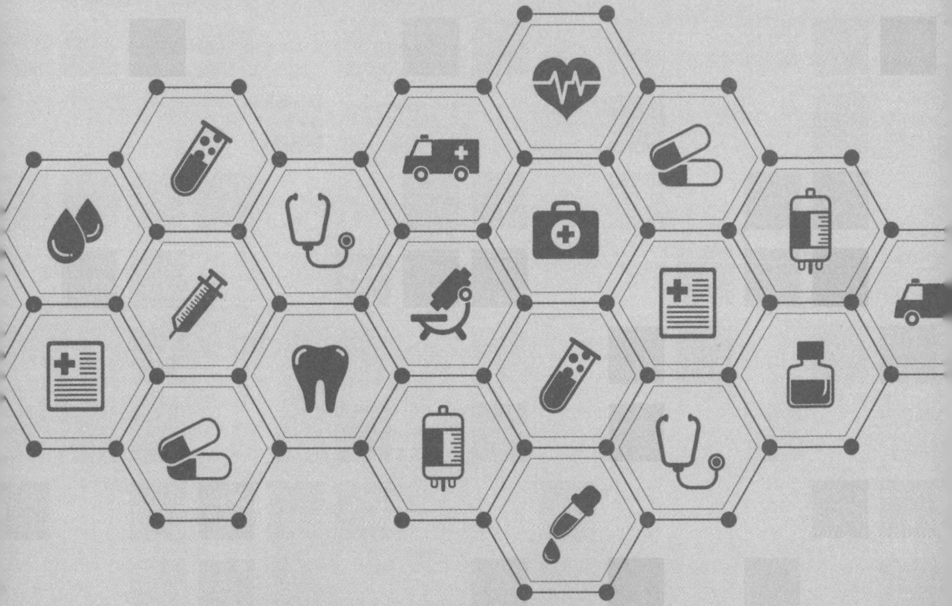

5장

약 없이도 푹 잠드는 수면 메커니즘

《하버드건강연구지Harvard Health Publications》에 따르면 백여 년 전만 해도 미국인의 하루 평균 수면 시간은 9~10시간이었다. 오늘날 수면 시간은 7시간에도 채 미치지 못하고 있다.(1) 이는 현대인들이 과거보다 더 많은 일을 하고 있다는 그릇된 주장으로 합리화된다. 나 또한 스스로에게 그와 똑같은 변명을 하던 사람이었다. 그러나 그것은 잘못된 논리에 지나지 않았다.

과잉 노동을 하도록 부추기는 현대 사회의 성과 지향 문화는 우리에게 충분한 수면 시간을 허락하지 않는다. 어떤 사람들은 그것을 즐기기도 한다. 도널드 트럼프는 '정상인'들보다 잠을 적게 자지만 일상생활에 아무런 지장이 없다고 과시한다. 자신을 제외한 나머지 사람들을 나약하기 그지없는 존재, 잘 거 다 자면서 성공을 바라는 불성실한 존재로 은연중에 비난하면서 말이다. 대중은 어리석게도 그의 전철을 답습한다.

사실 이런 '인사불성 히어로'들은 깨어 있는 시간 대부분을 인터넷 검색이나 심야 텔레비전 시청 또는 바쁜 생활방식에 걸맞은 인위적 행위들을 즐기는 데 소진한다. 수면 부족에 따른 정신의 혼미함과 생산성 저하는 차치하더라도 그런 허세로 인해 치르는 대가는 급속한 노화현상이다. 수면에 관한 수많은 연구가 그것을 증명하고 있다. 깨어 있는 시간 동안 제아무리 건강한 습관을 실천에 옮기더라도 휴식의 결핍은 노화를 막기 위한 모든 노력을 무력화시킨다.

그렇다고 너무 걱정할 필요는 없다. 술을 마시거나 위험한 데다 값도 비싼 수면제의 도움을 받지 않더라도 곯아떨어진 것처럼 깊은 잠을 잘 수 있는 방법이 있기 때문이다. 여기에서 터득한 것을 실천에 옮긴다면 무엇이든 척척 해내는 생산성을 보장받을 뿐만 아니라 생의 유효기간 만기일을 연장하는 것도 가능해질 것이다.

⊕ 줄어든 수면 시간의 대가

현대인들은 충분한 휴식을 취하지 못하고 있다. 미국질병통제예방센터의 연구에 따르면 성인 미국인 약 70퍼센트가 적절한 수면을 취하지 못하는 것으로 나타났다. 또한 7천만 명 이상이 지속적인 수면 부족과 수면장애에 시달리는 것으로 드러났다. 미국 인구의 4분의 1에 해당하는 사람들이 소위 '각성 중독자'라는 의미다.

“수면이 건강 전반에 어떤 영향을 미치는지 그리고 충분한 수면 시간을 확보하기 위해 어떤 단계별 노력이 필요한지 이해하는 것이 무엇보다 중요합니다.” 미국질병통제예방센터의 행동과학자 렐라 맥나이트 에일리Lela R. McKnight-Eily의 말이다. 나 또한 전적으로 동의한다. 그러나 이런 주장이 주류 언론에서 다루어진 적은 거의 없다. 건강하고 자연스러운 수면은 기업의 돈벌이 수단으로서 가치가 없기 때문이다.

내가 수면의 중요성에 대해 깨닫고 관심을 기울인 것은 10년 전부터였다. 햇병아리 대학원생이었던 나는 낮에는 연구실에서, 밤에는 도서관에서 대부분의 시간을 보냈다. 하루 평균 수면 시간은 고작 5~6시간이었다. 연구에 필요한 시간을 더 많이 확보하려다 보니 수면 부족으로 이어진 것이다.

연구를 통해 얻은 모든 결과물은 이전의 결과물에 대한 보다 구체적인 설명이 되어주었고, 그것은 나를 침대가 아닌 연구실로 향하도록 만든 충분한 이유이기도 했다. 그런 노력 덕분에 나는 노던애리조나대학교의 올해의 대학원생으로 선정되기도 했다. 그때의 근면 성실함이 직장인의 삶에 필요한 직업윤리로 이어질 수 있을 것이라 생각했다. 그러나 시간이 지나면서 내 건강은 급격하게 나빠졌다.

거대 제약기업에서 일한다는 것은 끊임없는 제재 속에서 살아가는 것과 다름없었다. 언제나 사람들 눈에 띄는 곳에 있어야 했고 잠시라도 눈에 띄지 않으면 어김없이 질문이 날아들었다.

"아침에 출근할 때 자리에 없던데, 어디에 있었어?" "점심시간 후 언제쯤 돌아왔나요?" 동료들은 이렇게 묻곤 했다. "몇 시에 퇴근할 거예요?" 회사 최고경영자로부터는 1년에 두 번 이런 요청을 받았다. "지난 6개월간 진행한 실험의 화학적 반응 결과를 보고서로 작성해주세요."

게다가 추악한 비밀을 감추는 데 온갖 노력을 아끼지 않는 불안정한 산업이기 때문에 갖가지 보안과 감시까지 보태졌다. 나는 마치 주립교도소에 수감된 기분이 들었다. 조직에 적응하기 위해 나는 스스로 수면 시간을 박탈했다.

수면 부족과 수면 장애는 그 어떤 질병 못지 않게 수명을 단축시킨다

그러던 어느 날, 갑자기 내 몸이 경고 신호를 보내왔다. 퇴근길에 잠시 체육관에 들러 운동을 하고 가족과 함께 저녁 시간을 보내면서 일상적인 일들, 예를 들면 저녁상을 차리고 아이들과 놀아주고 재우는 일까지 마쳤다. 아이들을 재우고 나면 아내와 나만의 시간을 가질 수 있지 않겠는가. 사랑을 나누는 어른들만의 시간 말이다. 그런데 다소 당혹스러운 일이 벌어졌다. 아내는 매혹적인 자태로 침실로 향했지만 나는 텔레비전 앞에 미동도 않고 우두커니 앉아만 있었다. 머리와 몸이 완전히 따로 놀았다. 한숨이 절로 새어나왔다. 나는 몸을 움직이는 것조차 버거울 만큼 너무나 피곤했다. 결혼한 지 얼마 지나지 않았는데 나의 성욕은 이미 증발하기 시작했던 것이다.

이건 남성호르몬으로 충만했던 평소 내 모습이 아니었다. 내 몸의 남성호르몬이 13세 소년 수준으로 곤두박질쳤단 말인가? 자신의 남성호르몬 수치에 의문을 제기해야 하는 순간만큼 남자의 두뇌 회전을 빠르게 만드는 일은 없을 것이다. 생각해보면 수면 시간이 줄어든 게 원인이었다. 그날 저녁, 나는 각성했고 기필코 진상을 규명하리라 다짐했다. 나는 내 수면 상태에 대해 조사에 돌입했다. 그리고 아내와 사랑을 나누는 횟수가 줄어드는 것보다 더 큰 대가를 치러야 한다는 것을 깨닫기까지 그리 오랜 시간이 걸리지 않았다. 줄어든 수면 시간은 내 생명의 유효기간까지 단축시키고 있었다.

⊕ '호르몬의 무지'로 고통받고 있는가?

건강에 대한 지금까지의 내 연구는 단순히 '증상 단계'가 아닌 신체의 가장 근본적 단계인 '세포'에서부터 시작된다. 세포의 기능을 살펴보는 일은 '건강의 궤적'을 그릴 수 있는 통찰력을 제공한다. 거대 제약회사의 자금으로 오직 증상만을 연구하는 정직하지 못한 임상시험과 그에 동반되는 통계 수치에 의존하는 것보다 훨씬 신뢰할 수 있지 않은가.

소행성의 항로를 계측해 수년 후 위치를 예측하는 것처럼 세포의 기능을 지켜보는 것은 신체 문제를 포착하는 데 도움을 준다. 그것도 수년 혹은 십수 년이나 앞서서 문제가 나타나기도 전에 말이다. 수면 부족 상태의 세포 기능을 연구한 결과, 수면 부족이 야기하는 문제들이 구체적 징후로 나타나기 훨씬 이전에 예측할 수 있었다(내 경우엔 성욕 감퇴라는 나쁜 결과로 나타나지 않았는가).

깨어 있을 때 세포의 동력기관인 미토콘드리아는 손상을 입는다. 그러나 잠을 자는 동안 손상된 세포는 건강한 세포로 대체된다

정상적으로 깨어 있을 때 우리 몸의 모든 세포는 손상을 입는다. 특히 미토콘드리아로 알려진 세포 발전소에 손상이 가해진다.[2] 세포의 동력기관인 미토콘드리아는 세포가 최상의 상태에서 작동할 수 있도록 돕는다. 세포가 활력 넘치는 ATP 분자, 신경전달물질, 호르몬, 그 밖의 무수히 많은 성분을 생성하는 데 미토콘드리아가 도움을 준다는 얘기다. 미토콘드리아가 손상되면 세포 기능은 완전히 정지된다. 잠을 자는 동안 우리 몸의 세포는 서서히 회복되고 건강한 세포로 대체되는 과정을 거친다. 여덟 시간 이상 숙면하지 않으면 이 노화 방지 메커니즘은 작동을 멈추게 되고, 우리 몸은 '호르몬의 무지'로 인해 악화되는 것이다.

호르몬은 세포에 의해 만들어지며 체내에서 특정한 반응을 유도하는 화학물질이다. 수면, 각성, 지방 연소, 근육 성장 등 모든 신체의 생리현상을 유도하는 것이 호르몬이다. 호르몬의 가장 기본적인 역할은 세포가 제 기능을 수행하도록 세포 간 의사소통 방법을 가르치는 것이다. 세포외막과 세포 사이에 있는 수용체의 반응을 촉발하고 이 수용체 반응의 촉발을 통해 유전적 자원, 즉, DNA가 어떻게 발현될 것인지 결정하는 것이다. 한마디로 호르몬은 '생명의 불꽃'으로서 기능한다. 우리는 양쪽 부모의 유전적 물질을 물려받지만 세포에 의해 생성되는 호르몬은 유전자가 발현하는 데 매우 큰 역할을 담당한다.

적절한 호르몬의 분비와 기능은 신체의 가장 정교한 시스템 중 하나이다. 우리 몸의 전반적인 건강 상태, 다시 말해 아프면서 살 것인지, 아니면 건강하게 살 것인지를 결정하는 것은 다름 아닌 '호르몬 지능'이라는 말이다. 이 호르몬 지능은 신체가 충분한 휴식을 취했을 때 발휘된다. 휴식이 부족하면 호르몬의 무지를 체험하게 되는 것이다.

호르몬의 무지는 비정상적인 호르몬 수치 상승과 하락으로 나타난다. 호르몬 수치가 갑자기 상승하거나 하락하면 건강에 치명적 결과를 초래할 수도 있다. 지방 저장에 관여하는 호르몬 인슐린이 상승하면 지방 분해에 관여하는 호르몬 렙틴은 급감한다. 렙틴이 급감하면 허기를 유발하는 호르몬 그렐린의 수치는 고조되고 성욕과 근육 발달을 유도하는 남성호르몬 테스토스테론은 급감한다. 노화방지호르몬, 일명 성장호르몬HGH도 급감한다. 뇌 기능에 관여하며 활성산소를 제거하는 멜라토닌 수치 역시 급속하게 떨어진다. 결국 우리는 이미 한쪽 발을 무덤에 넣어둔 것처럼 느끼게 되는 것이다. 분노에 차 있는 사람, 뚱뚱한 사람, 끊임없이 허기를 느끼는 사람, 그리고 우울한 사람으로 바뀐다는 말이다. 불행히도 이런 현상은 시작에 불과하다.

호르몬의 무지가 지속되면 건강 궤적은 추락 경로를 그릴 것이며 그 끝은 면역력 저하, 비만, 암, 인슐린 저항, 제2형 당뇨병, 그리고 심장질환으로 이어질 수 있다. 충분한 수면을 취하지 못하는 사람들은 스트레스와 불안감, 피로감 같은 호르몬 무지의 초기 징후를 체감한다. 그중 일부는 이런 초기 징후를 체감하자마자 건강을 챙기고 휴식을 취하겠다며 탐색 끝에 결국 처방약을 복용하고 만다.

⊕ 수면 상태를 흉내내도록 만든 수면제들

만약 당신이 건강한 사람들처럼 여덟 시간 푹 숙면을 취하고 싶은데 현실은 정반대라면 어떻게 할 것인가? 부디 처방약의 도움으로 잠을 청하는 덫에 걸려들지 않기를 바란다. 내 친구 마크가 그랬던 것처럼 말이다.

마크는 야행성이다. 밤잠을 제대로 못 잔 지 9년이 넘었다. 그는 술에 취해 곯아떨어진 사람처럼 푹 잘 수만 있다면 뭐든지 시도했다. 매트리스를 여섯 번이나 바꿨고, 커피 대신 카모마일 차와 따뜻한 우유를 마셨다. 심리 치료를 위해 임상최면을 시도하기도 했다. 수면에 도움을 주는 건강 보조제로 과대평가된 5-하이드록시트립토판Hydroxytrytophan을 복용하고, 척추지압사의 마사지도 받았지만 그 어떤 것도 마크의 불면증을 해결해주지 않았다.

마흔두 살의 마크는 밤만 되면 도저히 가만히 있지 못하는 어린아이가 됐다. 모두 잠든 한밤중에 혼자 깨어 집안 여기저기를 돌아다니고 책을 읽거나 텔레비전을 봤다. 냉장고 안을 뒤적거리다가 마침내 다시 침대 위로 쓰러지기 일쑤였다. 마크에게 낮 시간은 꿈속에 있는 것처럼 몽롱한 시간이었다. 졸음운전을 피하기 위해 궁여지책으로 턱수염을 세게 잡아당기거나, 귀가 먹먹할 정도로 음악을 크게 틀어놓기도 했다. 직업이 부동산중개인이니 여간 힘든 게 아니었다.

직장에 있는 시간 대부분은 축적된 피로감이 불안 증세로 이어졌고 업무에 대한 부담이 엄습하기도 했다. "오전 9시에 집을 보러 오겠다는 고객과 약속이 잡히면 정말 속수무책이야. 잠들기 위해 할 수 있는 건 다 해봤지만 제대로 효과를 본 적이 없어." 수면을 위해 절박한 탐색 작업 중에 있던 마크가 나에게 했던 말이다. 마크는 결국 졸피뎀 계열의 앰비엔Ambien을 복용하게 됐고 수면제를 권한 사람은 다름 아닌 가족 주치의였다.

현재 잠을 자기 위해 처방약을 먹는 사람 수는 약 천만 명에 이른다. 처방약은 우리 몸 안에 있는 표적 스위치를 차단 혹은 촉발시키는 방법으로 작동한다. 불행히도 단 하나의 표적 스위치에만 선택적으로 작용하는 약물이란 존재하지 않는다. 당연히 부작용이 따르게 마련이다. 그보다 더 나쁜 것은 한 개의 스위치만을 표적으로 삼더라도 대개의 경우 다른 스위치에도 지장을 초래하며, 결국 우리 몸의 생물학적 연결선에 합선이 발생하는 원인이 된다는 점이다. 제약회사 사노피아벤티스Sanofi-Aventis가 만든 수면제 앰비엔 또한 예외는 아니다. 이 약은 중추신경계CNS를 차단하여 수면 상태를 흉내내도록 만든다.

과학자들이 수면에 대한 모든 것을 알고 있는 것은 아니다. 그러나 수면이 일명 가바GABA수용체•로 알려진 일단의 스위치들에 의해 제어된다는 사실 정도는 알고 있다. 이들 스위치를 차단하면 중추신경계의 불이 꺼진다. 제3세대 수면제 제품들이 모두 이 원리를 근거로 만들어졌으며 그중 앰비엔은 가장 널리 사용된 제품이다.

우리 몸은 우리 몸 자체가 가지고 있는 감마아미노뷰티릭산gamma-amino butyric acid이란 분자를 사용해 자연스럽게 중추신경계를 차단한다(그 분자에 상응하는 수용체가 가바수용체이다). 가바 스위치 전체를 차단함으로써 우리 몸속에 있는 분자가 불을 꺼버리는 것이다. 자연스러운 수면을 위해서 말이다.

앰비엔은 그저 불의 조도를 낮출 뿐이다. 중추신경계에 관여하는 스위치 전체가 아닌 한 두 개만 선택적으로 작동시키는 것

•**가바수용체** 성숙한 척추동물 중추신경계의 신경전달물질인 가바에 반응하는 수용체로 신경세포의 활성을 억제한다.

이다. 앰비엔과 여타의 수면제를 복용하는 것으로 잠이 들 수는 있을지언정 호르몬의 무지를 예방하는 데 필요한 적절한 수면을 취할 수는 없다. 수면제는 기껏해야 인공적 수면을 제공할 뿐이며, 심하게 말하면 '정신적 정관수술'을 당하는 것과 다를 바 없다.

> **수면제는 인공적 수면을 제공할 뿐이며 현실과 수면 사이의 경계를 모호하게 만든다**

정신적 정관수술은 수면유도 분자가 연결된 스위치로부터 차단되었을 때 발생한다. 뇌에서 합선이 일어나는 것이다. 중추신경계의 일부만 차단되고 나머지는 활성화된 상태로 남아 있으면 현실과 수면 사이의 경계가 모호해진다. 마이크의 경우에서 볼 수 있듯이 앰비엔을 복용하는 사람들은 기이하게도 수면 상태에서 일상생활을 이어나간다.

마크는 앰비엔 복용을 시작한 처음 하루 이틀 동안은 푹 잘 수 있었지만 그 효과는 이내 사라졌다. 남편의 정신적 정관수술에 대해 그의 아내는 이런 말을 했다.

"남편의 행동에 거의 즉각적으로 심각한 변화가 일어난 걸 알 수 있었어요. 감정 기복이 너무나 심해지고 망상에 사로잡히기 시작했어요. 격렬하게 분노하거나 피해망상에 시달리고, 공격적인 생각을 하고, 몽유병 증세까지 나타났습니다. 그것도 수면 상태에서 온갖 행동을 다 했어요! 어느 날 밤에는 자다가 일어나서 컵케이크 한 통을 다 먹고는 포장지를 여기저기 흩어놓았더라고요. 또 한 번은 속옷 바람으로 집 앞 길가까지 내려가 옆집 화단을 헤집고 있었어요. 내가 발견하고 여기서 뭐하고 있냐고 물었더니 고양이를 찾고 있다고 하더군요. 침실에서 멀쩡히 잘 자고 있는 고양이를 말이죠. 아침에 일어났을 땐 자신이 한 행동을 전혀 기억하지 못했어요."

신경계가 현실로부터 분리되었으니 마크는 자신이 오는지 가는지, 걷고 있는지 자고 있는지 분간하지 못했다. 정신적 정관수술이 몸 안에서 자연스럽게 발생하는 수면 분자에 반응하고 그에 따라 행동하는 뇌의 능력을 완전히 차단해버린 셈이다. "의사가 건네준 앰비엔 몇 알이 내 삶을 얼마나 뒤바꾸어놓았는지 그때는 전혀 알 수가 없었지." 훗날 마크가 했던 말이다.

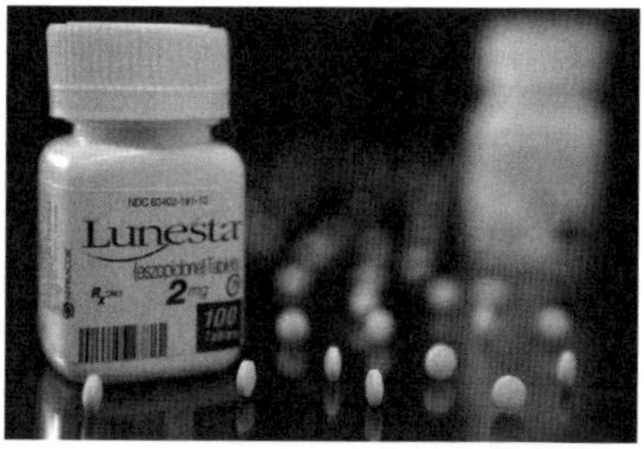

중추신경계를 차단하는 수면제의 부작용은 널리 알려지지 않았다.

앰비엔과 같은 약을 만드는 제약회사들은 자신들이 만들어내는 약이 심각한 문제를 야기할 수 있다는 사실을 대수롭지 않게 여긴다. 의사들은 처방전을 건네며 '의사용 탁상 편람'에서 읽은 약품에 대한 몇 가지 주의사항을 중얼거리듯 전달하지만, 환자들은 심각한 부작용과 중독 가능성에 대해 적절한 정보를 얻지 못하는 것이 현실이다.

⊕ 주의사항에 싣지 않은 금단현상

마크의 경험이 독특하다고 생각하는가? 아니면 그런 유형의 약물은 앰비엔 하나뿐이라고 생각하는가? 그렇다면 당신은 이미 지나치게 많은 약물을 복용하고 있는 건 아닌지 점검해볼 필요가 있다.

루네스타lunesta를 만든 제약회사 세프라코Sepracor가 지난해 약품 광고비로 지출한 금액은 거의 3억 달러에 육박한다. 밝게 빛나는 초록색 나비의 부드러운 날갯짓에 스르르 잠에 빠져드는 사람들이 등장하는 이 광고는 단숨에 눈길을 사로잡는다. 루네스타의 약효를 상징적으로 표현하기 위해 초록색 나비를 등장시킨 것이다. 그러나 이 약의 성분을 꼼꼼히 읽어보았다면 당장 월마트로 달려가 좀약을 사다 침대 주변에 놓았을 것이다.

이 약을 계속 먹는 것은 미치광이 짓에 가깝다. 굳이 감추려 들지도 않는다. 제조사의 웹사이트에 있는 이 약의 주의사항을 그대로 옮겨놓았다.

- 완전히 깨어나지 않은 상태로 기상해 자신도 모르게 행동할 수 있다.
- 비정상적인 사고와 행동, 외향적 또는 공격적인 성향, 혼돈, 흥분, 환각, 불안감, 우울, 자살 충동 등이 나타날 수 있다.
- 기억력 저하가 나타날 수 있다.
- 극심한 알레르기 반응, 혀 또는 목의 부기, 호흡 곤란, 매스꺼움과 구토 등이 나타날 수 있으며 루네스타 복용 후 이와 같은 증상이 나타날 경우 투여를 중지하고 의사, 약사와 상의하기 바란다.

거리의 마약만 위험하다고 생각하는가? 위에 열거된 부작용만으로도 충격적이지만 제조사는 수많은 사람이 경험한 중독 현상에 대해서는 아무런 언급도 하지 않고 있다. 루네스타에 중독된 한 사용자는 복용을 중단했을 때 어떤 일이 벌어졌는지 이렇게 말했다.

"루네스타 같은 수면제의 금단현상은 주로 공황발작과 불안, 그 결과 찾아오는 불면증입니다. 복용을 중단하면 금단현상으로 인해 불면증은 더욱 심해집니다. 그래서 불안감과 불면증을 해소하기 위해 더 많은 약을 먹어야 합니다. 이런 악순환이 계속되면서 기억력이 저하되고 우울증도 찾아옵니다. 단순히 불안하거나 잠을 못 자는 정도가 아니라 병이 든 것처럼 몸이 아파와요. 그때는 정말 약을 끊어야 합니다. 하지만 그때는 이미 금단현상을 이겨낼 재간이 없을 정도로 악화된 상태죠. 차라리 불면증 환자로 남아 있었더라면 좋았을 텐데, 지금은 불면증 환자에다 약물 중독자가 되어버렸습니다."

이런 재발성 불면증 형태의 금단현상 때문에 수면제를 복용하는 사람들은 약을 끊지 못하고 어쩔 수 없이 백기를 든 채 다시 약에 의존하게 된다.

⊕ 처방전이 필요 없는 항히스타민제는 안전할까?

그렇다면 처방전 없이 살 수 있는 수면 보조제는 어떨까? 약국에 진열된 항히스타민제 말이다. 많은 사람들이 항히스타민제가 안전한 대안이라고 잘못 알고 있다. 결코 수면제보다 더 낫지 않은데도 말이다. 항히스타민제의 주의사항을 살펴보면 시력 저하, 변비, 요폐, 어지러움, 건망증, 신경계의 협응 저하, 지속적인 목과 입 마름 현상 등 여러 부작용이 보고되어 있다. 항히스타민계열 수면 보조제를 복용하면 언급된 질병 외에 다른 질병까지 모두 가져가는 것이다.

타이레놀의 성분 '항히스타민'

수면 보조제로 사용되는 타이레놀PM^Tylenol PM^의 주요 유효성분은 디펜히드라민으로 에탄올라민에서 파생된 항히스타민 성분이다. 원래 히스타민이 수용체 부위를 공격하지 못하도록 차단하기 위해 고안된 디펜히드라민은 알레르기 반응을 감소시키는 기능을 한다. 그러나 '우연히' 발견되는 많은 약효처럼 항히스타민 성분에 진정 효과가 있다는 사실이 발견되었다.

타이레놀PM과 같은 약제 화합물은 진정 효과를 얻기 위해 중추신경계의 히스타민에 대항하여 작용한다. 뇌에서 일어나는 히스타민 활동이 차단되면 진정 상태가 되는 것이다. 그러나 진정 상태는 좋은 수면 상태와 다르다. 뇌에는 세로토닌, 아데노신, 멜라토닌 등 휴식과 같은 수면을 위해 동시에 작용할 필요가 있는 많은 물질의 경로와 활동이 존재하기 때문이다. 이런 부분을 간과하면 제한적 수면을 취하게 될 수밖에 없다. "항히스타민제 복용의 결과로 잠을 잔다면 수면의 질이 저하될 수 있다." 토마스제퍼슨대학교 수면장애센터Sleep Disorders Center의 칼 도람지Karl Doghramji 박사가 한 말이다.(3)

참고로, 항히스타민계 디펜히드라민 성분을 함유하고 있는 타 제품으로 소미넥스Sominex, 나이톨Nytol, 베네드릴Benadryl 등이 있다. 항히스타민제와 화학적으로 유사하며 불면증 보조 치료제로 사용되는 독시라민이 포함된 제품에는 나이트타임 수면 보조제Nitetime Sleep Aid, 유니솜 수면제Unisom SleepTabs, 나이퀼NyQuil 등이 있다. 이들 약품 중 다수 그리고 처방전이 필요 없는 다른 십여 가지 약품에는 아세트아미노펜이 포함되어 있다.

급성간부전의 주범

급성간부전연구모임Acute Liver Failure Study Group에 의하면 미국 내에서 급성간부전의 발병 원인 중 가장 높은 비율을 차지하는 것이 약물에 의한 간 손상이며, 이것은 다른 발병 원인을 모두 합친 것보다 그 수치가 높다.(4) 수면 보조제가 바로 급성간부전을 야기한 주범이다.

처방전 없이 구매할 수 있는 수면 보조제의 가장 큰 위험 요소는 그들 대다수가 (타이레놀PM의 구성성분 중 하나인) 아세트아미노펜과 함께 조합되었다는 사실이다. 사람들은 자신도 모르는 사이에 아세트아미노펜을 과다 복용하게 되고 그 결과 간 손상이 유발될 수 있다. 아세트아미노펜은 의사의 처방이 필요한 진통제이다. 바이코딘Vicodin과 로탭Lortab, 다르보셋Darvocet, 페르코셋Percocoet 등이 그 예다.

의도치 않게 복용량을 두 배 혹은 세 배로 늘리면 혹은 다량의 아세트아미노펜이 함유된 보조제를 진통제와 함께 복용하면 새로운 간을 구해야 할 상황에 처하거나(장기기증자가 제공해주는 간 말이다) 목숨이 위태로워질 수도 있다.

> **급성간부전의 발병 원인 중 가장 높은 비율을 차지하는 것이 약물에 의한 간 손상이다**

⊕ 자연스럽게 숙면을 취할 수 있는 3단계 비법

간밤에 잠을 설치는 것만큼 하루를 망치는 지름길은 없다. 물론 수면제나 수면 보조제가 도움을 줄 수는 있지만 앞서 살펴본 것처럼 이들은 결코 이상적인 해결책이 아니다. 오히려 생활습관과 자연으로부터 얻은 천연 보조제가 훨씬 더 나은 대책이 될 수 있다. 건강을 해치는 부작용을 걱정할 필요도 없고 말이다.

사람은 누구나 침대에 무의식 상태로 누워 잠을 자며 생의 3분의 1을 보낸다. 나머지 3분의 2에 해당하는 깨어 있는 시간을 건강하고 즐겁고 생산적인 경험으로 채우기 위해서라도 양질의 수면은 절대적으로 필요하다. 그렇다면 어떻게 해야 양질의 수면을 취할 수 있을까? 지금부터 소개하는 3단계 비법을 기억해두기 바란다.

1. 독성물질을 식단에서 제거하라

불면증을 유발하는 독성물질을 식단에서 제거해야 한다. 처음 마크의 이야기를 들었을 때 나는 그의 불면증이 식단과 연관이 있을 거라고 의심했다. 수면 부족과 나쁜 건강 상태는 대부분 무언가를 하지 않거나 혹은 어떤 것을 복용하지 않기 때문에 생기는 것이 아니라 무언가를 하고 있기 때문에 나타난다. 이것은 어떤 문제가 생길 때마다 우리에게 필요한 것은 오로지 약물뿐이라고 주장하는 의사들의 관습과 극명한 대조를 이룬다.

마크가 절박하게 도움을 청하며 나를 찾았을 당시, 그는 여전히 앰비엔 중독으로 극심한 고통에 시달리고 있었다. 나는 마크에게 가장 먼저 매일 먹는 음식과 식단을 자세히 기록하여 목록을 작성하도록 했다. 그때까지 마크를 치료했던 의사 중 누구도 그가 어떤 음식을 먹고 있는지 물어본 사람이 없었다.

마크가 다이어트콜라를 즐겨 마신다는 건 그리 놀랍지 않았다. 약간의 뱃살이 있는 그는 평균보다 약 16킬로그램 초과된 체중에 제2형 당뇨병 발병의 징후를 보이고 있었다. 그의 주치의는 혈당 조절을 위해 콜라 대신 다이어트콜라를 권했다. 의사가 준 '파란불' 사인에 안도한 마크는 하루에 2리터씩 다이어트콜라를 마셔댔다. 즉, 마크는 엄청난 양의 아스파탐을 먹고 있었다는 의미다.

아스파탐은 인공감미료로 가장된 약물이다. 의학적 명칭은 흥분독소이다. 마크의 불면증은 이런 분자군이 원인이 되어 발생하는 뇌손상과 연관이 있다. 아스파탐에 노출된 뇌세포는 글자 그대로 흥분으로 인해 사멸한다. 신경병리학자이자 흥분독소에 관한 세계적 전문가인 존 올니John Olney는 이렇게 말했다. "아스파탐은 뉴런을 극도의 흥분 상태에 빠뜨릴 수 있으며 많이 섭취할 경우 세포가 퇴화를 거쳐 사멸되는 원인이 될 수도 있다."

한 번 손상을 입은 뇌세포는 수면에 관여하는 화학적 연쇄작용에 참여하거나 반응할 능력을 잃게 된다. 수면에 관여하는 화학적 연쇄작용은 감마아미노뷰티릭산GABA, 아데노신, 멜라토닌, 세로토닌, 도파민 등등이 포함된 복합적인 화학반응이다. 마크의 경우 이런 수면 시스템이 제대로 작동하지 않았다. 다이어트콜라를 물처럼 들이킨 탓이다.

아스파탐은 뉴런을 흥분 상태에 빠뜨리며 많이 섭취할 경우 뇌세포가 사멸되는 원인이 될 수도 있다

'독성콜라'를 중단한 지 며칠 지나지 않아 마크의 상태가 향상되는 것을 알 수 있었다. 불안감이 잦아들고 두려움이 사라졌다. 그리고 수년 만에 처음으로 정상적인 사람처럼 마음의 안정을 찾기 시작했다. 휴식과 같은 수면에 점점 가까워지고 있었다.

2. 운동으로 수면활성물질을 생성하라

매우 상식적인 말이지만 마크를 비롯한 대다수의 사람들은 이 중요한 수면과의 연결고리를 간과한다. 사이토카인으로 알려진 수면활성물질 생성을 위해 운동은 반드시 필요하다. 운동을 통해 생성된 사이토카인 분자는 밤 시간에 성장호르몬과 같은 노화방지호르몬과 숙면을 돕는 호르몬이 동시에 분비되도록 만든다.

가볍게 공원을 산책하는 것만으로는 충분하지 않다. 죽을 만큼 격렬한 운동일 필요는 없지만 적어도 한동안 심장박동이 빨라지는 정도의 운동이어야 한다. 빠르게 걷기나 달리기 혹은 체육관의 운동기구를 활용하는 운동이면 충분할 것이다. 신체적 피로는 사이토카인의 생성과 그 뒤에 따라오는 건강한 호르몬 분비를 유도하는 데 절대적으로 필요하다.

주의할 점은 잠자리에 들기 직전에는 운동을 삼가야 한다는 것이다. 운동으로 인한 자극이 오히려 수면을 방해할 수 있기 때문이다.

3. 천연 수면제 발레리안을 활용하라

마지막으로 천연 수면제 발레리안Valerian을 상용하는 것이다. 발레리안은 쥐오줌풀이라고 불리는 여러해살이풀로 신경안정과 피로회복에 효과가 있다. 이 단일 식물에는 발레르산, 발포트리에이트, 아세발트레이트, 이소발트레이트, 발레레리노산을 함유한 휘발성 오일 등 진정 효과를 부르는 복합물이 가득 들어 있다. 자연스러운 숙면에 도움을 줄 뿐만 아니라 독성과 중독성분 또한 없는 것으로 입증되었다.[5] 게다가 가격 또한 아주 저렴하다.

마크는 내 지시대로 발레리안을 섭취했고 서서히 앰비엔을 끊을 수 있었다. 누구라도 그렇게 할 수 있다. 《미국의학저널The American Journal of Medicine》은 지금까지 진행된 발레리안의 모든 임상시험에 대해 그 결과를 다음과 같이 발표했다. "발레리안은 부작용 없이 수면의 질을 향상시킬 수 있다."[6]

체내로 들어온 발레리안은 수면분자를 혈류 속으로 방출하고 혈류는 혈관-뇌 장벽blood brain barrier을 통과한다. 뇌에 도달한 수면분자는 우리 몸에 내재된 수면 능력을 강화시킨다. 발레리안을 섭취하면서 적절한 운동까지 하면 휴식 같은 수면을 취하는데 탁월한 효과를 거둘 수 있다. 한마디로 발레리안은 우리 몸에 있는 숙면 회로, 아데노신과 가바를 잇는 천연의 수면 스위치인 셈이다. 이 스위치가 가동되면 신경계는 자연스러운 수면에 관여하는 화학적 연쇄작용을 시작한다.

> **발레리안은 우리 몸에 있는 숙면 회로, 아데노신과 가바를 잇는 천연의 수면 스위치이다**

발레리안을 수면제로 이용하는 적절한 방법은 잠자리에 들기 약 한 시간 전에 복용하는 것이다. 발레리안 뿌리를 보조제 형태로 섭취하면 천연 복합물을 빠짐없이 취할 수 있다. 수면장애가 심할 경우에는 체중 18킬로그램당 500밀리그램 정도의 양을 섭취하면

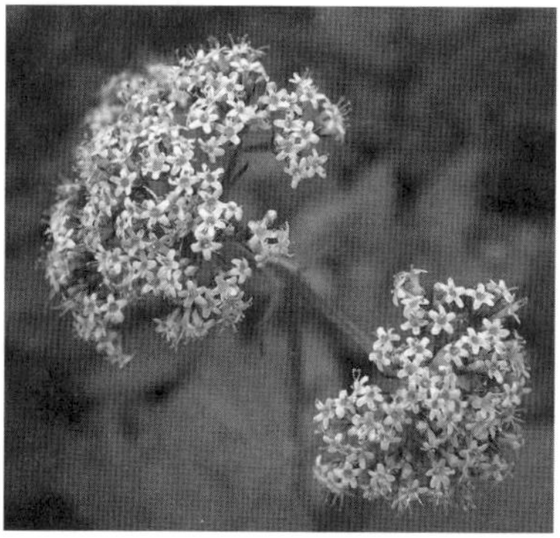
발레리안

효과를 볼 수 있다. (아침에 일어날 때 침대에서 기어나와야 할 정도라면 지나치게 많은 양을 복용한 것이다. 많이 먹는다고 좋은 것이 아니다.) 일반적인 보조제로 섭취할 거라면 체중 45킬로그램당 500밀리그램을 복용하면 숙면에 도움이 될 뿐만 아니라 건강에도 이롭다.

거의 십여 년 동안 아스파탐 독소와 불면, 약물 중독으로 말할 수 없는 고통에 시달렸던 마크는 이제 정상적인 수면을 취하며 활력 넘치는 삶을 살아가고 있다.

⊕ 불면증을 극복하는 자연의 지혜, 발레리안

나는 월마트에서 판매하는 스프링밸리의 발레리안 뿌리 보조제를 복용하고부터 머리가 무겁다거나 뜬눈으로 밤을 새는 일을 좀처럼 겪지 않는다. 매달 최소 5달러의 비용이면 충분하다. 스프링밸리는 뿌리와 땅속 줄기 부분을 사용해 유효 구성성분을 추출한 다음 강력하고 빠르게 흡수되는 젤라틴 형태의 알약으로 만든다. 글루텐이나 보존제, 인공색소, 인공적인 향 등을 일제 첨가하지 않았다. 과도한 충전제도 넣지 않았다. 내가 운영하는 사이트의 분석보고서에서도 이를 확인해볼 수 있다.

발레리안의 또 다른 사용법

- 근육 이완제 : 긴장된 근육을 풀어주고 근육 경련을 완화한다.
- 하지불안증후근 치료제 : 하지불안증후근(RLS) 재단의 2007년 연구 결과에 따르면, 순환계를 향상시키고 근육을 이완시켜 하지불안증후근 환자에게 도움을 준다.[7]
- 과민성대장증후근 : 소화기관을 진정시켜 경련을 예방할 수 있다.
- 중독성 약물 중단 : 불면증 환자들이 복용하는 중독성 수면제를 중단하는 데 도움을 줄 수 있다.

충분한 수면을 취하게 된 뒤부터 나의 남성호르몬 수치는 13세 소년 수준에서 평범한 성인 남자 수준으로 회복되었다. 성욕도 왕성해졌고 건강 역시 그 어느 때보다 양호하다. '호르몬의 무지'로부터 고통받을 일이 사라졌기 때문이다. 요즘 나는 무슨 일이 있어도 하루 아홉 시간 이상은 충분히 자려고 한다. 가끔 짬이 생기면 낮잠도 즐긴다.

우리 몸의 생체시계는 노화방지호르몬의 증감을 조절한다. 대다수 사람들의 생체리듬에는 하루에 두 번 각성의 정도가 현저히 떨어지는 시간이 있다. 점심 식사 이후와 저녁 식사 이후이다. 상황이 허락한다면 몸이 보내는 신호를 감지하고 그때 잠깐이라도 잠을 자두는 것이 좋다. 그러면 정신이 맑아지고 생산성이 더 좋아질 뿐만 아니라 스트레스와 불안감도 해소할 수 있다.

수면이야말로 최고의 노화방지 해독제이다.

⊕ 수면제는 이제 그만!

척은 부모라면 결코 듣고 싶지 않은 황망한 소식을 들어야 했다. 며느리로부터 걸려온 전화였다. “아버님! 찰스가 죽었어요!” 척은 귀밑에 매달려 있던 이어폰에 대고 큰소리로 되물었다. “죽다니, 그게 무슨 소리냐?” 며느리는 울부짖으며 대답했다. “죽었어요.”

세 살배기 딸아이를 둔 찰스는 비행기조종사 자격증을 따기 위해 훈련을 받고 있었다. 의사의 처방에 따라 바이코딘과 자낙스Xanax를 복용한 지 24시간 뒤, 찰스의 심장박동과 호흡은 느려졌고 결국 멈추고 말았다. 아내는 소파에 누워 차갑게 굳은 채 코피를 흘리며 입에 거품을 문 찰스를 발견했다.

찰스는 호흡이 가빠지고 가슴이 조여드는 것 같은 공황발작 증세로 병원을 찾았고, 의사는 찰스의 호소를 들은 후 자낙스를 처방해주었다. 자낙스는 벤조디아제핀 범주에 속하는 항불안제였다. 문제는 의사가 찰스에게 자낙스를 처방하면서 이 약물이 헤로인만큼 중독성이 강하다는 걸 주지하지 않은 것이다. 의사를 찾을 때마다 찰스에게는 더 많은 처방약이 주어졌다. 투약의 효과는 지속적이지 않았고 그의 생명 또한 그랬다.

이런 상황은 드문 일이 아니다. 과거 십여 년 동안 미국에서

처방약으로 인해 사망에 이르거나 건강이 악화된 사람은 어림잡아도 천만 명이 넘는다.[8]

발레리안은 과도한 불안과 스트레스에 신경계가 자극받지 않도록 돕는다. 발레리안의 이런 효능 때문에 영국은 2차 세계대전 때 군인과 민간인들의 긴장과 공포를 완화하기 위한 수단으로 발레리안을 사용했다. 폭격이 계속되는 상황이었음에도 발레리안은 사람들의 불안과 공포를 완화하는 데 효과를 발휘했다. 찰스 또한 처방약에 의존하는 대신 발레리안을 섭취했더라면 공황장애를 이겨낼 수 있었을 테고 어쩌면 상황은 달라졌을지도 모른다.

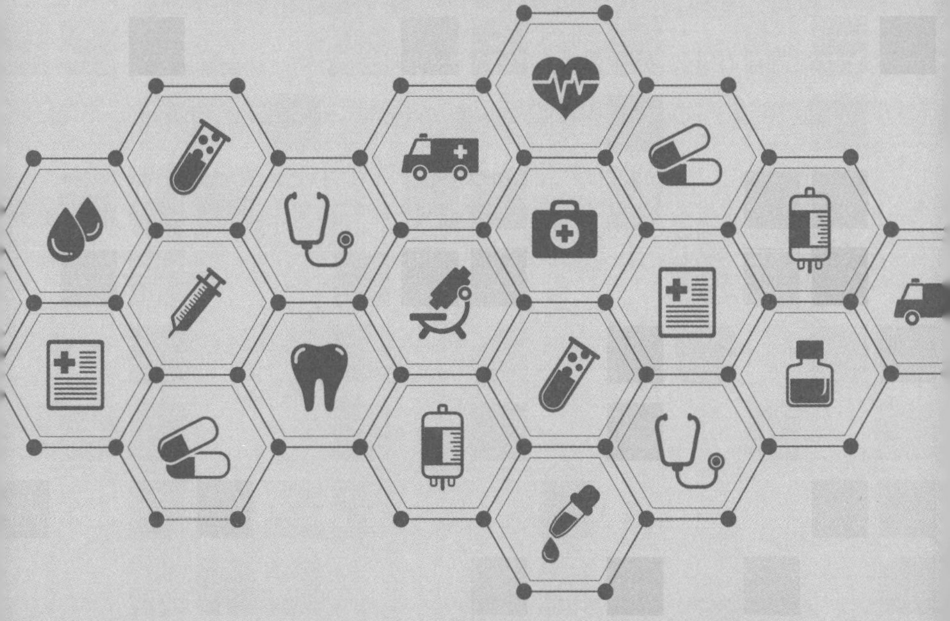

6장

면역력, 백신이 아니라 영양과 습관 개선에 달렸다

제약회사에서 일하는 화학자로서 나는 내 일터인 실험실로 가는 것에 두려움을 느끼곤 했다. 암 유발 시약에 노출되는 등 무수히 많은 유해 상황에 놓이는 위험을 감수해야 했기 때문이다. 순진하게도 나는, 소위 생명을 구하는 약을 만들기 위해서라면 이런 위험쯤은 감수해야 한다고 생각했다. 그러나 내 생각은 틀렸다.

응급상황에 쓰는 약을 제외한 처방약들은 그것을 만드는 데 사용하는 시약만큼이나 생명에 치명적일 수 있다. 항생제와 백신이 대표적 예다. 일부에서는 이들 항감염제가 구제책이라고 주장한다. 맞는 말이긴 하다. 응급상황에서는 죽음의 위험으로부터 우리를 구원해주기도 하니까. 그러나 응급상황 이외의 경우에 항생제를 계속 복용하는 것은 심각한 부작용 위험에 노출될 뿐만 아니라 더 강력하고 치명적인 감염성 물질을 활성화하는 일이 될 수도 있다. 살을 갉아먹는 메티실린 내성 황색포도상구균MRSA처럼 항생제로도 제거할 수 없는 수퍼버그 말이다.

약물은 질병에 대한 최일선의 방어 수단이 될 수 없다. 이 장에서는 우리 몸에 있는 선천적인 면역체계가 왜 질병에 대한 최일선의 방어 수단인지 다룰 예정이다. 우리는 감염으로부터 언제나 우리 몸을 보호하는 방화벽을 이미 갖고 있다. 그 방화벽이 무너지더라도 자연은 우리에게 생물학적 유해성에 대항할 수 있는 강력한 무기를 제공한다.

⊕ 항생제는 만능 치료제인가

여느 때처럼 엄마에게 아침 인사를 건넨 여덟 살 소녀 제니퍼는 귀의 통증을 호소했다. 걱정이 된 엄마는 아이를 데리고 가족 주치의를 찾았다. 의사는 제니퍼의 증상을 대충 듣고는 그 자리에서 항생제를 처방했다. 그렇게 제니퍼와 엄마는 집으로 돌아왔다. 항생제를 복용한 지 열흘째 되던 날, 제니퍼가 엄마에게 물었다. "엄마, 내 눈이 왜 노란색으로 변했지?" 그로부터 몇 주 후, 제니퍼는 간 기능을 상실했고 얼마 지나지 않아 생명까지 잃었다.

제니퍼의 엄마는 깊은 슬픔 속에서 의문을 품을 수밖에 없었다. "내 딸에게 항생제가 필요하기는 했던 것인가?"

인간이 만든 항생제의 출현은 무수히 많은 처방약들이 기적의 치료제로 불리는 결과를 초래했다. 먼저 거의 모든 세균성질환 치료에 쓰이는 설파제가 출현했고, 페니실린이 속한 베타락탐계 항생제들이 그 뒤를 이었다. 현재까지 수백 가지 이상의 약물이 비축되어 있다.

선천적인 면역체계만이 감염으로부터 몸을 보호하는 최일선의 방어 수단이다

오늘날 항생제는 비염 증상이나 기침, 중이염 등 거의 모든 세균성 감염 증상에 처방되고 있다. 1954년, 미국에서 생산된 항생제의 양은 약 90만 킬로그램에 육박했다. 현재 그 생산량은 약 2250만 킬로그램을 넘어서고 있다.[1]

질병통제예방센터는 처방된 항생제의 30퍼센트 이상이 불필요한 처방이라고 추정하고 있다.[2] 또한 매해 약 14만 2천 명이 항생제 오남용으로 병원에 입원하고 있기도 하다. 15세에서 45세 사이의 비교적 젊은 환자들이 가장 위험하다. 신부전과 간부전은 알레르기 반응, 복부 불쾌감, 심리적 장애 등과 더불어 항생제 오남용이 초래하는 가장 흔한 결과이다.[3]

⊕ 항생제 내성 박테리아의 출현

결국 과학자들이 가장 두려워하는 사건이 발생하고야 말았다. 항생제 내성 말이다. 항생제 내성이란 항생제라는 합성 무기에 의해 박멸되어야 할 박테리아가 사라지지 않는 것을 의미한다. 항생제의 남용은 모든 항생제에 저항성을 가지는 수퍼버그를 길러냈다. 내성은 '가장 강한 것만 살아남은' 결과물이다. 어떤 박테리아 집단이든 항생제 공격이 계속되면 이에 저항할 수 있는 특이성을 보유한 변종으로 진화할 수 있다.

> **내성을 가진 박테리아에 감염된 환자들에게 더 이상 마법의 탄환은 없다**

항생제가 비교적 저항력이 약한 박테리아를 사멸시키는 동안 변종 박테리아는 기하급수적으로 증가하여 하루 만에 그 수가 백만 배 이상 늘어나는 것이다. 돌이킬 수 없는 지점을 지난 내성 박테리아는 몸 안에서 가장 우세한 생물학적 유해물질로 변한다.

이런 충격적인 결과는 이제 일반적인 상황이 되었다. 《뉴잉글랜드의학저널》을 통해 발표된 획기적인 논문에서 과학자들은 수퍼버그에 대한 경종을 울린 바 있다. 1994년, 연구진은 환자들로부터 현존하는 모든 항생제에 대해 저항성을 가진 박테리아를 찾아냈다. 1979년과 1987년 사이에는 폐렴 균주의 0.02퍼센트만이 페니실린 내성을 보유하고 있었다. 1994년, 그 비율은 6.6퍼센트로 치솟았다.[4]

2009년, 《뉴잉글랜드의학저널》에 논문을 발표한 과학자들은 "항생제 이전 시대만큼 무서운 지점에 도달했다. 다수의 약물에 내성을 가진 박테리아에 감염된 환자들에게 더 이상 마법의 탄환(치료제)은 없다."[5]고 주장하였다.

항생제는 초기와 달리 더 이상 기적의 약물이 아니다. 제니퍼와 가족들은 이 끔찍한 사실을 고통스러운 방법으로 경험한 것이다. 제니퍼의 부모는 자신들의 비극으로부터 사람들이 항생제의 위험을 깨달을 수만 있다면 모든 것을 잃은 것은 아니라고 생각했다. 그들은 항생제는 최후의 수단일 뿐이며 감염을 이겨낼 보다 안전한 방법이 존재한다는 사실을 사람들이 알기를 바란다.

그렇다면 백신은 어떤가? 백신은 방어적 잽인가, 아니면 공격적 찌르기인가?

⊕ 백신은 바이러스를 예방하는가

백신은 전염병에 대하여 인공적으로 면역을 높이기 위해 생체에 투여하는 항원의 하나이다. 전문가들은 우리 몸의 면역체계를 감염물질에 노출시키면 적절한 면역 방어력이 생성될 것이라 생각했다. 이것은 사실이다. 문제는 우리의 면역체계가 백신에 아주 미약하게 반응한다는 것이다.

백신은 기껏해야 방어력을 일시적으로 증대시킬 뿐이다. 우리 몸의 면역체계는 생물학적인 정문, 다시 말해 피부에 꽂히는 주삿바늘처럼 뒷문이 아니라 눈, 코, 입을 통해 침투하는 이질적 침입자들을 인식하도록 설계되어 있다. 따라서 대부분의 백신은 면역체계의 감시망에 걸리지 않으며 다수가 무익한 것이 되고 만다. 백신의 역사는 이것을 충격적일 정도로 자세하게 입증하고 있다.

소아마비는 유년기에 가장 조심해야 할 질병이다. 전 세계는 1910년부터 소아마비 발병의 극적인 증가 현상을 경험했고, 한번 창궐한 전염병은 정기 발생하는 흔한 병으로 자리 잡았다. 소아마비 백신 개발을 향한 경쟁이 뜨거울 수밖에 없었다. 1953년, 드디어 소아마비 백신이 개발되었고 곧이어 생백신도 개발되었다.

소아마비 백신은 모두 실패작이었다. 도리어 백신이 소아마비 감염의 원인이 되기도 했다

그러나 백신의 개발은 그 시기가 다소 늦었다. 백신이 개발되기 이전에 위생과 영양이 개선되면서 소아마비 감염률이 급감했다. 다행스러운 일이다. 왜냐하면 두 가지 형태의 소아마비 백신 모두 완전한 실패작이었기 때문이다. 백신이 도리어 소아마비 감염의 원인이 되었기 때문이다. 전 세계 의학저널을 통해 활발하게 논의된 '소아마비 백신접종과 소아마비 발병률 간의 상관관계'에 관한 토론은 1951년까지 거슬러 올라가며(6) 아직도 이어지고 있다.

2007년 "백신이 부른 소아마비와 싸우고 있는 나이지리아"라는 제목으로 보도된 로이터 통신의 기사를 보면, 돌연변이를 일으킨 소아마비 백신이 나이지리아, 차드, 앙골라, 니제르 지역

어린이들 사이에서 새로운 유형의 소아마비 발병을 촉발했음을 알 수 있다. 세계보건기구에서 소아마비 퇴치 운동을 이끌던 브루스 아일워드Bruce Aylward는 이 지역에서 백신 프로그램을 진행해왔다. 그는 "몇몇 거점 지역이 보여준 소아마비의 진전으로 볼 때 2009년 말이면 전 세계에서 소아마비를 박멸할 수 있을지도 모른다"라고 주장했다.(7)

그러나 그의 예상과 달리 소아마비 바이러스는 여전히 박멸되지 않았다. 물론 오늘날 소아마비 환자의 수는 얼마 되지 않는다. 바이러스로부터 우리 몸을 보호한 것은 과연 백신이었을까? 아니다! 적절한 위생과 영양, 건강한 면역체계야말로 소아마비 환자 급감의 일등공신이다.

어린이의 급성 호흡기질환인 백일해의 백신도 이와 같은 양상을 보인 바 있다. 1900년과 1935년 사이, 미국 내에서 백일해 사망률은 79퍼센트나 감소했다. 그러나 백신(DTP와 DTaP)은 1940년까지 개발되지 못했다. 지금은 백일해에 가장 민감한 영아들에 대한 백신접종이 이루어지고 있다.

2002년, 질병통제예방센터 연구진은 "한때 미국 어린이 사망의 주요 원인이었던 백일해로 인한 영아 사망자 수가 기록적인 예방접종률에도 불구하고 증가하고 있다"고 공개적으로 발표했다.(8) 2009년에는 일간지 《애틀랜타저널컨스티튜션Atlanta Journal-Constitution》이 "생각보다 강력하지 않은 백일해 백신"이라는 제목의 기사를 통해 이 현상에 주목했다. 신문은 최근 백일해

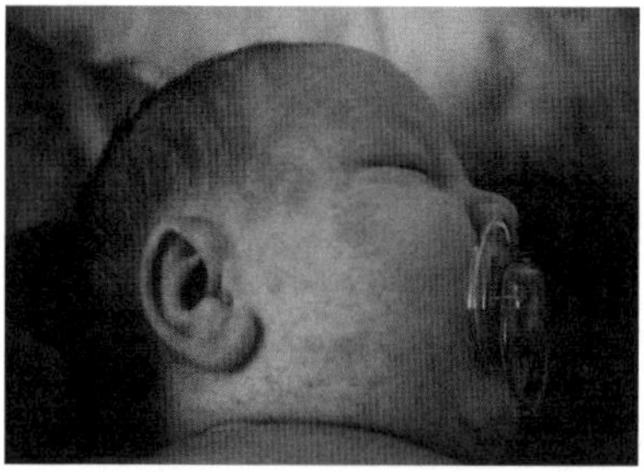

홍역, 유행성이하선염, 풍진을 예방하는 MMR 백신은 사실상 효과가 없었다.

에 감염된 18개 학생 집단에 관한 내용을 다루었는데, 그중 17개 집단이 5회 접종이라는 백신접종 프로그램을 마친 상태였다.(9)

홍역 백신 또한 예외는 아니다. 1957년 홍역, 유행성이하선염, 풍진 등 3종 전염병을 퇴치할 수 있는 MMR 백신이 광범위하게 사용되었다. 그러나 홍역을 예방하기는커녕 전염병의 확산을 유도하고 말았다. 1983년부터 1990년 사이 예방접종을 한 사람 중 홍역 발병률이 423퍼센트나 증가했다.

오늘날, 세계보건기구는 사실상 백신접종을 한 사람들이 그렇지 않은 사람에 비해 질병에 걸릴 확률이 14배 높다고 경고하고 있다.(10) 홍역 백신의 반응 결과에 대해 메이요클리닉은 "백신의 실패에 따른 심각성이 점점 더 가시화되고 있다"고 평한 바 있다.(11)

질병통제예방센터는 MMR 백신이 2010년까지 미국 내에서 유행성이하선염을 완전히 퇴치할 것이라고 주장했다. 그러나 2006년, 20년 만에 최대 규모의 유행성이하선염 발병이 시작되었다. 당시 병에 걸린 사람 중 63퍼센트가 백신접종을 맞은 사람들이었다.(12)

독감 백신 역시 쓸모없는 것으로 입증되어왔다. 2007년, 질병통제예방센터는 독감 백신이 유행성 감기 혹은 그와 유사한 질병에 대해 "전혀 효과가 없거나 매우 낮은 효과를 보인다"고 보고한 바 있다. 독감 백신의 효과를 기대할 수 있는 비율은 전체 접종자의 14퍼센트를 넘지 않는 것으로 나타났다.(13) 이것은 그 이전이나 이후의 연도에도 반복적으로 나타난 비율이다.

2008년 《뉴욕타임스》는 "40여 년 동안 65세 이상 성인에 대해 독감 백신접종을 강력히 권고해왔으나 백신이 노년층이 바이러스를 피할 수 있는 효과적인 방법이라는 평가는 그 신뢰도를 잃고 있다"고 주장한 바 있다.(14)

이렇게 명백한 실패 사례들이 있는데도 효과도 없고 위험하기까지 한 백신이 우리 몸에 그리고 연약한 어린이들에게 접종되고 있다는 생각을 하면 오싹해진다. 그럼에도 불구하고 거대 제약회사들은 더 많은 백신을 공급하기로 작정한 듯 보인다. 경고하건대, 모든 백신은 그 효과가 입증되지 않았다. 접종을 통해 백신을 주입하는 것은 우리 몸의 면역체계와 공조하는 것이 아니라 그에 대항하는 것이나 다름없다.

백신을 둘러싼 격렬한 논쟁은 앞으로도 계속될 것이다. 최신 정보와 동향을 파악하고 싶다면 관련 웹사이트(www.thinktwice.com)에 접속하기 바란다.

⊕ 영양 섭취와 개인 위생이 백신보다 강하다

백신에 관한 논쟁에는 정직하지 못한 과학, 감정적 대응 그리고 보건 전문가들의 엉터리 의료행위들이 난무하다. 일부 주장은 너무나 복잡해 마치 정치 연설을 듣는 것처럼 느껴질 정도다. "백신접종을 하지 않은 어린이는 면역력이 현저히 떨어진다", "백신접종은 공교육을 위해 필요하다", "백신접종을 하지 않은 부모는 자식의 생명을 위협한 것이다" 같은 말들이 난무하고 할리우드 여배우 아만다 피트는 "아이들에게 백신접종을 하지 않는 부모는 기생충"이라고 주장하기도 했다.[15]

> **전염병을 퇴치한 결정적 요인은 백신접종이 아니라 개인위생 개선이었다**

백신 옹호자들의 이런 주장은 이제는 일상적인 것이 되었다. 그러나 그들의 주장은 모호할 뿐만 아니라 과학적 근거도 없고 현행법에 기초하지도 않는다. 게다가 부모들이 백신에 대해 제대로 이해하고 의사결정을 내리는 데 혼란만 부추기고 있다.

만약 백신 애호가들 주장대로 예방접종이 정말 효과가 있다면 백신접종을 하지 않은, 세균이나 바이러스에 노출된 사람들과의 접촉을 두려워할 이유가 없다. 그리고 미국은 모든 주에서 백신을 포기할 권리를 법적으로 보장하고 있다. 자녀의 위생 습관을 주의 깊게 살피고 제대로 영양 섭취를 하도록 돌본 부모에게 예방접종을 하지 않았다는 이유만으로 자녀의 생명을 위협했다고 비난할 수는 없다. 역사적 사실로부터 교훈을 얻지 않았는가.

전염병을 퇴치한 주요 요인 중 가장 결정적인 것은 생활습관의 변화다. 신생아의 질병 발생률은 산모 진찰 전 비누로 손을 씻는 습관을 터득한 의료진 덕분에(1850년경) 극적으로 감소되었다. 엄청난 사망자를 발생시킨 흑사병을 퇴치한 것도 백신접종이 아니었다. 감염된 벼룩의 숙주였던 검은 쥐의 서식지를 제거했던 게 퇴치의 주요 요인이었다.

예전 우리의 조상들은 영양 섭취나 정기적 목욕, 하수처리 같은 위생적인 생활과는 거리가 먼 삶을 살았다. 비위생적인 생활습관을 바꾸자 홍역, 풍진, 디프테리아와 같은 치명적인 질병이 급감했다. 개인위생과 환경 개선이 백신접종보다 훨씬 효과적이라는 게 입증된 것이다.

백신에 대한 지나친 선전은 거대한 가림막과 같다. 그 그림자가 부모들의 눈을 가려 위생과 영양 섭취가 면역력 향상에 필요한 절대 조건이라는 사실을 보지 못하도록 만들고 있다. 우리는 너무나 오랫동안 그 그림자 뒤에 살아온 나머지 빛을 쳐다보는 일이 힘겨워지고 말았다. 주삿바늘을 혈관에 찔러 넣는 예방접종으로 면역력이 향상되는 일은 드물다는 진실의 빛 말이다.

불결하고 기아 상태에 가까운 영양결핍이 아니라면 우리의 면역체계는 생물학적 위협을 물리칠 수 있다. 설사 아주 드물게 면역체계가 위협을 물리치지 못하더라도 발전된 응급의학은 감염원에 대항해 훌륭히 싸워줄 것이다.

무엇보다 우리가 가진 천연의 질병 방어 시스템인 '면역'에 대해 제대로 이해하고 신뢰하기 위해서는 그것의 기본적인 작동 원리를 알아야 한다.

⊕ 면역체계의 경이로움

우리는 전염성 입자의 바다에서 살아간다. 지금 이 순간에도 우리 주변을 에워싸고 있는 생물학적 침입자의 수는 수십억에 이른다. 세상에는 이런 잠재적 위협들이 득실거린다. 그러나 우리 몸의 면역체계는 타고난 지능으로 위협으로부터 우리를 보호한다. 일종의 방화벽 역할을 하는 것이다.

> **타고난 면역력은 외부 침입자에 대한 '수비'를, 적응성 면역력은 수비가 뚫렸을 때 '공격'을 담당한다**

면역체계는 한시도 쉬지 않고 박테리아, 바이러스, 균류, 기생충 등과 같은 침략자들을 물리치고 있다. 박테리아는 먹고, 자라고, 자가 증식이 가능한 살아 있는 유기체 중 그 크기가 가장 작다. 바이러스는 자가 생존할 수 없으며 생존과 번식을 위해 반드시 침입 후 점령하고 살아갈 수 있는 세포를 필요로 한다.

균류는 박테리아보다 조금 더 발달된 생물 형태의 집단이지만 식물만큼 발달된 수준은 아니다. 곰팡이, 녹, 흰곰팡이, 효모균 등이 여기에 포함된다. 기생충은 숙주 역할을 하는 다른 유기체에 기생해서 먹고 성장하며 숙주를 보호막으로 이용한다.

면역체계의 경이로움은 자신과 자신이 아닌 이질적인 것의 차이를 선천적으로 이해한다는 데 있다. 이질적인 것이면 무엇이든 축출당한다. 이런 면역체계의 기능은 원래 선천성 면역력과 적응성 면역력에 기인한다. 타고난 면역력은 외부의 침입자에 대한 '수비'를 담당하고, 적응성 면역력은 그 수비가 뚫렸을 때 외부 침입자를 '공격'한다. 이런 현상이 어떻게 일어나는지 살펴보도록 하자.

선천성 면역력_인체의 제1방어선

타고난 면역체계는 피부와 위장을 사용해 침입자를 물리친다. 피부세포의 최상위층은 건조하고 밀집된 구조이다. 이 건조함과 밀집성은 많은 박테리아가 서식하기 불편한 조건이다. 박테리아는 '둥지 틀기'를 시작하기도 전에 떨어져 나간다. 땀샘에서 분비되는 염분 또한 탈수작용을 통해 박테리아의 성장을 저해한다. 다수의 박테리아가 중성에 가까운 피에이치(pH 7) 범위 내에서만 생존할 수 있다. 피부는 약산성(pH 4~6)으로 외부 박테리아와 병원균이 침투하는 것을 제지한다.

피부가 방어 역할에 실패했을 때 그다음으로 전투에 가담할 태세를 갖추는 것이 바로 위장이다. 위장에 도달한 침입자가 맞닥뜨리는 것은 치명적인 산성 환경이다.

일부 감염성 물질은 산성인 위장에서도 살아남아 대장까지 가지만 대장에 도달하는 즉시 장내에 상주하는 수백만 개의 분변 박테리아와 경쟁한다. 위산이 부족하거나 건강한 장내 박테리아가 부족한 경우가 아니라면 감염원이 이 두 번째 장벽을 통과할 확률은 매우 낮다. 이 모든 방어벽이 무너지면 그때 병에 걸린다. 그러나 병든 상태가 오래 지속되지는 않는다. '적응성 면역력' 덕분이다.

적응성 면역력_인체의 제2방어선

두 번째 방어선이자 보다 복잡한 면역체계가 적응성 면역력이다. 선천성 면역력이 무너지면 적응성 면역력이 작동한다. 적응성 면역력은 노출되는 생물학적 위협이 어떤 것이든 그것에 적응한다는 측면에서 매우 적절한 명칭이다. 침입자가 선천성 면역력에 침투하면 적응성 면역력은 일종의 맞춤형 생물학적 군대를 구축한다. 마치 조종사의 체격과 체중에 기초해 헬리콥터를 맞춤 제작하는 것과 흡사하다.

이 생물학적 군대의 핵심적인 구성을 담당하는 것은 림프구들이다. 림프구는 많으면 많을수록 좋다. 림프구가 항체를 분비하기 때문이다. 항체는 외부로부터 침입한 이물질에 대한 핵 공격과 다름없다.

적응성 면역력은 사진을 찍듯 한 번 본 것을 그대로 기억하는 능력을 갖고 있다. 평생에 걸쳐 모든 외부 침입자에 대한 정보를 기억하며 그에 대한 맞춤형 대항군을 항상 대기시켜둔다. 정작 그 주인은 자신의 결혼기념일조차 기억하지 못하지만, 적응성 면역력은 한 번 경험한 생물학적 위협을 결코 잊지 않는다. 일생 동안 수두에 두 번 걸리는 일이 거의 불가능한 이유도 여기에 있다. 적응성 면역력은 바이러스를 기억하고 그로 인한 위험으로부터 영원히 우리를 보호한다. 바이러스 보균자임에도 불구하고 병에 걸리지 않는 이유 또한 이 적응성 면역력 덕분이다.

⊕ 면역력을 강화시키는 최선의 영양소

선천성 면역력과 적응성 면역력은 다수의 기능과 장기, 특화된 세포 등이 연관된 복잡한 작용이다. 영양소 논리는 이 복잡한 작용을 유지할 수 있도록 돕는 가장 중요한 동맹군이다. 이 동맹이 없다면 생물학적 유해물질은 아주 쉽게 우리의 방화벽을 무너뜨린다. 자가면역질환과 같은 최악의 상황에서는 면역체계가 자신과 외부 침입자를 구분하지 못하고 스스로를 공격하게 된다.

면역력을 강화시키는 최선의 영양소는 사실 단순하다. 네 가지 기본적인 영양소, 탄수화물과 단백질, 건강한 지방 그리고 깨끗한 물을 제대로 섭취하는 것만으로도 우리 몸의 방화벽은 강화된다. 매일 25퍼센트의 탄수화물과 50퍼센트의 건강한 지방 그리고 25퍼센트의 단백질을 섭취하되 이들 기본 영양분은 천연원료로부터 얻는 것이어야 한다. 포장 음식이나 패스트푸드는 가급적이면 먹지 않는 것이 좋다. 과일을 제외하고 단맛이 강한 음식이라면 버려도 좋다. 목초로 사육한 소의 고기와 닭고기, 유기농 계란, 과일, 채소, 씨앗류, 견과류, 간유 등의 식재료를 사용해 만든 음식들이 식단 대부분을 차지할수록 좋다.

필수영양소의 결핍은 곧 선천성 면역력과 적응성 면역력을 작동시키는 연료가 부족해지는 것을 의미한다.

⊕ 천연 면역 강화제, 마늘의 효과

천연 면역 강화제를 생각하면 자연스럽게 내 아내가 떠오른다. 임산부였던 아내는 패혈성 인두염으로 고통받았다. 아내는 고열로 생각이 흐려지고 편도선이 부어올라 말하는 것도 힘들어했다. 관절 통증은 제대로 잠을 이룰 수 없을 정도였다. 항생제 처방이 절실했지만 아내는 아기를 위험에 처하게 만들고 싶지 않았다. 그때 내가 적극적으로 사용한 방법은 마늘을 많이 먹도록 한 것이다. 인두염이 더 심해지면 항생제를 처방받을 수밖에 없다는 말로 아내를 위로하기는 했지만, 나는 그런 일은 없을 것이라 확신했다.

마늘을 의료 목적으로 사용한 고대 이집트인에게 감사해야 한다. 기원전 1500년경 제작된 고대 의학서 《코덱스 에베르스

Codex Ebers》는 피부질환, 중독, 심장질환, 암 등의 치료제로 마늘을 언급하고 있다. 투탕카멘의 무덤에서는 완벽히 보존된 마늘이 발견되기도 했다.

의학의 아버지 히포크라테스는 피부 보호를 위해 마늘을 처방했다. 심지어 마늘은 최초의 운동 보조식품으로 역사책에 등장하기도 했다. 그리스의 운동선수들이 올림픽 경기에서 마늘을 섭취했던 것은 아마도 산소 공급을 촉진시키기 위해서였을 것이다.[16] 마늘은 에너지를 공급하고, 우울증을 완화시키며, 무엇보다 면역체계를 강화할 목적으로 널리 사용되어왔다.

마늘의 면역력 증강 효능이 최초로 입증된 것은 프랑스에서였다. 1721년, 마르세유에 전염병이 창궐했을 때 감염된 사체의 처리를 위해 네 명의 인부가 고용되었다. 그런데 사체에 접촉한 네 사람 중 아무도 전염병에 걸리지 않은 것이다. 그 비결은 일명 '네 도둑의 식초viniagre des quatre voleurs'로 알려진, 마늘을 와인에 담가 침출시킨 팅크였다.

나의 설득으로 아내는 하루에 세 번 으깬 마늘을 먹기 시작했다. (참고로 임산부가 아니라면 레드와인에 절인 마늘을 먹는 것이 입맛에 맞을 것이다. 유효성분을 추출하기도 쉽고 말이다.) "마늘은 똑똑한 사람이 선택하는 항생제야." 그때 내가 아내에게 했던 말이다. "하루 이틀 만에 몸이 나아지기 시작할 거야. 임신에 위협이 되거나 슈퍼버그의 온상이 되는 일은 절대 없어. 마늘은 수천 년 동안 유해성 없이 고약한 질병을 퇴치하는 데 사용되곤 했거든. 뱀파이어, 감기, 패혈성 인두염, 독감, 심지어 결핵까지 마늘의 효능을 당해내지 못했어.”

> **마늘은 수천 년 동안 천연 항생제로서 대장균, 살모넬라균, 헬리코박터 등 수많은 감염원들을 퇴치해왔다**

아내는 내 말에 수긍했다. 사실 마늘은 그보다 훨씬 더 많은 질병에 천연 항생제로 사용할 수 있다. 하지만 이 모든 걸 설명하기에는 생물학적 용어들이 마구 동원되어야 했기 때문에 망설였다. 마늘이 화농성연쇄상구균, 황색포도구균, 메티실린 내성 황색포도구균MRSA, 대장균, 살모넬라균, 클렙시엘라균, 마이코박테리아, 헬리코박터 등 다수의 강력한 감염원을 퇴치한 것으로 입증되었다는 것을 아내에게 말하지 않은 이유도 그 때문이다. 딸아이까지 옆에 있어 더더욱 길게 설명할 마음이 없었다.

어려운 용어를 마구 남용할 경우, 사람들은 두려움을 느끼고 어김없이 제약회사의 먹잇감으로 전락한다. 제약회사는 언어적 위장으로 사람들의 판단을 흐리게 만들어 약과 백신을 팔아먹는다. 의학계는 이미 그것에 중독되어 있다. 우리 아이들만큼은 대중의 눈을 속여 처방약에 중독되도록 만드는 제약업계의 언어적 위장에 길들여지지 않기를 바랐기에 생물학적 용어를 말하는 데 조심스러웠던 것이다.

시간이 지나면서 아내의 감염 증상은 가라앉기 시작했다. 마늘 덕분에 거의 즉각적으로 면역체계가 활성화된 것이다. 효과적인 면역력 증대 방법은 기존 면역력을 끌어올리거나 항체 혹은 항바이러스 물질에 직접 작용한다. 마늘은 이 두 가지를 모두 취한다. 적응성 면역력을 기억하는가? 림프구로 구성된 방화벽 말이다. 마늘은 림프구의 증식을 돕는다. 게다가 마늘이 가지고 있는 특유의 냄새 분자는 직접적인 세균 제거제의 역할을 수행한다. 처방용 항생제와 달리 건강한 박테리아를 궤멸시키지도 않는다.

현대의학이 마늘 성분의 면역력 증대 효능을 연구하기 시작한 것은 불과 십여 년 전이다. 주로 마늘 사용자와 비사용자가 감염으로부터 회복하는 데 걸리는 시간을 비교하는 연구였으며, 마늘이 회복 시간을 절반으로 단축하는 데 효과가 있는 것으로 나타났다. 마늘에 반응한 림프구를 모니터링한 결과, 림프구 생성도 월등히 높아졌다. 《뉴트리션저널Journal of Nutrition》을 통해 논문을 발표한 과학자들은 이렇게 언급했다. "현재 활용 가능한 데이터를 살펴보면 마늘은 면역기능 항상성을 유지하는 면역증강제의 유망한 후보군이다."(17)

처방용 항생제는 기존 면역체계의 성능을 증대시키지 않는다. 오히려 그 반대다. 무계획적으로 닥치는 대로 몰살시키는 방법을 쓰다 보니, 외부 침입자는 물론 면역기능의 핵심적 역할을 수행하는 장내 건강한 박테리아까지 모조리 파괴하는 것이다. 장내에 서식하는 건강한 박테리아가 없으면 우리 몸은 감염의 주요 무대가 될 수 있다.

⊕ 알리신, 어떻게 먹어야 할까?

으깬 마늘을 이틀 동안 섭취한 후 아내는 드디어 일어났다. 그로부터 몇 주 후 아내는 건강하게 아들을 출산했다. 아내가 먹었던 마늘이 결코 맛있는 음식은 아니었다는 것은 인정한다. 다른 음식물에 담가 침출시키든 그냥 씹어 삼키든 마늘은 그 맛과 냄새 때문에 먹기 어려운 게 사실이다. 그래서 나는 아내와 함께 근처 유기농 식료품점에 마늘 보조제를 구입하러 갔다. 수많은 제품 가운데서 제대로 된 제품을 찾기란 쉽지 않다. 적절한 보조제를 선택하는 데 세심한 주의를 기울이지 않으면 마늘이 주는 건강상의 혜택을 놓치게 될 수도 있다.

화학자들이 마늘의 성분을 추출하기 시작한 것은 1944년이다. 가장 먼저 추출한 성분은 알리신인데 특유의 강한 냄새를 풍기는 불안정한 성분이다. 불안정성은 화학자들의 호기심을 불러일으킨다. 다른 약용 화합물이 영향을 미칠 수 있기 때문이다. 화학적 분석 작업을 거친 결과, 알리신은 알리인으로부터 만들어진 것으로 밝혀졌다. 보조제를 구입할 때 기억해두어야 할 유효성분이다.

알리신은 면역력 강화나 항응고제, 항암물질로 활용하기 위해 연구되고 있다

엄밀히 말해 마늘은 알리신을 함유하고 있지 않다. 마늘 보조제도 마찬가지다. 실제로 마늘에 포함된 성분은 알리인이며, 으깨거나 씹었을 때 비로소 면역력 증대 효능이 있는 알리신 성분을 취하게 되는 것이다.

현재 마늘은 면역력 강화나 항응고제, 항암물질로 활용하기 위해 연구되고 있다. 그 목적이 어떤 것이든 이들 화학적 발견은 모두 고대 이집트인의 지혜로 귀결된다.

시중에는 다양한 마늘 보조제가 시판되고 있다. "냄새 없는", "숙성마늘", "알리신이 풍부한", "표준화된", "알리신 고함량" 등 솔깃한 표현들이 제품에 표기되어 헷갈리겠지만 단순하게 생각하면 된다. 다진 생마늘에 가장 가까운 제품을 찾으면 된다. 열처리를 거친 추출물은 피하는 것이 좋다. 필요 없는 성분만 가득하거나 색소가 포함된 것도 금물이다. 분말 형태 혹은 수분이 제거된 마늘 보조제가 좋다. 분말 형태 제품의 경우, 마늘을 얇게 썰어 저온 건조시키므로 마늘의 원래 상태를 보존한다. 저온 건조는 약학적 전구물질(어떤 화합물을 합성하는데 필요한 물질)인 알리인을 파괴하지 않고 유지할 수 있다. 건강 보조제를 판매하는 소매점인 '비타민샵Vitamin Shoppe'에서 찾은 솔라레이Solaray의 제품이 바로 여기에 속한다. 솔라레이 제품을 구입하는 데 드는 비용은 월 4달러면 충분하다.

솔라레이의 마늘 보조제는 FDA에서 승인한 우량제조관리기준을 준수했고, 나의 연구실에서 분석한 결과 알리인 함량이 높고 첨가제도 들어 있지 않았다.

독성에 대해서도 걱정할 필요 없다. 마늘을 많이 먹어서 죽었다는 사람은 아직 없기 때문이다. 그러나 지나치게 많이 먹으면 복통과 설사를 야기할 수 있고, 숨을 내쉴 때마다 풍기는 알싸한 냄새 때문에 배우자가 얼굴을 찌푸릴 수도 있다. 만약 쿠마딘과 같은 혈액을 묽게 만드는 항응고제를 복용하고 있다면 마늘이 그 작용을 증강시켜 혈액이 급속도로 묽어지는 원인이 될 수도 있다. 그런 경우를 제외하면 마늘은 대부분의 약물에 함유된 독성으로부터 우리 몸을 보호한다.

⊕ 효과 빠른 천연 항생제, 천심련

최근에 나는 〈컷, 포이즌, 앤드 번Cut, Poison, and Burn〉이라는 제목의 다큐멘터리 프로그램 촬영을 앞두고 몸살 감기에 걸렸다. 당황스러웠다. 카메라 앞에서, 모두가 지켜보는 현장에서 복잡한 주제에 대해 이야기를 끌어나간다는 것은 긴장되는 일이었다. 아픈 모습은 용납될 수 없었다. 자칫하면 통편집이 될 수도 있었다.

천심련은 백혈구 수를 증가시켜 면역력을 강화하고 항균 효과도 뛰어나다

몸살 증상을 빠르게 극복하기 위해 나는 망설이지 않고 지금까지 소개했던 모든 해결책을 실천에 옮기기 시작했고 그 덕분에 단 며칠 만에 회복할 수 있었다. 내가 실천한 방법을 '빠른 회복을 위한 6단계 실천'이라고 부르고자 한다.

1. 식후에 마늘과 천심련Andrographis을 고용량으로 복용한다.
2. 목의 통증을 가라앉히기 위해 서양흰버들껍질차를 마시거나 트래디셔널 메디시널Traditional Medicinals의 유기농 허브차를 마신다. 특히 이 차는 감초가 다량 함유돼 인후염을 빠르게 개선한다. 감미료가 잔뜩 든 목캔디보다 훨씬 건강하고 효과적인 치료법이다.
3. 이틀간 푹 잔다. 제대로 수면을 취하지 않으면 아픈 기간이 두 배로 늘 수 있고 생산성이 떨어지는 날도 늘 것이다.
4. 하루 한 끼는 집에서 만든 야채 및 치킨수프를 먹는다.
5. 식단에서 면역력을 떨어뜨리는 요소를 제거한다.
   a. 면역력을 약화시키는 처방약
   b. 설탕
   c. 인공감미료
   d. 글루탐산소다MSG
6. 비타민 D 수치를 증대시키기 위해 햇볕을 쬔다.

마늘과 천심련을 조합하면 질병으로부터 신속하게 회복할 수 있다. 바빠서 아플 시간도 부족한 현대인들에게는 이만한 자연 치유법도 없다. 아픈 아이들이 빨리 낫기를 바라는 부모들에게도 좋은 방법이 되어줄 것이다.

천심련은 뱀에 물린 상처, 말라리아와 이질의 치료제로 먼저 알려졌다. 혈액과 체내의 열을 배출하는 데 특히 효과적이며 폐,

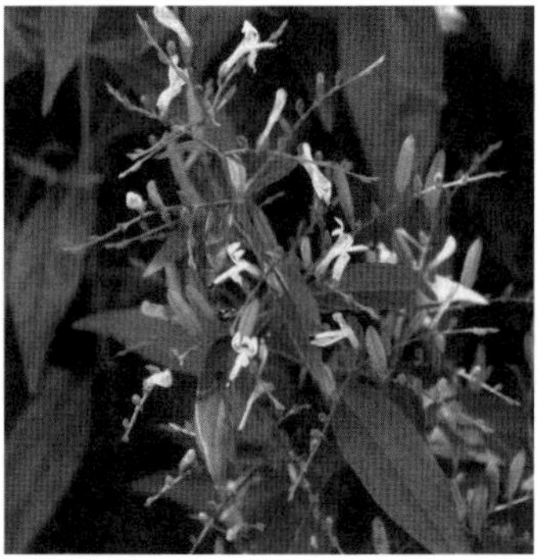

천연 항생제, 천심련

요로, 목 등의 감염과 심장질환을 치료하는 데 일반적으로 사용된다. 패혈증 인두염의 치료에도 사용할 수 있다.

거대 제약회사들이 주도한 연구 결과, 천심련에는 혈전을 제거하고 다양한 종류의 암 확산을 방지하며 면역을 강화하는 백혈구 수를 증가시키는 효능이 있음이 입증되었다. 천심련의 유효성분은 안드로그라폴라이드로 확인되었다. 특정 민족 또는 집단의 민간요법에 대한 과학적 연구를 다루는《인종약리학저널The Journal of Ethnopharmacology》은 최근 천심련이 감기 예방에 효과적이라고 알려진 황기와 에키네시아보다 더 효능이 뛰어나다는 연구 결과를 실었다. 기도 감염과 급성설사증에 천심련을 사용하면 회복 시간이 75퍼센트나 더 빠르다고 입증된 것이다. 천심련의 직접적인 항균 활동은 백일해와 폐렴을 유발하는 레지오넬라균 감염 치료에 효과를 보여주었다.(18)

천심련은 건강식품 판매점에서 손쉽게 구할 수 있는데 '츄안 신 리엔Chuan xin lian'이라는 중국어 또는 '표준 추출물 4~6퍼센트'라는 표기를 찾아보면 된다. 가격도 저렴한 편이어서 한 병당 10달러 정도면 구입할 수 있다. 일반적인 복용량은 매 식후 500~1000밀리그램이다. 공복에 복용하면 복통을 유발할 수 있으므로 반드시 식후에 복용하도록 해야 한다. 임산부 혹은 임신 계획이 있는 여성이라면 복용을 삼가야 한다.

⊕ 면역은 '선택'이다

온갖 처방약과 그것이 주는 편의에 길들여진 대부분의 사람들은 진퇴양난에 빠져 있다. 자연이 주는 면역력 강화 방법에 의존해야 하는가? 산더미처럼 쌓인 처방약에 의존해야 하는가? 해답은 그 어느 쪽도 아니다. 각자의 면역체계에 의존하는 것이 가장 중요하며 면역력을 자연스럽게 증대시키기 위해 할 수 있는 모든 수단을 동원할 때 질병에 시달리지 않고 건강하게 살 수 있다.

선천성 면역력과 적응성 면역력이라는 우리 몸의 경이로운 방화벽은 중요성이 간과되었지만 분명 실존하는 것이다. 그리고 그것이 바로 우리 몸을 보호하는 제1방어선이다. 제1선이 무너져 생명이 위협받는 상황이라면 처방약이 수명을 연장시킬 구원책이 될 수 있다. 그러나 응급상황이 아니라면 처방약은 많이 복용할수록 독성과 부작용으로 인해 약효가 상쇄된다. 제니퍼의 부모와 같은 일반인들이 고통스런 대가를 치르고 터득한 교훈이다. 바라건대, 이 책을 읽는 당신에게는 그런 대가를 치러야 일이 일어나지 않았으면 한다.

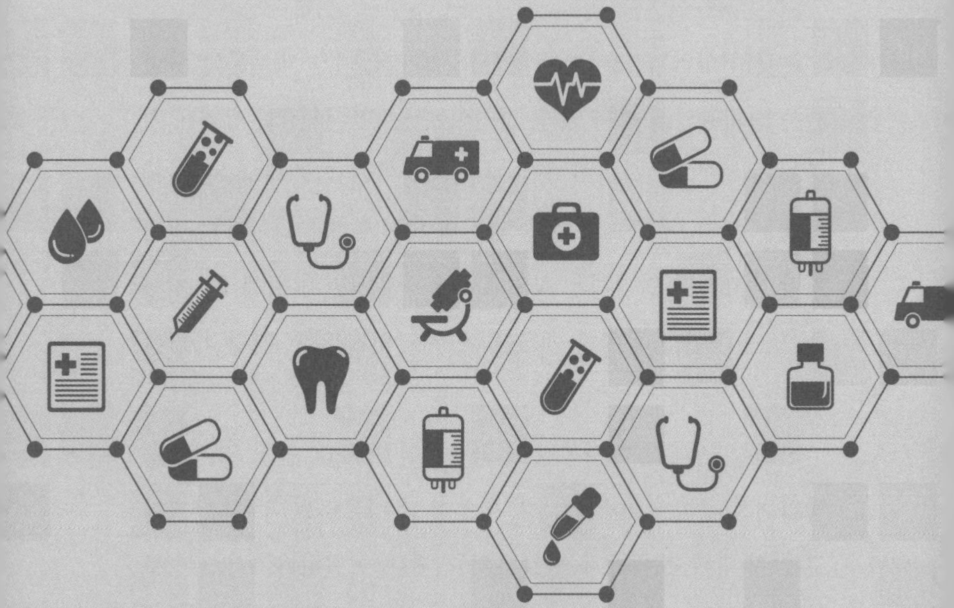

7장

자연이 준 전립선을 위한 최고의 보조제

어느 날 정신을 차려보니 쉰 살이 되어 있었다. 팡파르를 울릴 일이 결코 아니었다. 40대 중반이 넘어가면 더 이상 생일파티를 하지 않는다. 인생의 중요한 시기에 다다른 중년이 되면 무덤에 한 걸음 더 다가서는 것 같은 생일날이 더 이상 기쁘지만은 않기 때문이다.

설상가상으로 쉰 살이 넘으면 부쩍 한밤중에 일어나 화장실에 가는 일이 잦아진다. 젊었을 때만 해도 깨지 않고 여덟 시간 푹 자는 건 아무것도 아니었는데 말이다. 어딜 가든 화장실에서 너무 멀리 떨어지지 않으려고 노력하고, 골프장이나 장기 여행을 기피하는 자신의 모습을 발견할 때도 있다. 그러다 어느 날 텔레비전 광고를 보며 자신이 전립선 검진을 받아야 할 나이라는 걸 깨닫게 된다.

걱정스러운 마음으로 이제껏 미루어온 전립선 검진을 받는데, 의사는 양성전립선비대증BHP이라는 확정적 진단을 내린다.

비전문가들이 흔히 말하는 전립선비대증과 같은 것이다. 전립선비대증이 원인이 되어 요도 감염까지 발생한 것을 확인한 의사는 가장 먼저 항생제 투약을 권한다. 의사는 당신에게 머크앤컴퍼니Merck&Company가 만든 약물인 프로스카Proscar를 처방할 것이다. 그 순간이 바로 건강을 망치는 지름길이다.

처방약을 복용한 지 3주 이내에 당신은 (항생제가 원인이 된) 변비를 경험하게 될 것이다. 근육통이 목에서부터 시작되어 등을 타고 내려가고, 혈압은 위험 수준까지 떨어지고, 이따금씩 가슴이 두근거리는 심계항진 증상도 나타난다. 그렇게 3개월이 지나면 유방 확대, 생식기 수축, 성기능 저하, 시력 감퇴 등의 증상이 감기 유사 증상과 함께 나타나기 시작한다.

그쯤 되면 당신은 생각에 잠길 것이다. 다른 증상 없이 전립선비대증만 앓으면 좋겠다고 말이다.

어떤가? 솔깃한가, 아니면 너무 과장 같은가? 그렇지 않다. 해마다 많게는 1200만 명의 미국 남성들이 전립선비대증으로 고통받으며 병원을 찾고 있다. 약 1800만 명은 현재 자신이 겪는 증상이 전립선비대증이라는 것을 인지하지도 못한 채 살아가고 있다.(1)

다행히, 양성전립선비대증 환자라고 해서 위에서 언급한 극단적 결과에 속수무책으로 당할 필요는 없다. 자연이 전립선 건강을 지킬 수 있는 천연의 치료법을 제공해주기 때문이다. 이 장의 마지막 부분에서 그것이 무엇인지 알게 될 것이다. 그 전에 먼저 나이가 들면 왜 전립선비대증이 발생하는지부터 알아보도록 하자.

⊕ 나이가 들면 전립선은 왜 비대해질까?

전립선은 호두알 크기의 기관으로 사정 시 정자를 운반하는 액체를 분비하며 방광 아랫부분에 위치한다. 소변은 방광으로 모이고 방광이 가득 차면 소변이 마려워진다. 그러나 나이가 들어 전립선이 부어오르면 소변이 마려운 느낌이 잦아지고 급한 요의를 느낀다. 원인은 두 가지다.

- **좁아진 요도** : 비대해진 전립선이 소변이 지나는 요도를 눌러 소변을 시원하게 볼 수 없고 방광에 잔존 소변이 남게 된다. 좁아진 요도는 소변을 체외로 배출하는 방광을 더 강하게 수축시킨다.
- **방광 수축** : 방광 수축이 반복되면 방광 근육은 점점 두꺼워지고 민감해진다. 방광에 모인 소변이 소량임에도 불구하고 수축 현상이 시작되고, 이것은 소변을 더 자주 보게 되는 원인이 된다.

전립선의 성장 단계

전립선은 일생동안 몇 번의 단계에 걸쳐 불균형적으로 크기가 커지는 특이한 기관이다. 첫 번째 성장 단계는 출생 이전에 완료되며 이 시기 전립선의 평균 중량은 1.5그램이다. 두 번째 성장 단계는 사춘기 초기에 발생하며 평균 중량은 11그램으로 증가한다. 세 번째 성장 단계는 20대 중반이며 평균 중량은 대략 18그램으로 증가한다.

또 다른 성장 단계는 50대에 이르러 시작되며 대체로 이 시기에 문제가 발생한다. 70대에 이르면 전립선은 최대 크기로 비대해지고 중량도 평균 31그램까지 늘어난다.

전립선비대증의 초기 증상

미국국립당뇨소화기신장질환연구소National Institute of Diabetes and Digestive and Kidney Diseases에 따르면 전립선 문제는 대부분 남성의 연령이 40세에 이르렀을 때 시작되며, 50세가 되면 매우 흔한 질병이 된다. 60세 이상 남성의 50퍼센트가 전립선비대증을 앓고 있다. 연령이 80~90세에 이르면 그 비율은 90퍼센트까지 올라간다.[(2)] 지금 당장 전립선 문제가 없더라도 통계가 말해주듯 나이 들수록 발병 가능성이 높아진다는 말이다.

전립선이 비대해지면 소변의 흐름이 약해지고 갑자기 소변이 마렵기도 하며 방광을 비우는 일이 힘들어진다. 소변을 보는 횟수가 증가하고 배뇨 후 지림 증상이 나타나며 소변을 보는 중 통증을 느끼거나 한밤중에 요의를 느껴 몇 번씩 일어나게 된다. 이런 증상들을 무시해서는 안 된다. 일단 이런 증상이 시작되면 대개의 경우 나아지기는커녕 악화될 가능성이 크다.

전립선비대증의 원인

나이가 들면 우리 몸의 호르몬 지능은 서서히 망가진다. 그러나 전립선비대증은 신체 노화에 따른 자연스러운 퇴화 현상이라기보다는 생활습관이 누적된 결과라고 봐야 한다. 과도한 설탕 섭취, 충분치 못한 영양소 논리 때문에 발생할 확률도 굉장히 높다. 남성호르몬 수치가 떨어지고 여성호르몬이 급격히 상승하면 전립선은 디하이드로테스토스테론DHT과 같은 남성호르몬 대사산물에 더욱 민감해진다. 바로 이것이 비대증의 원인이다.

⊕ 발기 부전을 부르는 전립선 처방약

알파차단제로 불리는 약물은 전립선비대증의 증상을 관리하기 위해 처방하는 가장 일반적인 치료제이다. 전립선 주변 근육을 이완시킴으로써 요도에 가해지는 압력을 저하시키는 알파차단제는 대개의 경우 소변의 흐름을 개선하는 효과가 있다. 흔히 발생하는 부작용으로는 위장 장애, 코막힘, 투통, 어지러움, 피곤함, 혈압 저하, 사정 장애 등이 있다. 알파차단제에는 카두라Cardura, 플로맥스Flomax, 하이트린Hytrin, 유로자트랄Uroxatral 등이 포함된다.

5알파 환원효소 억제제라고 불리는 또 다른 유형의 약물도 전립선비대증의 처방약으로 사용된다. 체내 DHT의 양을 감소시켜 전립선을 축소시키도록 고안된 이 약물은 효과적인 증상 완화를 느끼기까지 3개월에서 6개월의 시간이 소요된다. 부작용에는 발기부전, 성욕 감퇴, 정자의 수량 감소 등이 포함된다. 쉽게 말하자면 남성호르몬 대사산물이 줄어 몸 자체가 젊은 여성으로 전환되는 과정이 진행되는 것이다. 아보다트Avodart와 프로스카 등이 5알파 환원효소 억제제들이다.

알파차단제와 5알파 환원효소 억제제 같은 약물 치료 외에도 전립선비대증을 치료하는 방법에는 여러 가지가 있다.

- **극초단파와 열 요법** : 극초단파와 열을 이용해 전립선비대증 증상을 감소시키는 외과적 치료
- **경요도적 전립선 절제술** : 비대해진 전립선 조직을 제거하는 수술 치료법
- **레이저 치료법** : 고에너지 레이저를 사용해 비대해진 전립선 조직을 제거하는 치료법

외과적 수술을 통해 전립선비대증을 해결할 수는 있으나 불행하게도 수술 과정에서 전립선을 지나는 신경이 함께 제거되는 문제가 종종 발생한다. 그것은 수술을 받은 남성 환자의 성생활이 의도치 않게 갑자기 끝나버리는 것을 의미한다. 상당수의 남성이 솔깃해할 만한 방법은 아닐 것이다.

전립선비대증뿐 아니라 전립선의 암세포를 절제하는 수술 역시 수많은 문제를 야기하는 촉매제와 다름없다. 대개의 경우 수술로 인해 발생하는 부작용은 치료하고자 하는 질병보다 더 나쁜 결과를 초래한다.

자신의 전립선이 전자레인지 안에서 돌아가는 부리토 취급을 받길 원치 않는다면, 신체 일부가 칼로 싹둑싹둑 잘려나가는 것을 원치 않는다면, 혹은 시선이 닿지 않는 곳에 레이저광선이 쪼여지는 것이 싫다면 천연의 비외과적 대안을 고려해보기 바란다.

대개의 경우 수술로 인해 발생하는 부작용은 치료하고자 하는 질병보다 더 나쁜 결과를 초래한다

⊕ 나이 들어도 팔팔한 전립선의 비결, 소팔메토

지난 수십 년 동안 유럽의 의사들은 양성전립선비대증과 하부요로증상을 치료하기 위해 다양한 식물 기반 제품을 정기적으로 사용해왔다. 미국 내에서 약초를 원료로 하는 생약제제의 판매 제한이 없어진 1990년대 초반 이후부터 소팔메토, 베타시토스테롤, 피지움, 호박씨오일 추출물 등이 천연 치료제로 시중에 판매되고 있다. 기존 치료법과 달리 이들 보조제는 호르몬의 균형을 원래대로 바로잡는 치료 방식이다.

소팔메토saw palmetto는 전립선비대증 치료에 가장 널리 사용되는 천연 보조제로 소팔메토 관목의 완숙된 열매로부터 추출물을 얻는다. 연구 결과, 소팔메토는 전립선이 비대증 원인으로 작용하는 호르몬에 민감하게 반응하지 않도록 보호하는 기능

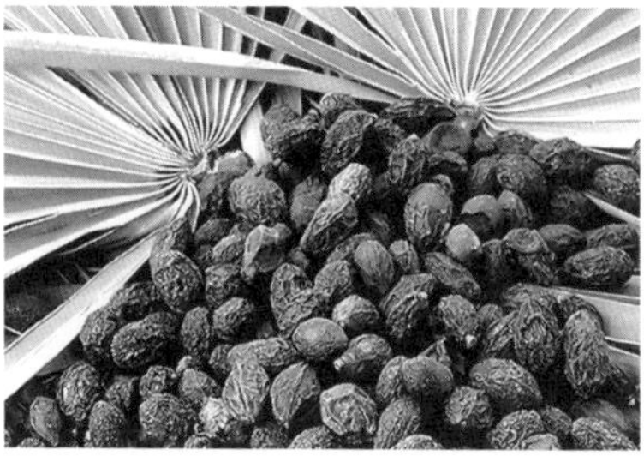
소팔메토 관목의 열매

이 있으며, 환자들 사이에서 가장 성가신 증상으로 꼽힌 야간 배뇨 횟수를 줄이고, 전립선비대증의 모든 주요 증상을 해소하는 데 효과적인 것으로 나타났다.(3) 소팔메토는 5알파 환원효소와 젖분비호르몬 인자를 함유한 덕분에 전립선의 성장을 늦추거나 중단시키며 여성호르몬 염증성 효과도 있는 것으로 추정된다.(4)

소팔메토 추출물의 인기는 입증된 안전성과 내성 때문이기도 하다. 놀라울 만큼 부작용이 없는 데다 성기능 측면에서도 유해성이 사실상 없다. 성기능 저하는 알파차단제인 플로맥스, 5알파 환원효소 억제제인 프로스카 등의 약물로 전립선비대증을 치료할 때 흔히 나타나는 부작용이다. 소팔메토의 장기 복용으로 부작용을 겪었다는 사례 또한 찾을 수 없다.

1년 동안 진행된 무작위 임상시험 보고서가 2002년 학술지 《유럽비뇨기학European Urology》을 통해 발표되었다. 50~85세 사이의 전립선비대증 환자 811명을 모집하여 소팔메토 추출물과 처방약 플로맥스의 하부요로증상 치료 효과를 비교한 실험이었다. 그 결과 소팔메토는 플로맥스에 비해 월등히 우월한 효과가 있는 것으로 나타났으며 부작용도 없었다.(5)

인간이 소팔메토의 혜택을 취한 증거는 수 세기를 거슬러 올라가 플로리다 지역의 토착 원주민 사회에서도 찾을 수 있다. 그들은 나무 열매를 주요 식품 공급원으로 삼았으며 부족의 주술치료사가 사용한 약초들 중에는 소팔메토가 포함되어 있었다.

> **소팔메토 추출물은 야간 배뇨 횟수를 줄이고 전립선비대증의 모든 주요 증상을 해소시킨다**

소팔메토의 효능은 풍부한 지방산과 피토스테롤, 그중에서도 특히 베타시토스테롤로부터 유래된 것이다.

베타시토스테롤은 전립선비대증 치료에 효과가 뛰어난 항산화제이자 항암효과가 있는 식물 성분이다. 아보카도, 캐슈, 구기자, 쌀겨 등에 함유되어 있는데, 전립선 비대를 유도하는 남성호르몬 대사물질인 DHT를 제거하는 기능을 한다. 베타시토스테롤이 함유된 음식을 섭취하면 전립선 선종(종양)과 암을 유발하는 호르몬물질인 프로스타글란딘의 생성을 억제하는 데 도움이 된다.[6]

의학저널《란셋》을 통해 발표된, 전립선비대증 환자 200명을 대상으로 이중맹검법을 적용한 위약 대조 연구 결과, 베타시토스테롤이 소변의 흐름을 개선하고 방광에 잔존하는 소변의 양을 감소시킨 것으로 나타났다.[7]

피지움Pygeum은 아프리카 자두나무의 껍질 추출물이다. 각종 미생물과 해충으로부터 식물을 보호하는 식물 고유의 화학물질 피토케미칼을 함유하고 있으며, 특히 항염증성 활동을 하는 우르솔릭산과 올레아놀산을 함유하고 있다. 이들 산성물질은 전립선에 있는 실핏줄과 모세혈관을 강화시켜 혈액의 흐름을 증대하고 독소를 제거하는 작용도 한다. 또 다른 유효 구성성분은 페룰 에스테르로 불리는 지방산의 집단이다. 이 지방산은 젖분비호르몬의 수치를 떨어트리고 전립선의 콜레스테롤 수치 상승을 막는다. 또한 남성호르몬과 그보다 활동적인 DHT 간의 결합 부위를 감소시켜 전립선이 커지는 것을 억제한다.

학술지 《최신치료연구Current Therapeutic Research》에는 25년간 2262명의 환자를 임상시험한 보고서가 실렸다. 이 보고서에 따르면 아프리카 매화나무Pafricanum 껍질 추출물이 전립선비대증 증상 완화에 효과가 뛰어나고 특히 내성이 좋은 천연 치료제라고 밝혔다.(8)

호박씨오일 역시 전립선비대증 환자에게 적용할 수 있는 인증된 치료법이기도 하다. 과학자들은 호박씨오일에 델타-7-스테린delta-7-sterine 유효성분이 다량 포함되어 있다는 것을 발견했다. 이 성분은 전립선의 비대를 억제하는 수용체를 두고 디하이드로테스토스테론과 특정적으로 경쟁을 벌이는 스테로이드 성분이다.

소팔메토와 호박씨오일은 전립선비대증을 효과적으로 치료하기 위한 두 번의 이중맹검법 연구에 함께 사용된 적이 있다. 연구 결과, 호박씨오일 추출물은 방광과 요도의 기능을 향상시킨 것으로 확인됐다. 연구진은 호박씨에 함유된 아연과 유리지

방산 그리고 식물 스테롤 성분이 전립선비대증 환자의 치료에 특효를 나타낸다고 의견을 제시했다.[9]

토마토나 당근처럼
리코펜 함량이 높은 식품은
전립선암 발병률을 최대
45퍼센트까지 감소시킨다

잘 익은 토마토 등에 존재하는 일종의 카로티노이드 색소인 리코펜 또한 전립선 암세포의 성장을 억제하는 것으로 밝혀졌다. 하버드대학교 연구진들이 6년간 5만 명의 남성을 대상으로 연구한 결과, 토마토나 당근처럼 리코펜 함량이 높은 식품을 섭취할 경우 전립선암 발병률이 최대 45퍼센트까지 감소하는 것으로 나타났다. 항산화제로서 리코펜은 전립선암뿐만 아니라 여타의 암 발병 원인인 활성산소를 무기력하게 만드는 데 일조한다.

⊕ 천연 전립선 보조제를 먹는 법

두려움에 떠밀려 거대 제약회사의 무책임한 약물 선전에 걸려들지 말기를 바란다. 전립선 건강을 되찾고자 한다면 우선 영양소 논리와 천연 치료법을 시도해볼 것을 권한다. 소팔메토는 퓨리탄스 프라이드Puritan's Pride에서 구입할 수 있다. 이 브랜드의 소팔메토 450밀리그램 제품에는 인공색소, 인공감미료, 설탕, 우유, 락토오스, 글루텐, 밀, 효모, 나트륨 중 어느 것도 포함되어 있지 않다. 나의 독립적인 연구소에서 분석한 결과, 불순물이나 과도한 충전재도 없는 것으로 나타났다. 내 웹사이트에 공개한 분석보고서에서도 이를 확인할 수 있다.

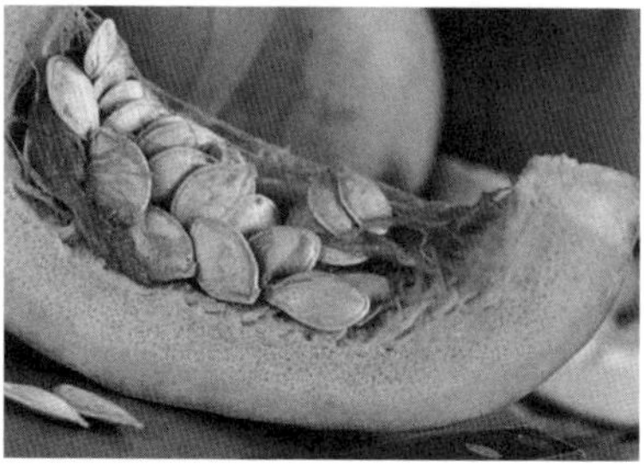

전립선비대증 치료에 특효가 있는 호박씨

약간의 비용을 더 투자해 지엔씨GNC의 남성을 위한 소팔메토 제품을 복용하면 전립선 건강에 필요한 다양한 성분을 한꺼번에 섭취할 수 있다. 지엔씨 제품에는 소팔메토 열매에서 추출한 세레노아 레펜 추출물과 호박씨, 리코펜, 산화아연, 피지움 껍질 등의 성분이 함유되어 있다. 하루 한 알 간단한 섭취로도 전립선 건강을 지킬 수 있다는 말이다. 지엔씨 제품 또한 인공색소, 인공감미료, 설탕, 우유, 락토오스, 글루텐, 밀, 효모, 나트륨이 포함되지 않았으며 불순물이나 과도한 충전재도 없었다. 내 웹사이트에 공개한 분석보고서에서도 확인해볼 수 있다.

소팔메토는 독성이 없다. 참고자료로 많이 사용되는《약초, 약물 그리고 영양학적 상호작용 편람Herb, Drug, and Nutrient Interactions Manual》에는 "약물 대사체계에서 소팔메토와 처방약 사이에 상호작용이 발생했다고 보고된 바 없다"는 기록이 있다. 다행히 이 천연 치료법은 기존 해독 효소의 작용을 가중시키지 않으므로 일반적인 처방약과의 부정적 상호작용도 없다는 것이다.

⊕ 100세까지 활기차고 건강하게

점점 비대해지는 전립선을 원래 그런 것이겠거니, 하고 수용할 필요도 없고 나이가 들어간다는 이유만으로 약해지는 몸에 속수무책일 필요도 없다. 실제로 90세까지 거뜬히 살아 있으면서 건강까지 양호하게 유지하는 사람이 많다. 어떻게 하면 그렇게 살 수 있을까? 그들이 영양소 논리의 비밀과 호르몬 지능을 견제하는 방법을 터득한 덕분이다.

제시 개럿Jessie Garratt은 102세의 나이로 사망할 때까지 건강하고 활기찬 삶을 산 본보기다. 그녀는 83세 때 일본 일주여행을 다녀왔고, 해마다 3개월간 순례여행을 즐겼으며, 90세에는 자신의 회고록을 완성해 생애 처음으로 책을 출판했다. 90대 중반에도 나폴리와 플로리다로 순례를 다녀왔다. "돌아가시기 전까지 어머니께서 정기적으로 복용한 유일한 약물은 녹내장 치료를 위한 안약이 전부였습니다." 그녀의 딸이 한 말이다.

개럿을 비롯해 오랫동안 건강하게 살았던 사람들은 우리의 성취 기준을 높여놓았다. 이것은 유전적인 요인 때문이 아니라 비범한 감각 때문에 가능했다. 이 책에서 안내하는 건강 원칙과 보조제를 복용하면 점점 더 많은 사람들이 제시처럼 고령까지 장수하며 건강하고 활기차게 살아갈 수 있을 것이다.

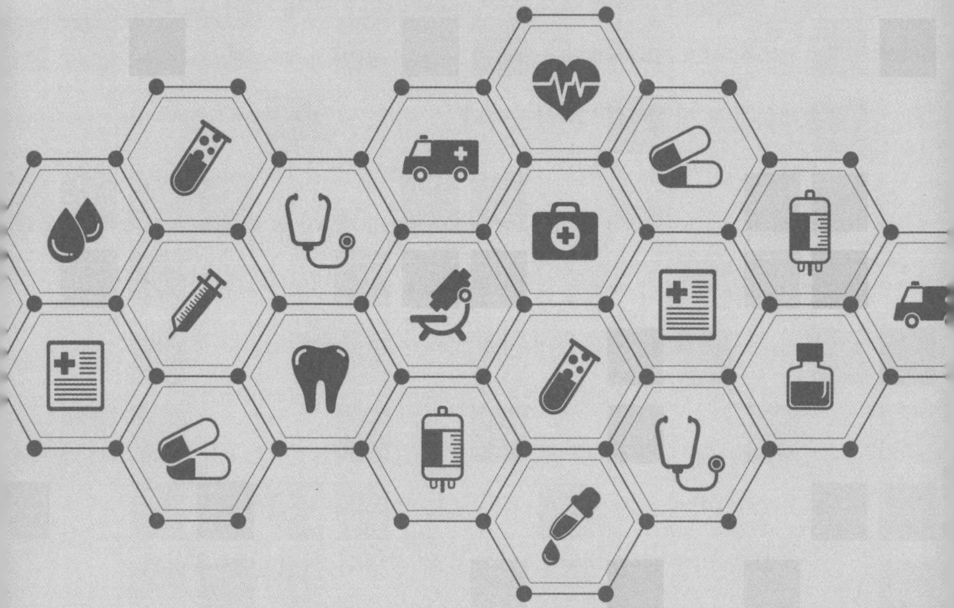

8장

색소를 보강해 시력을 되살리는 항산화물질

척 스톡데일Chuck Stockdale은 세계적으로 명성이 높은 곡예비행사이다. 그의 비행 경력은 25년이 넘는다. 그중 대부분은 에어쇼의 곡예비행사로 활동했다. 곡예비행사는 예민한 시력, 특히 시속 720킬로미터로 지상 6미터 지점에서 거꾸로 비행할 때는 날카로운 시력이 필수다. 수년 동안 척은 자신의 시력에 대해 그리 걱정해본 적이 없었다. 이륙하기 전 자신의 비행 헬멧 차양에 얼룩이 묻어 있지 않은지 확인하는 정도가 고작이었다. 그러나 지금 그는 자신의 시력에 대해 몹시 염려하고 있다.

비행신체검사는 비행사들이 3년마다 하는 정기검진이다. 신체검사에는 시력검사도 포함된다. 연방항공청FAA은 조종사들의 색 식별 능력과 주변 시야 그리고 전반적인 시력이 우수한 상태로 유지되길 원한다. 그래야 조종사 본인은 물론 그들이 조종하는 비행 기체가 누군가의 거실로 떨어지는 일이 없지 않겠는가.

20대의 척은 시력검사를 통과하는 데 아무런 문제가 없었다.

그러나 30대 후반에서 40대에 이르자 작은 글자들을 읽을 때 눈을 찌푸리기 시작했다. 최근 50세를 넘긴 척은 예리한 시각을 상실하기 시작했다. "시력검사에 통과하지 못하면 어떻게 될까 고민하기 시작했어요." 척은 이렇게 고백했다. 그는 연방항공청 기록에 자신의 시력 상태를 알리는 경고 신호가 나타날까봐 두려웠다. 그러나 그보다 더 두려운 일은 곡예비행사로서의 재능을 통째로 잃어버리는 것이었다.

신체검사 장소에 도착하자 척에게 소변을 채취해오라는 지시가 떨어졌다. 자신의 소변을 간호사에게 전달한 후 척은 시력검사표를 마주보고 위치를 잡았다. 큰 글자들은 어려움 없이 지나갔다. 그러나 작은 글자들을 읽어야 하는 순간이 다가오자 그는 자신에게 심각한 문제가 있음을 깨달았다. 척은 그때의 당황스러움을 이렇게 묘사했다.

"나는 그 자리에 그냥 서 있고 간호사는 나를 뚫어져라 쳐다보고 있었어요. 내가 제일 아래에서 두 번째 줄 글자를 읽어내려고 애쓰고 있을 때 간호사는 발로 바닥을 짜증스럽게 탁탁 치고 있었습니다. P, K, U, E, O, B 그리고…… 침묵이 흘렀죠. 내가 안간힘을 쓰는 동안 족히 2분은 흘렀을 겁니다. 간호사가 다시 시도해보라고 말했어요. 또다시 침묵이 흘렀고 어림짐작으로 글자를 맞춰보려 시도해봤지만, 결국 간호사에게 돋보기안경을 건네받았고, 그제야 시력검사를 마칠 수 있었습니다."

검사장을 나서며 자신의 검사기록을 받아든 척은 기록지 하단에서 이전에는 한 번도 본 적 없는 문구를 발견했다. "제한: 피검사자는 근거리 시력 확보를 위해 안경 착용이 필요함." 이제 그의 제한적 시력이 연방항공청 기록에 남게 되었다. 그러나 척이 시력으로 고통받는 일은 이번이 마지막이 될 것이다. 내가 시력 감퇴를 호전시킬 방법을 알려주었기 때문이다.

⊕ 시력을 잃고 있는 현대인들

현대 사회는 과거 그 어느 때보다 시력 감퇴를 경험하는 사람의 수가 증가하고 있다. 사람들은 시력이 거저 지켜지는 것으로 착각한다. 혹시 자신의 소중한 시력을 지키기 위해 노력해본 적이 있는가? 있다면 언제였는가?

대다수의 사람들은 뭔가 잘못되었다는 것을 깨닫는 순간까지 시력에 대해 깊이 생각하지 않는다. 시력에 문제가 생겼다고 깨달은 순간은 이미 너무 늦어버린 뒤일 때가 많다. 사실 대부분의 실명은 절반은 예방할 수 있었다. 충분히 예방 가능한데도 불구하고 시력 손실로 고통받는 사람의 수는 미국뿐만 아니라 전 세계적으로 증가 추세다.

시력 손실은 중요한 공중보건 문제가 되었다. 2020년까지 실명 혹은 시력 감퇴를 겪는 사람은 550만 명에 이를 것으로 예측된다. 국립안구연구소National Eye Institute의 후원으로 이루어진 연구에 따르면, 실명이나 시력 저하는 연령 40세 이상의 미국인

330만 명, 다시 말해 28명 중 한 명의 삶에 영향을 미치고 있다.[1]

인구가 고령화되면서 일부 사람들은 밝은 조명을 달거나 스마트폰 폰트 크기를 확대하는 등 시들어가는 시력을 보완하기 위해 여러 시도를 하고, 그마저 소용없으면 돋보기안경을 구매한다. 돋보기를 끼는 것보다 더 안 좋은 상황은 안과 의사를 찾아가 렌즈를 처방받거나 외과적 수술을 받는 것이다. 이들 중 어느 것도 시력 감퇴의 발생 원인을 직접적으로 해결하지 못한다. 그리고 이 중 어느 것도 제1방어선으로 사용되어선 안 된다. 비용도 저렴하면서 더 안전하고 효과적인 비외과적 치료 방법이 존재하기 때문이다.

실명 환자는 전 세계적으로 증가 추세다. 2020년까지 실명 또는 시력 손실을 겪는 사람은 550만 명에 이를 것으로 예상된다

시력 감퇴는 노화로 인한 불가피한 현상이 아니다. 시력 향상을 위한 극단적 방법에 의지하기에 앞서 이 책에서 소개하는 눈 속 '색소'를 강화시키는 영양소 논리를 터득하기 바란다. 색소는 눈을 보호하는 항산화제 및 광필터의 기능을 수행한다. 영양소 논리를 적용해 시각의 구조를 보존함으로써 노화와 연관되어 발생하는 시력 감퇴, 백내장, 녹내장 등을 극복할 수 있다. 당뇨병성 신경변증이 원인이 되어 시력 상실에 이르는 진행 과정도 늦출 수 있다.

⊕ 눈, 놀라운 광학 시스템

인간은 누구나 한 쌍의 광학적 기적을 장착한 채 세상에 나온다. 현존하는 그 어떤 광학 시스템보다 훨씬 앞선 기술이 적용된 놀랍고도 경이로운 시력 말이다. 먼 은하계까지 들여다본다는 허블망원경조차 인간의 눈에 적용된 기술에 비하면 무색해진다.

어떤 광학 시스템이든 빛이 없으면 아무것도 볼 수 없다. 우리의 시력 또한 주변 사물에 부딪혀 튕겨 나온 빛줄기들이 각막에 도달하는 것에서부터 시작된다. 각막에 빛이 도달하면 동공이 전달되어야 할 빛의 양을 조절한다.

각막을 통과한 빛은 유리체라고 하는 투명하고 말랑말랑한 덩어리를 지나게 된다. 유리체를 통과하는 빛의 여정은 레이저처럼 정밀한 안내를 받으며 망막에 이른다. 망막은 빛의 입자들이 한 곳에 모인 후 전기신호로 전환되는 지점이다. 전환된 전기신호가 뇌로 전달되어 비로소 주변의 사물을 인지하게 되는 것이다. 이런 해석 과정은 망막에 있는 복잡한 광수용기 덕분이다. 사진과 영상을 수용하고 기록하는 광수용기의 능력은 캠코더와는 비교할 수 없을 정도로 월등하다.

광수용기는 추상체와 간상체라는 두 가지 종류가 있으며 각각 다른 기능을 수행한다. 대략 600만 개에 달하는 추상체는 밝은 곳에서 색깔을 구분하여 기록하고, 약 1억 2500만 개의 간상체는 어두운 곳에서 흑백을 구분하여 기록한다. 이들은 밤하늘

> 인간의 눈은 한 쌍의 광학적 기적을 장착한 경이로운 시스템이다

의 별이 발산하는 희미한 빛줄기에도 반응할 정도로 민감하게 작동한다.

추상체와 간상체에 의해 수집된 빛의 정보는 시신경을 통해 뇌로 전달된다. 뇌는 정보의 해독과 처리 과정을 통해 우리 주변을 둘러싼 세상을 패턴으로 인식한다. 이런 과정이 없다면 우리는 빨간불이 켜진 횡단보도를 무단으로 건너고, 도무지 어울리지 않는 색깔의 옷을 입고 다닐 것이며, 삶의 아름다움과 오묘함을 놓치며 살게 될 것이다.

⊕ 중년에 찾아오는 여러 가지 안질환

크레용에 갖가지 색깔이 있는 것처럼 눈에도 다양한 종류의 색소가 있다. 눈에 색소가 부족해지면 추상체와 간상체의 기능이 상실된다. 그중 가장 지배적인 것이 추상체에 있는 황색 색소 루테인과 제아잔틴, 메소-제아잔틴이다. 로돕신•과 크산토필•이라고 부르는 색소도 있다. 일반적으로 눈의 질환은 눈의 구조 또는 이들 색소 중 어느 한 가지가 손상되거나 격감할 때 발생한다.

•**로돕신** 망막의 간상체의 세포막에 있는 붉은 보라색의 광(光) 감각 색소 단백질
•**크산토필** 엽록체 안에 엽록소와 함께 존재하는 누런색의 색소

노인성황반변성

> **눈에 색소가 부족해지면 추상체와 간상체의 기능이 상실되어 여러 가지 안질환이 찾아온다**

망막은 평생 동안 빛에 의해 지속적으로 손상을 입는다. 젊을 때에는 망막색소상피세포가 손상된 시세포의 원반을 지속적으로 교체하지만, 나이가 들면 이런 작업들이 원활하지 못하게 되어 노인성황반변성AMD이 찾아온다.

황반변성은 건성 AMD와 습성 AMD 두 가지 형태로 나타나는데, 건성 AMD가 일반적인 형태이다. 망막에 있는 빛을 감지하는 세포 아래에 노폐물인 드루젠이 쌓이고 시각세포가 위축되는 것을 건성 AMD라고 하고, 이러한 위축성 변화가 진행되다가 어느 순간 드루젠 사이로 신생혈관이 발생하는 것을 습성 AMD라고 한다.

습성 AMD는 드물게 나타나지만 훨신 치명적이다. 망막 아래에 신생혈관이 자라나면 출혈 또는 파열 현상이 일어나 망막의 여러 세포를 파괴하고, 시야가 왜곡되며, 반흔 조직이 생기는 원인이 된다. 모든 습성 AMD 환자는 말기로 간주한다.

AMD는 서서히 진행되는 질병으로 50세 이하인 사람들에게 발병하는 경우는 매우 드물다. 다시 말해, 오랜 기간에 걸친 영양소 결핍, 아마도 항산화 영양소가 부족한 식단을 장기간 지속할 때 누적적으로 손상이 발생한다는 의미다. 항산화 영양소의 결핍은 활성산소에 의한 손상과 망막의 빛 감지 세포에 유해한

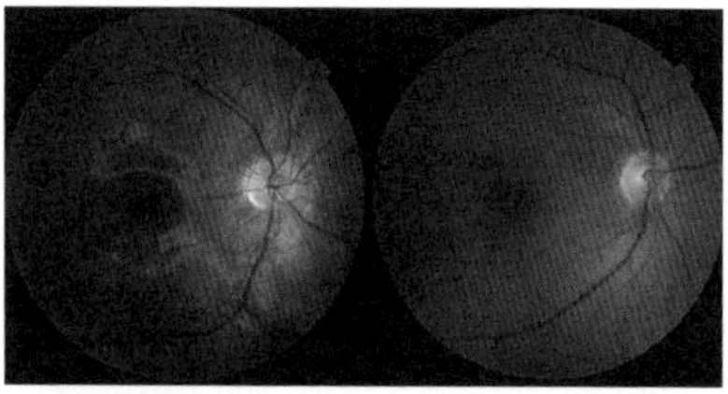

노인성황반변성이 진행된 망막

결과로 이어진다. 결국 지방 축적물, 위축 혹은 출혈 등이 동반되는 염증으로 발전하는 것이다.

AMD는 중심 시야의 손상을 야기하는 경우가 많기 때문에 미국에서 노인들이 법적 시각 상실과 시력 장애로 판정받는 가장 흔한 원인이다.

백내장

백내장은 눈 속 수정체에 혼탁이 온 상태를 말한다. 크기와 위치에 따라 다르지만 정상 시야를 간섭할 수도 있다. 추운 날씨에 카메라 렌즈가 뿌옇게 흐려지는 것처럼 눈 속 렌즈, 즉 수정체가 빛을 처리하지 못하거나 초점을 맞추지 못해 시야에 혼탁이 발생하는 것이다.

백내장은 수정체를 형성하는 단백질이 덩어리로 뭉쳐졌을 때 발생한다. 이 단백질 덩어리가 빛의 통과를 막는 차단제로 작용하고 그 결과 시력을 상실하게 만든다. WHO에 의하면 전 세계적으로 실명 원인 중 가장 큰 비중을 차지하는 것이 바로 백내장이다.

대부분의 경우 백내장은 노화와 함께 발병한다. 일부에서는 백내장이 자외선에 평생 동안 노출된 결과 발생하는 질병 혹은 흡연이나 음주 등과 같은 생활 습관적 요인과 연관되어 발생한다는 이론을 제시하고 있다. 물론 그런 것들도 요인이 될 가능성이 있지만 나는 장기간 지속된 영양소 결핍이 백내장의 주요 발병 원인이라고 확신한다.

단백질이 한 덩어리로 뭉치는 것은 비타민 C, 셀레늄, 비타민 E, 글루타티온, 카로티노이드 등 항산화물질의 수치가 낮은 것과 연관이 있음을 보여준 연구 결과도 있다.(2) 항산화물질 부족으로 주름이 생기면서 피부가 노화되는 것처럼 이들 항산화물질은 단백질의 구조가 무너지지 않도록 유지하는 데 기여한다. 더 많이 먹을수록 망막이 더 건강해질 수 있는 이유도 여기에 있다.

> **항산화물질은 눈 속 단백질 구조가 무너지지 않도록 유지해준다**

백내장의 치료에는 흐려진 수정체를 수술적 방법으로 제거하는 방법도 포함된다. 원래 가지고 있던 수정체를 제거하고 인공 안구 내 렌즈를 이식하는 것이다. 대부분의 수술이 그렇듯 백내장 수술 또한 원인을 모른 채 증상만 치료하는 대증요법이므로 진정한 치료라고 보기 어렵다. 증상의 원인을 치료할 수 있는 것이 바로 영양소 논리다.

녹내장

'시력의 좀도둑'이라고도 불리는 녹내장은 미국 내에서 실명의 가장 일반적 원인이다. 녹내장이 특히 음흉한 이유는 말기로 진행될 때까지 별다른 통증이 없기 때문이다. 이런 이유로 녹내장 환자의 대다수가 자신의 눈이 심각한 위험에 처해 있음을 재빨리 인지하지 못하는 경우가 많다. 녹내장은 눈을 통해 들어온 시각정보를 뇌에 전달하는 케이블 역할을 하는 시신경 세포를 점진적으로 죽게 만든다. 오랜 기간에 걸쳐 서서히 발생하는 질병이라는 얘기다.

대다수의 녹내장 환자들은 안압이 정상 한계치를 초과하여 상승하는 증상을 보인다. 안압 상승을 발견했을 때 대부분의 안과전문의들은 더 나은 식단과 운동을 권하는 대신 상태가 더 나빠질 때까지 단순히 지켜보기만 한다. 그러다 어느 시점이 되면 안압을 안정화시키기 위한 안약을 처방하고, 이때 환자들은 남은 일생 동안 이 안약을 계속 사용해야 한다는 말을 듣게 된다. 과연 그런 약물은 정말 필요한 것인가?

한 연구 결과에 의하면 녹내장 환자가 3개월 동안 주 5회 40분간 빠르게 걷는 운동을 지속하면 안압을 약 2.5밀리그램 감소시킬 수 있다고 한다.(3) 이와 같은 실질적인 안압 감소의 결과는 혈액순환의 향상에 기인할 가능성이 높다.

노인성 안질환의 대부분은 어떤 측면에서는 혈액순환과 연관되어 있기 때문이다. 혈액의 공급이 원활하지 않으면 충분한 산소와 필수영양소가 눈의 조직으로 전달되는 것을 저해한다. 그러면 노폐물 제거가 이루어지지 않아 최종대사산물이 축적되어 세포에 손상을 가하게 되는 것이다.

대부분의 녹내장은 블루베리 추출물과 같은 천연 보조제를

노인성 안질환의 대부분은 혈액순환과 연관되어 있다

활용해 조절 가능하며 시력 상실의 속도를 늦추거나 중단시킬 수 있다. 이 천연 보조제는 망막 혈관을 온전하게 유지하고 콜라겐을 안정화시키며 혈액순환을 개선하는 데 기여하는 안토시아노사이드를 열다섯 가지 이상 함유하고 있다. 블루베리 추출물과 대여섯 종류의 강력한 보조제를 조합하면 바로 이 장의 마지막 부분에서 소개할, 강력한 천연 치료제가 된다.

당뇨병성망막증

당뇨병성망막증은 당뇨 환자들이 흔히 겪는 합병증으로 눈 속에 있는 미세 혈관에 영향을 미친다. 혈당이 과도하게 높으면 망막 혈관이 손상되거나 출혈이 발생할 수 있고, 시간이 지나면 결국 혈관이 막혀 시력이 감퇴할 수 있다.

미국질병통제예방센터는 1030만 명의 미국인이 이미 당뇨병 진단을 받았으며, 진단을 받지 않은 약 540만 명의 예비 당뇨 환자들도 당뇨 환자들처럼 시력 손상 대열에 합류하기 위해 대기 중인 것으로 추정하고 있다.

많은 안과전문의들은 시력 상실의 위험을 상쇄하기 위한 방편으로 광응고술 같은 레이저 치료법을 제안할 것이다. 심지어 출혈이 발생한 혈관을 완전히 파괴하는 국소적 광응고술까지 권할지도 모른다.

나의 개인적인 생각일 수도 있으나 눈 속에 있는 혈관을 파괴하는 것은 그리 좋은 치료법은 아니다. 애초에 엄청난 양의 경화유와 정제 설탕을 먹지 않았더라면, 매일 아스피린을 삼키지 않았더라면 혈관에서 피가 새어나올 일은 없었을 것이다.

레이저 광선을 넓은 범위에 흩뿌리는 또 다른 종류의 광응고술도 있다. 이 방법은 비정상적인 혈관을 통제하기 위해 매우 많은 레이저 광선을 안구에 조사하게 된다. 이런 치료법들이 당신의 귀를 솔깃하게 만드는가? 그렇지는 않을 것이다. 자신의 눈알에서 우주 전쟁이 일어나길 원치 않는다면 영양소 논리의 활용, 설탕 섭취 중단, 그리고 10장에서 소개할 당뇨병을 이기는 행동 강령을 실천에 옮기길 바란다.

⊕ 눈 건강은 눈의 색소에 달려 있다

눈의 색소는 어느 날 갑자기 만들어지는 것이 아니다. 건강 보조제를 직접적으로 섭취하거나 영양소 논리를 적용한 식단을 간접적으로 꾸준히 섭취해야만 한다. 영양소 논리는 눈의 구조에 손상이 가해지는 것을 예방하는 동시에 눈에 있는 색소를 증대시키는 기능도 한다.

추상체에 있는 황색 색소와 간상체에 존재하는 보라색 색소는 각각 카로틴과 비타민 A로부터 만들어진다. 이들 영양소는 체내에서 각종 화학반응을 통해 눈을 보호하는 색소로 전환된다. 전환된 색소를 눈의 적절한 영역으로 운반하는 것은 각종 단백질 집단이 할 일이다. 건강 지능이 제대로 작동하는 것이다. 이들

> **비타민 A와 카로틴은 체내에서 각종 화학반응을 통해 눈을 보호하는 색소로 전환된다**

색소의 농도는 혈액 속에 있는 것보다 만 배나 더 높다. 적절한 영역으로 운반된 색소는 외부로부터 들어오는 빛에 반응하고 눈을 보호하는 본연의 기능을 수행한다.

황색 크산토필을 다량 함유하고 있는 식품에는 계란, 케일, 시금치, 무청, 로메인 상추, 브로콜리, 애호박, 옥수수, 콜라드, 양배추 등이 있다. 로돕신을 충분히 섭취하는 가장 좋은 방법은 버터, 소고기, 딱총나무 열매, 닭의 간 등으로부터 로돕신의 대사 전구물질인 비타민 A를 얻는 것이다.

닭의 간은 대표적 장수 식품으로 단위 그램당 그 어떤 음식보다 많은 영양소를 포함하고 있다. 또한 눈의 보라색 색소를 충분히 공급할 수 있는 탁월한 식재료이기도 하다. 간의 효능은 다음과 같다.

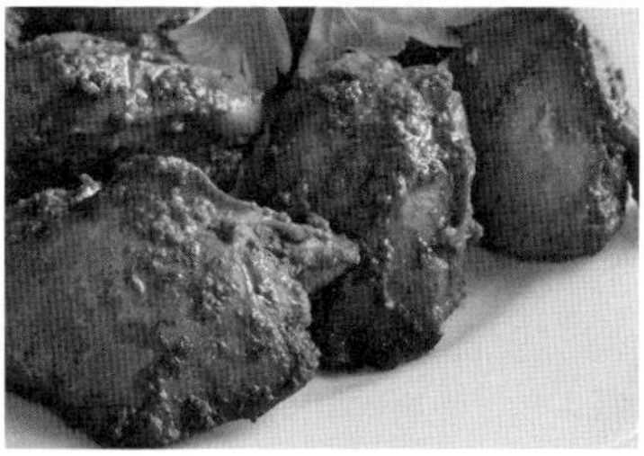
비타민 A의 훌륭한 공급원인 닭의 간

1. 고품질의 단백질을 제공한다.
2. 천연 식재료 중 비타민 A 함유량이 가장 높다.
3. 비타민 B군이 풍부하며 특히 비타민 B12의 함유량이 높다.
4. 19가지의 아미노산이 들어 있다.
5. 활용성이 매우 높은 철분을 공급한다.
6. 구리, 아연, 크롬, 마그네슘, 셀레늄, 인, 칼륨, 망간 등 미량의 미네랄을 공급한다.
7. 심혈관 기능에 특히 중요한 영양소인 코큐텐을 제공한다.
8. 푸린의 훌륭한 원천이다. 푸린은 DNA와 RNA의 전구물질 역할을 한다.
9. 피로 예방 인자까지 제공한다.

대다수의 사람들은 독성물질이 가득할 것이라는 선입견 때문에 간을 먹는 것을 기피한다. 잘못된 생각이다. 간은 독소를 저장하는 기관이 아니라 몸에서 독소를 제거하는 데 필요한 주요 영양소가 모여 있는 저장고이다. 역설적이게도 간은 가장 깨끗한 장기에 속한다. 사람이나 동물이나 마찬가지다.

필그림 프라이드Pilgrim's Pride는 최고 품질의 닭 간을 제품으로 공급한다. 월마트의 정육 코너에서 쉽게 구입할 수 있는데, 이것이 내가 추천하는 비타민 A 보조제이다. 약 2달러면 500그램 정도를 구입할 수 있고 가족 모두가 먹기에 충분한 양이다. 다양한 영양소를 공급하면서 가격도 매우 저렴하지 않은가.

나는 필그림 프라이드가 닭을 어떻게 사육하며 어떤 사료를 먹이는지 알아보기 위해 직접 접촉한 적이 있다. 회사의 대변인에 의하면 닭들은 냉난방이 공급되는 닭장에서 사육되고 있다고 한다. 개방 사육에 비해 더 나은 사육 환경이라는 것이 그들의 주장이었지만 논쟁의 여지는 남아 있다. 필그림 프라이드는 옥수수, 콩, 그리고 곡식용 수수의 일종인 마일로 등이 혼합된 사료를 닭에게 제공하며 합성 비타민이나 호르몬 또는 스테로이드 성분을 첨가하지 않는다고 확인해주었다.

닭의 간은 미국농무부USDA의 전국 영양 데이터베이스National Nutrient Database에 등재되어 있는데, 100그램당(1/2컵이 채 안 되는 양이다) 비타민 A 함량이 1만 3328IU에 달한다고 명시되어 있다. 같은 자료에 의하면 1일 권장섭취량은 남성의 경우 3000IU, 여성은 2333IU이다.

닭의 간은 눈의 간상체 속 보라색 색소를 충분히 공급할 수 있는 탁월한 식재료이다

이 자료를 통해 알 수 있듯 비타민 A 보충을 위해 많은 무언가를 먹어야 할 필요는 없다. 약 110그램당 콜레스테롤 함량이 490밀리그램으로 다소 높은 편이지만 앞서 3장에서 확인한 것처럼 높은 콜레스테롤 수치는 그리 큰 문제가 아니다. 100그램당 3만 1714IU의 비타민 A를 함유한 소의 간을 더 선호한다면 그 또한 탁월한 선택이다.

⊕ 피해야 할 눈 건강 보조제

시력 장애가 문제로 인식되면서 노인성 시력 감퇴를 치료한다고 주장하는 각종 보조제들이 쏟아져 나왔다. 그중 베타카로틴과 비타민 A는 눈의 색소를 생성하는 데 기여한다고 알려져 있기 때문에 시력을 보호하는 대표적 보조제로 손꼽힌다. 그러나 실상은 그렇지 않다. 보조제 형태의 베타카로틴과 비타민 A는 비록 그것이 대구 간에서 추출한 기름일지라도 품질이 떨어지는 합성 모조품이다. 앞서 언급한 '건강 보조제 시장의 프랑켄슈타인' 같은 제품들 말이다.

필수 영양소는 합성 보조제로 섭취하지 말고 천연재료로 얻어야 한다

제약회사의 연구실에서 탄생하는 이런 화학물질 프랑켄슈타인에는 천연물질이 가진 것과 동일한 색소 증대 효능(또는 그것을 위한 모든 종류의 활동을 수행하는 능력)이 없다. 천연의 베타카로틴에는 유사한 구조를 가진 다양한 영양소들이 풍부하게 함유되어 있다. 이들 영양소가 체내에서 건강에 유익한 결과물을 공급하기 위해 서로 협력하는 것이다.

천연의 베타카로틴이 체내에서 이루어지는 협력 과정을 통해 즉각적으로 활용 가능한 영양소로 바뀌는 전환율은 합성 베타카로틴에 비해 최대 열 배나 더 높다. 이것은 합성 카로틴 보조제가 체내로 들어와서 소화되고 활용되지 못한다는 의미다. 더구나 합성 카로틴은 흡연자와 같이 특정한 위험에 노출된 집단의 경우 암을 유발하는 원인이 될 수도 있다. 비타민 A 또한 마찬가지다.

천연 비타민 A에는 유사한 구조를 가진 영양소가 무수히 많다. 합성 비타민 A는 그중 한 가지의 구조에 지나지 않는다. 다이아몬드와 겉모습만 유사한 모조 보석인 지르코늄과 흡사하다. 진짜인 척하는 보조제 형태의 비타민 A는 실제로는 그렇지 않지만 우리 몸이 영양소의 숙주가 존재하고 있다고 생각하도록 만든다. 그 결과 보라색 색소가 제대로 생성되지 않거나 건강에 유익한 다른 활동의 혜택도 얻지 못한다. 천연의 비타민 A를 섭취했을 때 얻을 수 있는 면역력의 증대, 튼튼한 뼈와 치아 유지 같은 혜택 말이다.

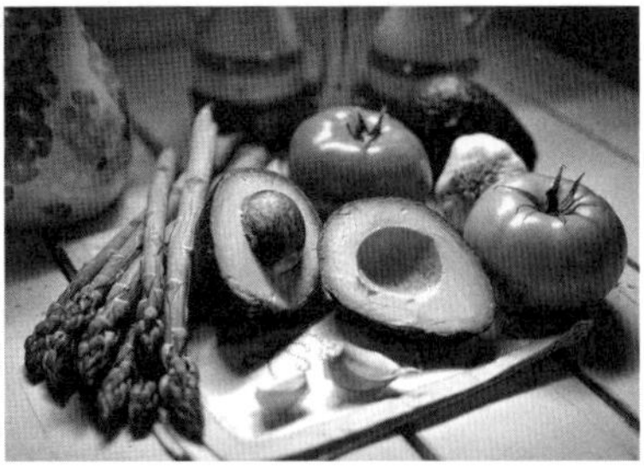
카로틴과 루테인, 제아잔틴이 풍부한 음식들

아직 과학적으로 입증되지는 않았으나 점점 더 많은 증거들이 합성 비타민 A가 건강에 오히려 해로울 수 있다는 결론을 가리키고 있는 것만은 사실이다. 지나치게 조심하는 것일 수도 있으나 이제부터라도 필수영양소의 합성 보조제들을 멀리하는 것이 올바른 선택이지 않겠는가? 진짜 혜택을 얻고자 한다면 허구가 아닌 실물을 취해야 한다. 제약회사가 공급하는 것이 아닌 천연재료로부터 카로틴과 비타민 A를 얻어야 한다는 말이다.

⊕ 눈의 색소를 늘리는 자연 식단

노화에 따른 시력 감퇴, 백내장 혹은 녹내장 등 결과가 무엇이든 시력 상실의 원인은 대개 눈에 있는 색소가 충분치 않은 데 있다. 눈의 색소는 우리가 주변을 인지하고 그것을 해석하는 데 기여하며 보호 기능을 하는 항산화제와 시각의 구조를 보존하는 광 필터의 역할을 한다.

갖가지 야채를 맘껏 담아 먹을 수 있는 샐러드바를 매일 이용할 수 있는 게 아니라면 자연치유법으로 평소 식단을 강화해 시력 감퇴를 예방해야 한다. 자연치유법은 화학적 혼합물 사용을 배제하면서 눈 색소 증대를 돕는 영양소를 풍부하게 공급한다. 게다가 대부분의 시력 보조제에 함유된 염증을 유발하는 대두유 혼합물도 섭취할 필요가 없다.

비타민샵Vitamin Shoppe 또는 온라인을 통해 판매되는 자로우Jarrow의 카로티놀CarotenALL 제품에는 천연 항산화 성분이 풍부하게 들어 있다. 눈의 색소를 증대시켜 최적의 눈 건강을 지키고 싶은 사람들에게 내가 추천하는 제품이기도 하다.

부드러운 겔 형태의 알약 한 알에는 자연적으로 발생하는 베타카로틴, 금잔화 꽃잎에서 추출한 루테인과 제아잔틴, 리코펜, 그 외 다수의 지원 성분들이 포함되어 있다. 루테인과 제아잔틴은 지용성 성분이며 대사를 위해 동물성 지방을 필요로 하므로 하루 한두 알 정도를 계란, 육류, 유제품 혹은 기타 동물성 식품과 함께 섭취하는 것이 좋다. 특히 이 제품은 많이 먹을수록 좋다. 루테인과 제아잔틴은 일정 복용량 이상일 때 세포 수용체를 위해 경쟁하므로 소량 복용은 효과를 약화시킬 잠재성이 있기 때문이다.

자로우는 자신들의 제품에 밀, 글루텐, 대두, 유제품, 어류, 어유, 견과류 등을 일체 사용하지 않는다고 자랑스럽게 표시하고 있다. 이 회사의 제품에는 나트륨, 설탕, 효모균, 방부제 혹은 인공색소나 향료가 첨가되지 않았다. 내가 운영하는 연구실의 분석 결과, 불순물이나 과도한 충전재도 들어 있지 않은 것으로 나타났다. 이는 나의 웹사이트에 공개한 분석보고서에서도 확인해볼 수 있다.

⊕ 눈은 건강 상태를 보여주는 창이다

셰익스피어는 "눈은 영혼의 창"이라 했다. 그러나 노련한 안과전문의에게 눈은 그 이상의 의미다. 신체 전반의 내부 기능을 파악할 수 있는 창이자 건강 상태를 보여주는 광학 사진이다. 시력 감퇴는 곧 건강 쇠약의 징조라고 볼 수 있는 이유도 여기에 있다.

검안경ophthalmoscope을 통해 눈의 깊숙한 곳까지 유심히 들여다보면 전문의들은 망막 뒤에 있는 혈관까지 식별할 수 있다. 망막의 후면은 우리 신체 중에서 직접 몸 안으로 들어가지 않고도 동맥과 정맥, 신경 등을 볼 수 있는 유일한 지점이다.

만약 망막의 모세혈관에서 미세한 혈전이 포착되면 그것은 곧 신체 혈관 전반에 유사한 현상이 나타난다는 것을 의미한다. 혈류 부족으로 인해 시신경이 옅은 색을 띄는 경우는 순환계 어딘가에서 혈류에 손상이 발생한 것이라는 추측이 가능하다. 홍채에 감염이 발생했다면 신체의 다른 어느 부위에서도 염증이 발생했을 가능성이 높다.

세포 손상, 콜레스테롤 등에 대한 회복 반응은 투명 각막 내부 주변을 둘러싸고 있는 회색 고리로 알 수 있다. 당뇨병, 고혈압, 신경학적 문제 등의 징조 또한 감지할 수 있다. 단언컨대 눈은 몸의 건강 상태를 고스란히 보여주는 창이다.

이처럼 눈의 상태는 부실한 영양소 논리를 반영할 뿐만 아니라 너무 늦기 전에 변화를 시도하라고 알려주는 경고일 수 있다. 이 장에서 소개한 자연치유법과 영양소 논리를 활용한다면 그 변화를 만드는 일은 어렵지도 않고 수술을 요하는 외과적인 방법도 아니다.

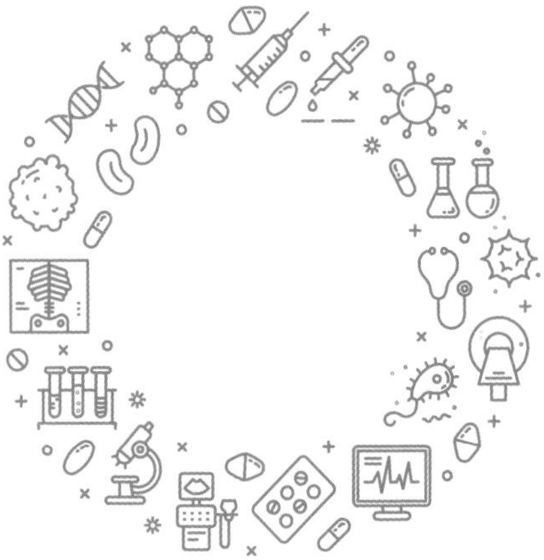

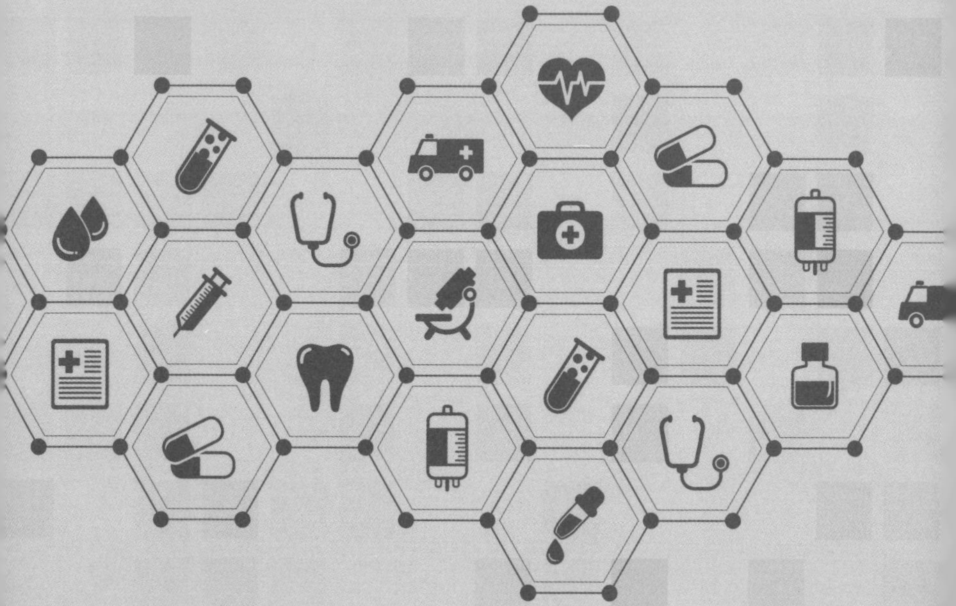

9장

암세포는 굶기고 정상세포는 건강하게

"저지방 식단이 암을 치료한다."

"엄격한 채식주의자처럼 풀과 열매를 먹으면 암을 뿌리 뽑을 수 있다."

"상태가 심각하면 해외의 암 치료 특효약을 구해 복용하면 된다. 이 특효약들은 효능이 매우 뛰어나 미국 정부와 제약회사가 손해를 입을까봐 금지 약물로 규정한 것이다."

자연치유를 옹호하는 쪽에서는 언제나 눈이 휘둥그레질 만한 이야기가 넘쳐난다. 그러나 그중 과학적 근거에 기반한 주장은 극히 드물다. 대부분 과장된 광고와 희망사항에 지나지 않는다. 주류 의학계 또한 별반 다르지 않다.

"항암화학요법 약물은 암과의 사투에서 성공할 가능성이 높은 안전한 방법이다."

"방사선은 암의 치명적 경로를 차단한다."

"비스테로이드 항염증약[NSAID]으로 알려진 진통제는 암세포의 성장을 억제시킬 수 있다."

"조기 발견만이 수명을 연장시킬 수 있다."

"의학기술 발전은 암을 예방하는 데 엄청난 발전을 이루었다."

진부하고도 전통적인 암 치료법은 아주 많다. 자연치유를 옹호하는 입장에서 보면 현대의학 역시 과학적 근거가 미비할 뿐이다. 자연적이든 전통적이든 모든 암 치료법은 이성이 아닌 감정에 호소하며 환자들의 선택을 종용하고 있다. 그렇다면 과연 누구를 비난할 것인가?

모든 암에 적용되는 '보편적 치료법'은 없다 따라서 암에 대한 진실부터 깨닫는 것이 무엇보다 중요하다

암은 방대하고 복잡한 질병이다. 그리고 정치, 생물학, 생화학 등으로 끝없이 확장되는 온갖 지식에 해박한 사람은 그리 많지 않다. 대다수의 암 환자들은 쏟아지는 정보와 선택의 범람 속에서 두려움에 휩싸인다. 결국 '특효약을 찾아 국경을 넘거나' 아니면 '항암화학요법을 시작'한다. 자신이 하려는 것이 무엇인지, 왜 이 치료법을 선택했는지 명확히 알고 있는 사람은 소수에 불과하다. 맹목적 믿음을 좇은 의사결정은 어쩌면 암 그 자체보다 더 위험할 수 있다. 인생을 걸고 도박을 할 수는 없지 않은가.

암으로부터 도망치든 맞서 싸우든 어느 쪽을 선택하더라도 분명한 것은 그 선택이 감정이 아닌 이성에 기초해야 한다는 것이다. 잘못된 선택이 생과 사의 갈림길이 될 수 있기 때문이다. 모든 암은 그 종류와 단계에 따라 필요한 치료(자연치유든 현대의학이든)가 천차만별이다. 모든 암에 적용되는 '보편적 암 치료법'이 없다는 얘기다. 그러니 무작정 두려워할 게 아니라 암에 대한 진실부터 깨닫는 것이 무엇보다 중요하다.

⊕ 암은 왜 생길까?

인간은 한 개의 세포에서 출발한다. 한 개의 세포에 지금의 자신을 구성하는 데 필요한 모든 정보와 지침이 들어 있다. 이 지침서가 단단한 나선 구조의 가닥인 DNA 형태로 저장되어 미세한 세포 안에 빽빽이 들어차 있는 것이다. 세포는 두 개로 분열할 때 새롭게 형성된 세포가 제 기능을 수행하도록 이 정보들을 함께 전달한다.

세포는 초당 최대 200만 회의 속도로 분열한다. 성장이 끝난 성인은 대략 100조 개의 세포로 이루어진 셈이다. 그중 일부가 뼈, 혈액, 머리카락, 피부 등으로 발현되며 모든 세포에는 어떻게 상호 협력할지 가르쳐주는 지침서가 내장되어 있다. 또한 세포는 끊임없이 주어진 임무를 수행하고 분열을 이어가며(우리 몸에서는 1분에 3만 개의 새로운 피부세포가 만들어지고 있다) 내장된 지침서에 따라 특정 역할을 완수해나간다. 그러나 이따금씩 그 중 어느 한 부분이 찢겨지기도 한다.

DNA는 천하무적이 아니다. 흡연이나 음주, 셀레늄 또는 비타민 B군과 같은 필수영양소 결핍, 악성 바이러스, 산업용 독소, 처방약 등 사실상 그 기능을 위협하는 요인에 끊임없이 노출되어 있고 내장된 정보와 지침들 또한 손상을 입는다. 손상된 DNA 또는 그것의 복제를 돕는 세포의 구성요소는 세포 분열에 대한 통제력을 상실하게 되고 이때 암이 발생하는 것이다. 간단히 말해 건강한 세포가 나쁜 세포로 바뀌어 걷잡을 수 없이 분열과 복제를 이어간다는 의미다.

건강한 세포가 주변 세포들과 협력해 뼈, 혈액 또는 피부 형성 등 주어진 역할을 성실히 해내는 데 반해 암세포는 게으르다. 원래의 역할을 이행하지 않고 무작정 복제만 반복한다. 그 결과 거대한 게으름뱅이 세포 덩어리가 만들어지는데, 그게 바로 우리가 알고 있는 '종양'이다.

발암성 종양은 아무런 제약을 받지 않고 신체의 다른 영역을 침범할 수 있다. 동시에 장기의 기능에도 지장을 초래한다. 종양은 면역체계의 감시를 피하면서 융성하게 뻗어나가는 데 도움이 되는 다양한 화학물질을 분비한다. 이에 더해 신속하고도 조직적으로 혈관을 생성하여 산소와 영양소를 향한 탐욕을 충족시킨다. 그 결과 몸의 나머지 부분은 산소와 영양소를 공급받지 못해 ‘아사’ 상태에 빠지고 조기사망의 원인이 되는 것이다.

사실 세포의 변이가 발생했을 때 암이 발병하는 일은 흔치 않다. 왜냐하면 모든 세포는 DNA가 손상되었을 때 그것을 복구할 수 있는 특수 단백질을 보유하고 있기 때문이다. 만약 복구 불가능한 손상이 발생하면 세포는 암세포로 변이되기 전에 ‘자살’한다. 만약 세포가 자살에 성공하지 못하면 보이지 않는 위험으로 바뀌기 전에 막강한 면역체계의 공격을 받게 된다.

세포의 자살은 암의 최대의 적이다. 암세포가 천하무적이 아닌 이유도 여기에 있다. 불가피한 손상이 생겼을 때 계획된 생존 반응인 셈이다. 모든 세포는 암에 대한 대량 살상 무기를 태생적으로 보유하고 있다. 세포의 DNA가 손상을 입으면 우리 몸은 잠재적인 위협으로 자라나기 전에 그 세포를 제거함으로써 스스로를 방어하는 것이다. 이런 방어기제가 없다면 우리는 모두 성년이 되기 전에 암에 걸렸을 것이다.

**암은 DNA가 손상되었을 때
이 손상에 대한 반응으로
세포가 사멸하지 못할 경우
발생하는 세포 변이의
과정이다**

내가 강조하고 싶은 암에 대한 보편적 진실이 바로 이것이다. 모든 암은 DNA가 손상되었을 때 세포가 이 손상에 대한 반응으로 스스로 사멸하지 못할 경우 일어나는 세포 변이의 과정이다. 적절한 세포의 자살을 보장하는 것이 곧 암으로부터 고통받지 않는 가장 확실한 방법이다.

⊕ 암과의 전쟁, 그리고 50년 후

암과의 전쟁은 1971년부터 시작되었다. 암에 대한 공포가 심각해지자 리처드 닉슨Richard Nixon 대통령은 암 치료법 개발을 위해 1억 달러의 예산을 책정했다. 거대 제약회사들은 책정된 예산에서 가장 큰 몫을 차지했다. 암과의 전쟁은 거대 제약회사의 막대한 수익 창출을 위한 발판에 지나지 않았던 것이다. 그러나 미국은 전쟁에서 철저히 패했다.

항암화학요법은 최악의 실패작이었다. 23년에 걸쳐 치료법을 개발했지만 암 사망률은 8퍼센트로 오히려 더 증가했다. 《뉴욕타임스》는 미국 의회를 향해 "암과의 전쟁은 이미 동력을 상실했다. 보편적 접근성을 포함해 치료법 전반에 대해 중대한 변화를 꾀하지 않으면 암은 미국 최고의 살인자로 돌변할 것"이라는 암 전문가들의 말을 인용해 보도한 바 있다.

1994년의 예측은 2005년에 현실로 드러났다. 미국암학회American Cancer Society의 발표에 따르면, 85세 이하 미국인 사망 원인 중 가장 높은 비율을 차지했던 심장질환을 사상 처음으로 암이 뛰어넘었다.(1)

바로 여기에서 암에 대한 두 번째 보편적 진실을 발견할 수 있다. 항암화학요법을 통해 암세포를 닥치는 대로 파괴하는 방식은 의료진과 미디어가 주장하는 것만큼 그리 효과적이지 않다.

⊕ 항암화학요법이 절대 말하지 않는 것

그러나 항암화학요법의 실패는 비밀에 부쳐졌다. 암 환자들에게 항암화학요법을 강권하는 의사들이 별생각 없이 끌어다 쓰는 것은 항암화학요법의 암 완치율이 최대 60퍼센트에 이른다는 제약업계 주장이다. 제약업계의 통계는 왜곡된 것임에도 불구하고 대부분의 환자들은 항암화학요법이 어떻게 작동하고 얼마나 효과가 있는지 제대로 알지 못한 채 그 수치를 맹목적으로 수용한다.

'항암화학요법'이란 암세포의 확산을 중단시키기 위해 화학적 약물을 사용하는 모든 치료법을 통칭하는 일반 용어이다. 믿기 어렵겠지만 항암화학요법에 최초로 활용된 화학작용제는 생화학전에 쓰이는 독가스였다. 일명 머스터드 가스라 불리는 그것 말이다. 머스터드 가스는 대략 24시간 내에 치명적 위해를 가한다. 가스에 노출되면 극렬한 피부 가려움을 느끼게 되고 이내 보기에도 끔찍한 거대한 수포가 온몸을 덮는다. 용량에 따라 서서히 죽음에 이르는, 그야말로 적을 살상하는 데 매우 효과적인 무기이다. 특유의 냄새가 나는 이 독가스는 건강한 세포든 암세포든 가리지 않고 모든 세포의 DNA를 공격해 복제 능력에 손상을 입힌다.

국방부는 1940년대에 이 머스터드 가스를 암세포 제거용으로 아무것도 모르는 환자들에게 투여하기 시작했다. 임상의들은 이 독가스가 건강한 세포까지 궤멸시킨다는 사실을 무성의

하게 간과해버렸다. 비록 암은 치료되었을지 몰라도 정상 세포까지 망가진 환자들은 결국 조기사망에 이르고 말았다. 머스터드 가스의 그것과 동일한 부작용으로 말이다.

머스터드 가스는 더 이상 사용되지 않지만 그 작동 방식의 기본 개념은 오늘날에도 여전히 존재한다. 독소의 혼합물인 항암화학요법에 사용되는 약물은 대개 세 가지 계열로 구분된다. 안트라사이클린, 탁산, 백금을 기반으로 한 약물이 그것이다. 이들 약물은 분열하는 암세포를 타깃 삼아 신속하게 파괴하려 든다. 그러나 약물의 생물학적 작용을 거론하지 않더라도 암과의 전쟁에서 명백히 실패했다는 것만으로도 약물의 결함은 충분히 설명된다.

항암화학요법은 건강한 세포이건 암세포이건 가리지 않고 모든 세포의 DNA를 공격한다

엄밀히 말해 안트라사이클린은 항생물질 화합물이다. 그러나 워낙 독성이 강해서 항생제 용도로 승인될 수 없었을 뿐이다. 이 약물은 세포에 활성산소를 지나치게 부과하여 DNA와 그 복제 기능을 파괴하는 방식으로 작동한다. 문제는 건강한 세포, 특히 심장 내에 있는 건강한 세포들도 공격한다는 것이다.

《뉴잉글랜드의학저널》에 발표된 연구논문에 의하면 안트라사이클린을 투약한 어린이 중 57퍼센트가 심장 독성 증상을 보였으며, 경우에 따라서는 나이가 들어 심부전을 일으켰다.[2] 연

구진은 부작용을 방지하기 위해 안트라사이클린의 사용을 제한해야 한다고 명시했다. 캘리포니아대학교 로스앤젤레스 캠퍼스의 종양학과장인 데니스 슬라몬Dennis Slamon 또한 이들 약물이 암 치료에 더 이상 사용되어서는 안 된다고 주장했다.[3] 그러나 유년기 아이들의 암 치료 과정에는 여전히 안트라사이클린이 투약되고 있다. 성인의 경우도 마찬가지다.

탁산은 세포 분열에 관여하는 구조적 구성요소들을 파괴한다. 전문용어로는 이들 구성요소를 미세관이라 부른다. 암세포든 정상 세포든 모든 세포가 이들 구성요소를 보유하고 있으므로 탁산에 의한 세포 파괴는 비 선택적으로 이루어진다.

시스플라틴Cisplatin과 같은 백금 기반의 약물은 DNA를 아주 작은 조각으로 난도질한다. 세포의 정보가 다음 세대로 전달되는 것을 사전에 차단하는 것이다. 그 결과 유전적 정보는 해체되고 세포는 사멸한다. 이 약물 또한 암세포와 건강한 세포 가리지 않고 공격하기 때문에 치명적인 부작용이 발생한다.

비 선택적으로 세포를 공격하는 것보다 더 섬뜩한 것은 오늘날 항암화학요법에 사용되는 약물이 암세포의 영향을 받지 않은 건강한 세포에 암을 유도할 수 있다는 사실이다. 화학 치료를 받고 수년 혹은 십수 년이 지난 뒤 백혈병을 비롯해 다른 형태의 암이 발생한 사례가 있지 않은가. 받아들이기 어려운 사실이다. 현재 가장 많이 쓰이고 있는 항암화학요법 약물인 타목시펜의 경우도 마찬가지라는 사실은 제약업계에 종사하는 화학자의 입장에서 더더욱 용납하기 어려운 사실이다.

⊕ 암을 유발하는 항암제, 타목시펜

거대 제약회사에서 근무할 당시 내 작업복은 긴 가운과 큼지막한 고글, 고무장갑, 안면 보호구로 구성되었다. 헐렁한 청바지, 착 달라붙는 티셔츠와 검은색 손목밴드 등 내가 좋아하던 평상복 차림을 뽐낼 기회는 거의 없었다. 실험실에서 다루던 화학물질이 너무 위험해 최대한 보호 장구를 갖추어야 했기 때문이다. 화학물질이 보호 장구를 뚫고 들어올 경우, 내 몸에는 심각한 상황이 발생할 수도 있다. 나는 타목시펜의 화학적 사촌, 즉 복제약•을 조합하고 만들어내는 일을 하고 있었다.

타목시펜은 놀바덱스Nolvadex라는 명칭의 약품으로 판매되고 있다. 유방암 치료에 사용되는 대표적 약품이다. 그러나 약품의 생물학적 작용과 제약회사가 광고하는 약품의 효능은 대개의 경우 별개의 사안이다. 고수익을 창출하는 효자 상품 타목시펜이 업계가 바라던 효능을 발휘하지 못하고 있다는 사실을 알았을 때 나는 놀라지 않을 수 없었다. 타목시펜을 투약한 환자들은 그렇지 않은 환자보다 훨씬 빨리 사망하고 있었다. 제약회사의

•**복제약** 신약으로 개발한 약의 특허 기간이 만료되어 다른 회사에서 동일 성분으로 생산하는 약

화학자였던 나에게 주어진 임무는 타목시펜의 치명적인 문제를 바로잡는 일이었다.

처음에는 타목시펜이 암세포 성장을 돕는 호르몬 중 하나인 에스트로겐의 작용을 억제하여 암을 치료한다고 생각되었다. 그러나 시간이 경과함에 따라 연구진들은 타목시펜이 에스트로겐을 모방하면서 암세포를 키우는 비료 같은 역할을 수행한다는 사실을 알게 되었다. 타목시펜 투약 환자 중에는 암세포 성장에 최적화된 생화학적 환경이 조성된 경우도 있다. 내 임무는 명확해졌다. 에스트로겐 차단에 효과적이면서 동시에 암을 유발하지 않는 복제약을 만드는 것이었다.

보다 안전한 타목시펜 대체재를 만들려던 나의 시도는 성공하지 못했고 그렇게 1년의 시간이 지나 프로젝트는 종결되었다.

> **유방암 치료제인 타목시펜을 투약한 환자들은 그렇지 않은 환자보다 훨씬 빨리 사망하고 있었다**

그러나 타목시펜의 사용은 종결되지 않았다. 여전히 타목시펜은 유방암 치료에 가장 먼저 사용되는 약품으로 광고되고 있으며, 의사들도 환자에게 그렇게 강권하고 있다. 그러나 과학자라면 그리고 타목시펜 투약으로 인해 병세가 더 악화되었다면 누구나 이렇게 말할 수 있을 것이다. "타목시펜은 암을 치료할 목적으로 삼켜서는 안 될 약이다."

국립암연구소National Cancer Institute는 최근 들어 이렇게 경고하기 시작했다. "타목시펜은 자궁 내벽에 발생하는 자궁내막암과 자궁의 근육벽에 발생하는 자궁육종, 이 두 가지 암에 대한 위험을 증가시킨다. 다른 모든 암과 마찬가지로 자궁내막암과 자궁육종은 치명적일 수 있다."(4) 이런 종류의 암 발병 위험은 타목시펜의 투약으로 인해 세 배나 증가되며 간암, 유방암 등과 같은 다른 암 발병 위험성 또한 증가할 가능성이 높다.

타목시펜은 매우 강력한 약물이기 때문에 보건복지부의《발암물질보고서Report on Carcinogens》에 암 유발물질 목록에 포함되어 있다. 1978년, 미국 의회의 지시로 처음 작성된 이 보고서는 가정, 직장, 생활 환경에서 화학물질이나 특정 약물의 사용에 의해 유발되는 각종 암에 대해 일반 대중과 보건 전문가들을 교육하기 위한 목적으로 작성된 공중보건 문서이다.(5)

여기에서 나는 암에 대한 세 번째 보편적 진실을 얘기하고자 한다. 타목시펜은 유방암과 싸우는 여성 환자에게 결코 안전한 선택이 아니다. 그렇다고 이 약품이 (또는 여타의 화학요법 작용제들이) 시장에서 사라질 것이라는 기대는 금물이다. 머스터드 가스와 흡사한 독성에도 불구하고 항암화학요법 약물은 취약한 환자들에게 계속 투약될 것이다. 나는 그것을 '항암화학요법의 생명 유지 기능' 덕분이라고 본다.

⊕ 항암화학요법의 생명 유지 기능

거대 제약회사는 항암화학요법이라는 효자 상품을 절대 포기하지 않는다. 전 세계적으로 연간 500억 달러의 막대한 수익을 창출하고 있기 때문이다. 치명적인 항암화학요법 약물의 추잡한 수익을 지키기 위해 거대 제약회사들은 기발한 시스템을 고안해냈다. '화학요법의 생명 유지 기능'이 그것이다. 이 시스템은 '5년 생존율'을 치유율로 환산하고 항암화학요법을 환자에게 강권하는 의사들에게 후한 대가를 지불한다.

필라델피아과학대학교 명예교수이자 《의학계 악성 신화 Malignant Medical Myths》의 저자인 조엘 카우프만Joel Kauffman의 주장처럼 5년 생존율은 치유율이 아니다. 이런 잘못된 논리는 진실을 알지 못하는 환자에게 헛된 희망을 줄 뿐만 아니라 환자를 부작용의 위험에 노출시키는 행위와 다름없다. 의사들은 《뉴잉글랜드의학저널》을 통해 어린이 환자에 대한 안트라사이클린 투약의 위험성에 주목하며 카우프만 박사의 주장을 예증하고 있다. "유년기에 암 치료를 받은 어린이 환자의 70퍼센트 이상이 완치되었다. 그러나 5년 이상 장기 생존자의 경우, 추후 발생할 수 있는 증상에 대한 치료 및 그 증상이 삶의 질에 미치는 영향이 중요한 문제가 되는 것이다."[(6)]

5년 생존율은 암으로 진단받은 시점을 기준으로 적어도 5년 동안 생존한 환자의 비율을 의미한다. 치유율은 암을 극복하고 건강하게 자기 수명을 다한 암 환자의 수치여야 한다. 둘 사이에는 극명한 차이가 있다.

항암화학요법이 암세포를 (그리고 건강한 정상 세포를) 너무나 신속하게 죽이기 때문에 '5년 생존율'이란 말은 암 완치라는 환상을 불러일으킨다. 그러나 그 이후 일어나는 암 재발에 대해서는 해명하지 않을 뿐만 아니라 항암화학요법의 부작용은 아주 서서히 그리고 끈질기게 진행되기 때문에 5년간의 추적 기간에는 드러나지 않는다. 그리고 그 기간이 끝나면 거대 제약회사는 관심을 꺼버린다. 부작용의 회오리바람이 막 시작되려는 시점에 말이다. 말하자면 항암화학요법의 치명적 부작용은 '치유율'로 둔갑한 5년 생존율에 의해 감춰져 있다.

항암화학요법의 부작용은 서서히, 끈질기게 진행되어 5년 동안은 드러나지 않는다

이 생명 유지 시스템을 작동시키는 두 번째 장치는 항암화학요법 약물을 처방하는 의사들에게 대가를 지불하는 것이다. 종양전문의들만 항암화학요법 약물 판매에 따른 수익을 취할 수 있도록 허용되었다. 의사들이 타목시펜과 같은 항암화학요법 약물이 치명적이라는 사실을 전혀 인지하지 못하는 이유가 바로 여기에 있다. 의사들은 그 사실을 무시하는 대가를 받고 있는 것이다.

2006년 NBC는 음성적이고 비윤리적인 제약회사의 약품 판매 관행을 폭로한 바 있다. 보도에 따르면 다른 분야 전문의들은 단순히 처방전을 발행하지만 종양전문의들은 도매가격으로 매입한 약품을 소매가격으로 환자들에게 판매해 이윤을 취하는 것으로 확인됐다.[7] 항암화학요법을 처방하지 않으면 이득을 얻을 수 없다는 의미다. 대기업 약품 판매자의 형언하기 어려운 고백에 종양전문의인 피터 아이젠버그 박사는 이렇게 말했다. "매출의 상당 부분을 약품 판매 수익이 차지하고 있다."

항암화학요법의 생명 유지 시스템을 가동시키는 마지막 장치는 다름 아닌 '암의 조기 발견이 생명을 구할 수 있다'는 개념을 확신시키는 것이다. 수백만 명이 의문의 여지가 있는 검사 방법을 통해 암 진단을 받지만 누구도 구원받지 못하고 있다. 오히려 더 많은 수의 환자가 검사 결과가 나오자마자 더 빨리 항암화학요법 처방을 받고 있으며 그에 따른 부작용만 증가하고 있다. 무효하고 위험한 약물을 공급하는 체제에서 조기 발견의 핵심은 환자의 지갑을 더 빨리 공략하는 것 외에는 달리 아무것도 없다.

이런 사실을 아는 사람은 극히 소수에 불과하다. 가리워진 진실은 더 많은 환자를 치명적인 항암화학요법의 덫에 빠뜨리고 있다. 경우에 따라서는 위험천만한 방사선 요법이 병행되기도 한다.

⊕ 위험천만한 방사선 요법

팻은 15년이 넘도록 나의 가장 친한 친구 중 한 명이다. 대학 시절 레슬링을 하면서 처음 알게 됐는데, 당시 우리는 같은 체급의 수업을 들었을 뿐만 아니라 전공과목도 같았다. 좋든 싫든 대학 시절의 대부분을 함께 보낸 사이이다. 다행히 팻의 친구로 지내기가 그리 어려운 일은 아니었다.

팻은 삶을 꽤 느긋하게 살아가는 편이다. 그의 태평스러운 성격은 그가 맨발로 슬리퍼만 신고 라스베이거스의 클럽을 드나드는 유일무이한 인물이라는 것만으로 충분히 설명될 수 있다. 그는 언제나 모험을 즐길 준비가 되어 있었다. 체중 감량을 위해 6킬로그램의 땀을 배출하는 일에도, 열두 시간의 어드벤처 경주에 참가하거나 새벽 2시에 투손의 선인장 지대를 질주하는 산악 오토바이 경주에 참가하는 일에도 그는 언제나 투지가 넘쳤다. 무엇보다 중요한 것은 그가 매우 똑똑한 친구이며 자신의 똑똑한 두뇌를 어떻게 써야 하는지 잘 알고 있었다는 점이다.

항상 상위권을 유지하던 팻은 배움에 있어 매우 진지했다. 그래서인지 몰라도 현재 그는 글로벌 제약회사의 방사선안전관리관이라는 극도로 위험한 직업에 종사하고 있다. 방사선안전관리관은 암 환자들에게 사용되는 방사선 약물의 제조와 배포를 담당한다. 이런 약물의 취급을 감독하는 일은 고도의 집중력과 지식을 필요로 한다. 방사선은 그만큼 위험한 것이다. 단 한 번의 실수로 비극을 초래할 수도 있다. 그리고 내 친구 팻보다 이 일에 적합한 사람은 없다.

안전관리관으로서 그가 수행하는 가장 중요한 업무는 신입 직원들에게 방사선의 위험성을 교육하는 것이다. 미국암협회

ACS와 미국에너지부DOE로부터 교육을 받은 팻은 방사선이란 태양 혹은 인체로부터 방출되는 열처럼 어느 한 곳의 출처에서 나오는 에너지라고 가르친다. 물론 이런 종류의 방사선은 무해할 수 있다. 그러나 인체의 세포를 직접적으로 파괴하는 방사선도 있다.

흔히 감마선으로 알고 있는 고주파 이온화 방사선에 노출되었을 때 위험이 발생한다. 팻의 실험실에서 사용하고 있으며 암 환자들에게 쓰이고 있는 방사선이 바로 그것이다.

고주파 이온화 방사선은 다양한 동물 종의 거의 모든 신체 부위에서 암을 유발하는 것으로 밝혀졌다

태양으로부터 배출되는 에너지와 달리 감마선은 세포막을 통과할 수 있고 활성산소의 슬러리를 만드는 원인이다. 슬러리는 고체와 액체의 혼합 현탁액을 말하는데, 활성산소의 슬러리는 DNA를 파괴해 노화를 촉진시킨다. 그 결과 건강했던 정상세포에서도 암이 발생할 수 있다. 미국암협회의 공식성명에 따르면 "고주파 이온화 방사선은 다양한 동물 종의 거의 모든 신체 부위에서 암을 유발"하는 것으로 밝혀졌다. 이것은 과학적으로 입증된 발암물질 중 하나이다.

그동안 의료계는 감마선이 암세포만 공격한다는 사실을 들어 암 치료에 감마선을 사용하는 것을 정당화했다. 그러나 어린아이가 과녁을 향해 활시위를 당기는 것처럼 방사선 치료가 암세포의 중심부를 타격하는 경우는 매우 드물다. 팻은 방사선 치료법을 절대 권장하지 않는다고 한다. 방사선 역시 '선택적'이지 않기 때문이다. 팻은 이렇게 말했다. "방사선으로 암세포를 퇴치할 수 있을지는 모르지만 건강한 세포를 공격해 근본적 손상을 유도하지 않는다는 보장도 없다."

팻의 경고는 《워싱턴포스트》가 보도한 네덜란드 출신 과학자의 연구 결과에 의해 입증되었다. 아만다 가드너Amanda Gardner의 연구에 따르면, 유방암 수술 후 방사선 치료를 받은 젊은 여성 환자는 반대쪽 유방에 새로운 종양이 발생할 위험이 증가했다고 한다. 《임상종양학저널Journal of Clinical Oncology》에 발표된 연구에서는 방사선 치료를 받은 여성은 나머지 한쪽 유방에서 암이 발병할 위험이 3~4배나 높은 것으로 나타났다.[8]

여기서 암에 대한 네 번째 보편적 진실을 제시하고자 한다. 방사선 치료법을 통해 무계획적으로 암세포를 파괴하는 방법은 의료진과 미디어가 말하는 것만큼 효과적이지 않다. 이제는 이런 터무니없는 행위를 멈춰야 할 때이다.

화학요법과 방사선요법이 대중적으로 널리 사용된 것은 음성적인 수익 추구의 결과물에 지나지 않는다. 영양소 논리를 적용한 '영양학적 화학요법'은 암을 물리치는 가장 실행 가능한 선택지이다. 물론 제약회사와 의료진의 수익성은 곤두박질치겠지만 말이다.

⊕ 암세포 증식을 차단하는 천연 항암제, 강황

지금 이 순간에도 우리 몸 안에서는 수백만 개의 세포들이 스스로 사멸하고 있다. 세포자살 후 면역체계의 작동으로 체내에는 건강한 세포만 남는다. 이것은 바람직한 현상이다. 우리의 생존이 여기에 달려 있으며, 내가 제시한 첫 번째 암에 대한 보편적 진실이기도 하다.

모든 암은 세포가 특정 유형의 DNA 손상에 대한 반응으로 스스로 사멸하지 못했을 때 일어나는 세포 변이의 과정이다. 암과 맞서 싸우기보다는 이 필수적 메커니즘이 제대로 작동되도록 자신의 몸과 협력할 필요가 있다. 그 최선의 방법이 바로 영양학적 화학요법이다.

우리 몸은 건강한 세포를 생성한다. 각각의 세포는 악성세포로 변이되었을 때 스스로 사멸할 수 있는 능력을 보유하고 있다. 이 중요한 프로세스를 '예정세포사programmed cell death' 또는 '세포자멸사apoptosis'라고 부르는데, 자연으로부터 얻는 선별적 영양소를 활용하면 이 프로세스를 제대로 작동시킬 수 있다.

존 크리스텐슨Jon Christensen은 《뉴욕타임스》를 통해 예정세포사의 중요성에 대해 이렇게 얘기했다. "세포자멸사는 늙고 병든 세포를 제거함으로써 건강한 생명체를 유지하는 데 중대한 역할을 한다. 흔히 괴사라고 불리는 보다 친숙한 형태의 세포자멸은 부상 혹은 외부로부터의 공격을 받아 발생하며 출혈과 염증을 유발한다. 그러나 세포자멸사는 아무런 흔적도 남기지 않으면서 세포를 제거하는 깔끔한 방법이다."[9]

번햄의학연구소Burnham Institute for Medical Research의 소장인 존 리드John Reed는 건강한 인체는 매초마다 백만 개의 세포로 대체되며 매년 몸 전체가 새로운 세포로 대체되는 것도 불가능하지 않다는 것을 밝혔다.[10]

선별된 영양소를 활용하면 늙고 병든 세포를 제거하는 생존 메커니즘을 활성화할 수 있다

우리 몸에 충분한 수분이 없다면 대사작용이 활성화될 수 없는 것처럼 영양학적 화학요법 없이는 세포자멸사를 통해 암으로부터 우리를 보호할 수 없다. 요약하자면, 영양소 논리가 '우리 몸이 스스로 돕도록' 만든다는 것이다. 대략 20여 년의 기간에 걸쳐 이런 생존 메커니즘을 활성화하는 데 도움을 주는 몇몇 영양소들이 파악되었다. 내가 이것을 영양학적 화학요법이라고 부르는 이유도 여기에 있다. 이들 비독성 화합물은 우리 몸과 싸우는 대신 직접적으로 협력하여 암세포 증식을 차단한다.

천연 화합물인 안토시아니딘이 풍부하게 함유된 엘더베리, 엘라그산이 잔뜩 들어 있는 클라우드베리, 에피갈로카테킨 갈레이트EGCG를 다량 함유하고 있는 녹차, 설포라판이라는 천연 화합물이 풍부한 브로콜리, 바이칼레인으로 꽉 채워진 황금skullcap 등이 그 예다. 이들 천연 화합물이 없다면 우리 몸은 암세포, 급속도로 확산되는 종양의 놀이터로 전락하고 말 것이다. 각각의 영양소들은 암세포에 선별적으로 작용하여 세포자살을 유도하는 데 일조한다.

이들 천연 화합물의 발견은 자연이 주는 가장 강력한 항암 무기, 강황turmeric의 발견으로 이어졌다. 흔하게 사용되는 이 향신료는 암세포에 생물학적 일격을 가할 뿐만 아니라 종양이 걷잡을 수 없이 확산되는 것을 사전에 방지할 수 있다.[11] 이것은 다른 천연 화합물과 비교했을 때 확연히 구분되는 특징이다.

'인도의 황금'으로 알려진 강황은 남아시아 지역에서 수천 년 동안, 어쩌면 그보다 더 오랜 세월 면역력 강화제로 사용되어왔다. 이런 강황의 항암효과가 주요 대학 연구진들의 관심을 받기 시작한 것은 불과 20여 년 전의 일이다.

1990년대 초반 텍사스대학교 부속 MD앤더슨암센터MD Anderson Cancer Center는 강황의 충격적인 항암효과를 발견했다. 실험실에서 암세포 위에 소량의 강황가루를 뿌린 결과, 피부암 발생에 반드시 필요한 경로가 차단되었으며 전립선암을 포함한 다른 종류의 암에 대해서도 동일한 효과를 보인다는 것을 알게 된 것이다.[12] 인구 역학 조사는 강황에 대한 열광적 반응을 한층 끌어올렸다. 전 세계 강황 생산량의 대부분을 소비하는 인도는 전립선암 발병률이 세계에서 가장 낮았으며 미국에 비해서는 25배나 더 낮았다.[13]

위스콘신대학교를 비롯한 다수의 연구 결과, 강황은 암세포 성장의 비료 역할을 하는 것으로 알려진 혈관내피성장인자를 차단한다. 이 성장인자가 없다면 암세포는 증식할 수 없으며 결과적으로 세포자살을 이행한다. 2001년 과학자들은 강황이 체내에서 연속적으로 일어나는 염증반응을 약화시키고 염증반응의 경로에 있는 암의 확산까지 차단한다는 사실을 발견했다.(14)

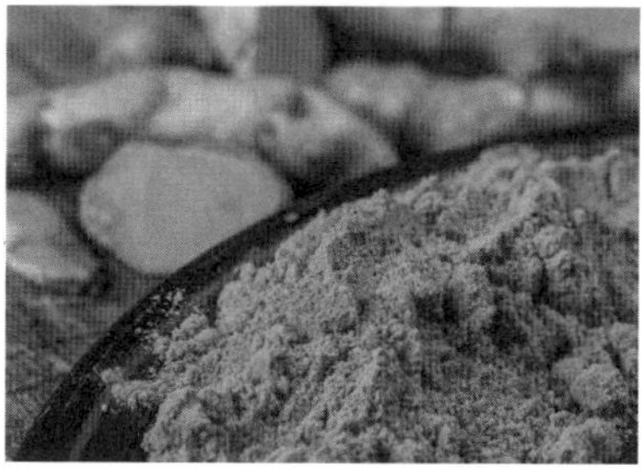
선택적으로 암세포만 공격하는 강황

강황은 건강한 정상세포를 강화하는 동시에 레이저만큼 정밀하게 암세포를 제거한다. 2002년부터 과학자들은 강황이 선택적으로 암세포에만 생물학적 일격을 가하는 과정을 풀어내기 시작했다. 그들이 발견한 것은 암세포가 '전사인자'를 만들어내고 그것이 세포자살의 생존 메커니즘을 무력화시킨다는 사실이었다. 강황의 유효성분에는 커큐미노이드로 알려진 화합물이 다수 포함되어 있다. 이들은 집합적으로 암세포의 전사인자를 공격한다. 그 결과 세포가 스스로 사멸할 수 있는 능력이 복원되고 정상세포에 해를 입히지 않으면서 암세포의 무자비한 파괴 행위로부터 자유로워질 수 있는 것이다.(15)

2008년, 의학저널 《내분비학Endocrinology》은 위스콘신대학교 의과대학과 공동으로 커큐미노이드에 대한 광범위한 연구를 진행했고, 커큐민curcumin을 새로운 치료 수단으로 개발할 것을 제안했다. 이 결과에 따라 거대 제약회사들은 강황을 영양학적 화

학요법 물질로 연구하고 홍보하는 대신 합성 강황 복제품을 만들기 위해 혈안이 되었다.[16]

당연히 치료제의 연구 개발은 실패의 연속이었다. 늘 그래왔듯 이것 역시 비즈니스다. 자연적으로 발생하는 물질을 홍보하는 대신 자신들의 탐욕스러운 비즈니스 모델을 고수하려 한 것이다. 환자들에게 건강과 돈을 교환하도록 강요하는 제약업계의 비즈니스 모델 말이다. 수십억 달러 규모의 암 산업을 지탱하기에는 강황의 가격은 너무나 저렴하다. 제약회사는 수익이 줄어드는 것을 원치 않을 테니 당연히 합성 강황 복제품을 처방받는 환자도 없다.

강황의 유효성분인 커큐미노이드는 암세포의 전사인자를 공격해 세포가 스스로 사멸할 수 있는 능력을 복원한다

흥미롭게도 의사들은 처방을 통한 수익 창출을 목적으로 강황에 특허를 신청한 적이 있다. 그러나 "우리가 수천 년에 걸쳐 먹어온 것에 특허를 신청할 수 없다"는 인도 정부의 고소장이 제출된 후 그들의 시도는 수포로 돌아갔다. 인체 내에서 비타민 D를 생산하는 효능이 있으니 태양에 특허를 신청하려는 시도만큼 우스꽝스러운 일이 아닌가.

암에 대한 다섯 번째 보편적 진실이 여기에 있다. 거대 제약회사들이 영양학적 화학요법을 옹호하고 나서는 일은 결코 없을 것이다. 수익이 우선시되는 비즈니스 모델에 적합하지 않기 때

문이다. 다행히도 강황은 어디서나 쉽게 구할 수 있다.

⊕ 강황을 섭취하는 최선의 방법

자로우는 강황 보조제인 커큐민95Curcumin95를 공급하고 있다. 자로우의 제품은 가공하지 않은 천연 그대로의 강황을 사용할 뿐만 아니라 커큐미노이드를 비롯한 다른 유익한 화합물을 체내에 더 잘 흡수시키기 위해 강황가루가 아닌 액상 형태의 농축액을 만들었다. 매달 8달러 정도의 비용이면 구입할 수 있다. 항암화학요법이 강탈해가는 치료비에 비하면 훨씬 저렴한 금액이지 않은가.

FDA 승인을 거친 우량제조관리기준에 따라 생산되는 커큐민95는 불순물이나 과도한 충전재가 없다. 커큐미노이드 함량을 검사했더니 그야말로 '항암 전사'로 가득 차 있었다. 이것은 내 웹사이트의 분석보고서로도 입증할 수 있다.

강황을 섭취하는 최선의 방법은 수천 년 동안 전해 내려온 방법과 다르지 않다. 바로 음식과 함께 섭취하는 것이다. 강황 연구 자료에 따르면 최적의 복용량은 하루 400~600밀리그램이다. 더 많이 섭취하고 싶다면 매일 4~8그램의 강황을 복용해도 무방하다. 매일 12그램의 강황을 섭취하더라도 독성이 나타난 사례는 아직 없었다. 강황과 함께 사용했을 때 나타나는 확정적인 약물상호작용 또한 파악된 바 없다. 그러나 강황이 전통적인 화학요법과 특정한 혈액 항응고제의 효능을 강화시킬 우려가 전혀 없지는 않기 때문에 화학요법 또는 항응고제를 복용하고 있다면 약물의 부작용을 유심히 관찰할 필요가 있다.

⊕ 암세포를 굶겨 죽이는 포포나무

커큐민이 암에 대항할 수 있는 유일한 방어 수단은 아니다. 일단 암을 진단받았다면 생물학적으로 거대한 힘에 대항하기 위해 가능한 한 모든 역량을 동원해야 승산이 있다. 커큐민이 면역력을 증강시키고 세포의 자멸을 이끄는 건 맞지만 암이 더 진전됐다면 그보다 큰 무기가 필요할 수도 있다는 말이다.

암세포는 영양막으로부터 일종의 위장 세포를 만들어 면역체계가 암세포를 감지할 수 없도록 만든다. 이런 위장 세포가 형성되면 성숙해진 암세포는 공격을 피하면서 급속하게 분열하는 악성 종양이 되는 것이다.

놀랍게도 살구씨로부터 얻는 브로멜라인과 비타민 B17과 같은 소화 효소가 이 위장 세포들을 말끔히 제거할 수 있다. 마치 진흙이 잔뜩 묻은 자동차 앞유리를 와이퍼가 단 한 번에 말끔히 치워버리는 것처럼 말이다. 그렇게 위장 세포가 사라지면 비로소 면역체계가 작동하여 암세포에 대한 저항을 시작한다. 그러나 면역체계에 손상이 발생하면 암세포의 치명적 경로는 아무런 저항 없이 이어질 것이다(6장에서 소개한 면역력 강화 방법을 참고하기 바란다).

다행히 화학자이자 퍼듀대학교 교수인 제리 맥러플린Jerry McLaughlin은 잠재적 해결책을 발견했다. 28년에 걸친 연구 끝에 교활한 암세포를 아사시킬 수 있는 놀라운 무기를 발견한 것이다. 맥러플린 박사는 2007년 타일러상Tyler Prize 수상자이기도 하다. 인류에게 혜택을 안겨준 위대한 학문적 성과에 수여하는 이 상은 환경과학, 환경위생 및 에너지 분야의 최고의 상이다. 거대 제약회사와 FDA가 암에 관한 그의 연구 성과에 주의를 기울이지 않은 것은 불행한 일이다. 박사는 전화 인터뷰에서 이렇게 말했다. "병을 치료한다는 미명 아래 그들은 사람들이 죽어가는 것을 방관하고 있습니다."

암세포는 정상 세포에 비해 7배나 많은 당분을 필요로 한다

맥러플린 박사는 자신이 직접 돌보는 (다른 종류의 암 환자들을 포함하여) 유방암 환자들에게 자연치유법을 시행한 결과, 환자 몸에서 종양이 완전히 사라지는 것을 목격했다고 한다. 게다가 이 방법은 암세포가 면역체계의 감시를 어떻게 피하는가에 상관없이 당분을 소비하지 못하도록 차단하는 것이다. 생존에 필요한 주요 원료 공급원을 차단당한 암세포는 자멸하게 된다.

맥러플린 박사가 평생을 바친 연구 성과는 암세포의 '당분을 좋아하는 특성'으로부터 나왔다. 맥러플린 박사는 암세포가 정상 세포에 비해 7배나 많은 당분을 필요로 한다는 것도 밝혀냈다. 이 같은 대사의 차이는 체내에서 암의 위치를 파악하는 데 이용되어왔다. 암 환자에게 방사성 표시가 붙은 당분을 주입한 후 양전자방출단층촬영술PET이라는 영상기법을 통해 암세포가 주입된 당분에 대사를 일으키는 위치를 파악함으로써 체내 암세포의 정확한 위치를 찾아내는 것이다.

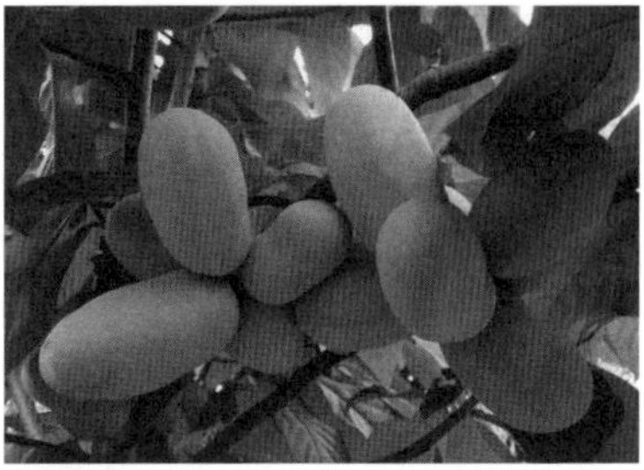
포포나무는 암세포의 아사를 촉진하는 가장 강력한 천연 항암제다.

맥러플린 박사는 이 연구를 한 단계 더 발전시켜 당분을 좋아하는 특성을 역이용해 암세포를 파괴하는 방법을 찾아낸 것이다. 그는 첨단 검사 방법을 동원해 자연에서 찾을 수 있는 가장 강력한 항암제인 포포나무 추출물(포도나무과 아세토게닌)을 발견했다. 실제로 포포나무 추출물은 가장 많이 쓰이는 화학요법 작용제이며 주목나무에서 분리하는 탁솔taxol보다 20배나 효과가 뛰어나다. 《천연제품저널The Journal of Natural Products》을 통해 발표된 그의 연구는 지금까지 확인된 포포나무의 안전성과 효과 중 가장 강력하다.(17)

포포나무 화합물은 체내로 들어오는 즉시 암세포를 위한 발전소, 즉 미토콘드리아가 소비하는 연료를 차단한다. 암세포는 말 그대로 굶어 죽는다. 반면 다른 대사 과정에서 에너지를 얻을 수 있는 건강한 정상 세포는 무성하게 증식한다.

약 백 년 전, 바르부르크Warburg 박사가 예측한 대로 가장 중요한 대사 전구물질을 박탈함으로써 암세포를 죽이는 공격을 가한 것이다. 바르부르크 박사는 그의 저서 《암의 일차적 원인과 예방The Prime Cause and Prevention of Cancer》에서 이렇게 기술했다. "다른 모든 질병보다 암에는 무수히 많은 이차적 원인이 있다. 그러나 암이라 할지라도 일차적 원인은 오직 한 가지밖에 없다. 요약컨대, 암의 일차적 원인은 정상 세포에서 일어나는 산소 호흡이 당분의 발효로 대체되는 데 있다."(18)

네바다의 암검진치료센터Cancer Screening and Treatment Center에서 제임스 포사이더James Forsythe 박사의 지도로 실시된 임상연구 역시 놀라웠다. 포포나무 추출물을 유방암, 폐암, 전립선암, 림프암, 대장암 등 말기 환자 다수에게 시험 사용했는데 간, 신장, 전해질, 혈당, 골수 등 어디에서도 단 한 건의 부작용도 발생하지 않은 것이다. 항암화학요법을 받는 환자들에게서 흔히 나타나는 부작용 말이다.

포포나무 추출물을 말기 암 환자 다수에게 시험 사용한 결과 부작용이 발생하지 않았다

포포나무 추출물의 효과는 적절한 양의 유효성분에 달려 있다. 유효성분의 양이 충분치 못하면 돈과 시간만 낭비하고 지나치면 오히려 병이 들거나 심한 구토 증상까지 동반된다. 최고 품질의 포포나무 혼합물은 잎이나 껍질, 줄기가 아닌 잔가지에서 나온다. 참고로 잔가지는 유효성분이 최고조로 농축되는 5월에 수확해야 한다. 모든 가변성이 해소되었다면 포포나무 보조제가 항암 작용에 착수할 준비가 되었다고 확신해도 좋다.

최고의 포포나무 보조제는 네이처스 선샤인Nature's Shunshine의 제품이다. 셀-레그Cell-Reg라는 제품명으로 판매되는 이 제품은 맥러플린 박사가 직접 고안했다. 각각의 정제는 암세포를 아사시키는 데 필요한 적정량의 아세토게닌을 함유하고 있다. 최적의 효과를 거두기 위해 권장량은 셀-레그 두 알을 하루 세 번 식전에 섭취하는 것이다. 포포나무 보조제를 복용한다면 설탕이나 인공감미료 섭취는 자제해야 한다.

가짜 제품에 특히 유의하기 바란다. 시중에는 아세토게닌이 풍부하게 함유되어 있다고 주장하는 제품들이 많은데 자세히 들여다보면 모두 포포나무가 아닌 그라비올라 제품이다. 그라비올라는 여러 가지 측면에서 포포나무와 매우 유사하다. 그러나 효능은 거의 없다. 두 식물을 비교 분석한 결과, 그라비올라의 효능이 24~56배 정도 약한 것으로 나타났다. 유효성분 추출 결과, 그라비올라에는 암세포 아사에 필요한 핵심 성분도 결핍되어 있었다.

안전한 데다 경제적이기까지 한 포포나무는 암과의 싸움에 유용한 무기다. 특히, 커큐민과 함께 사용했을 때 그 효과는 더욱 배가 될 것이다.

⊕ 암을 극복하는 네 가지 생활습관

암을 지나치게 두려워할 필요는 없다. 필요한 영양소를 골고루 섭취하고 몸이 스스로 돕도록 긴밀히 협력해나가면 암을 극복할 수 있다는 사실을 이제는 터득했을 테니 말이다.

지금부터 소개할 네 가지 생활습관은 암을 이기는 검증된 방법이다. 산소와 영양소의 배분을 원활하게 하는 혈액순환 기능의 향상, 암의 성장 및 확산을 차단하기 위한 염증의 감소, 암세포를 공격하는 면역체계의 강화, 암세포가 면역체계 감시망을 피해 '보이지 않는' 존재로 바뀌는 것을 사전에 막는 방어체계 확립. 네 가지 생활습관을 철저히 지킨다면 이 모든 효과를 누리며 암으로부터 몸을 지켜낼 수 있을 것이다.

첫째, 염증의 원인이 되는 지방 섭취를 줄여라

좋은 지방과 나쁜 지방이 있다는 것쯤은 알고 있을 것이다. 씨앗과 식물에서 얻는 소량의 오메가-6가 필수영양소라는 것도 익히 들어 알고 있을 것이다. 어류에서 나오는 오메가-3와 오메가-6는 건강을 유지하는 데 없어서는 안 될 영양소이다. 이 두 가지 지방산이 결합하여 두뇌 발달, 에너지 생성, 면역기능, 염증 완화 등을 조절하는 데 기여한다. 그러나 다량의 오메가-6는 독이 될 수 있다(건강 보조제가 대두 혹은 식물유로 뒤범벅되어 있지는 않은지 반드시 확인해야 하는 이유다).

다량의 오메가-6는 암에 대한 방어수단 중 하나인 세포의 항산화 기능을 무력하게 만들어 산소 쇼크를 촉발한다. 또한 피부 세포 내에서 염증을 증가시킨다. 염증은 피부암 발병의 원인이 될 수 있으며 암세포가 주변 조직과 장기로 확산되는 데 동력을 제공한다.

이런 오메가-6의 위협은 백 년 전만 해도 존재하지 않았다. 우리 조상들은 가공하지 않은 생 옥수수, 씨앗 혹은 콩을 섭취하며 소량의 오메가-6를 섭취했기 때문이다. 오메가-6와 오메가-3의 비율은 대략 1대 1 정도였다. 그러나 오늘날에는 인구의 상당수가 20대 1의 비율로 섭취하고 있다. 오메가-6의 과다섭취는 기술의 출현 때문에 생긴 현상이다. 즉, 화학물질 추출법이 등장한 덕분이라는 얘기다.

오메가-6의 과다 섭취는 세포의 항산화 기능을 무력하게 만들어 우리 몸을 암에 취약하게 만든다

오늘날 우리가 섭취하는 오메가-6는 천연의 식물과 씨앗 대신 주로 옥수수, 콩, 홍화, 해바라기오일 등에서 추출한다. 옥수수오일 한 스푼을 추출하기 위해서는 12~18대의 옥수수가 필요하다. 암세포를 위한 비료 역할을 하는 이런 오일들은 집안으로 들이지 않는 것이 좋다.

오메가-6와 오메가-3 섭취의 이상적 비율은 아직 확정되지 않았지만 한 가지는 확실하다. 오메가-6의 과다섭취는 우리 몸을 모든 종류의 암에 대해 취약하게 만든다. 오메가-6 대신 오메가-3와 씨앗, 견과류, 버터, 생선, 목초를 먹인 소고기, 코코넛 오일 등 건강한 포화지방을 자연식품을 통해 직접 섭취하는 것이 더 낫다.

둘째, 설탕과 알코올 섭취를 줄여라

암세포는 영양막으로부터 일종의 위장 세포를 만들어 면역체계가 암세포를 감지할 수 없도록 만든다. 이런 가공할 만한 힘으로 암세포는 우리 몸의 다른 영역으로 침범할 수 있다. 따라서 악성 암세포를 물리치기 위해서는 암세포가 보유한 위장 능력을 제거할 필요가 있다.

그렇다면 암세포가 면역체계의 감시망 안에 머물 수 있도록 돕는 것은 무엇인가? 바로 영양막 세포들이다. 충분한 췌장 효소를 확보하면 암세포의 치명적 본색을 고스란히 드러낼 수 있다. 췌장 효소는 영양막 세포를 제거해 그 뒤에 숨어 있는 암세포가 면역체계의 감시망에 들어와 궁극적으로 박멸되도록 만든다.

그러나 설탕과 알코올을 과도하게 섭취하면 췌장 효소는 감소한다. 뭐든 지나치게 빠져드는 것은 절대 금물이다. 암에 걸리고 싶지 않다면 풍부한 췌장 효소를 만들 수 있는 일에 최고의 우선순위를 두어야 마땅하다.

셋째, 햇빛을 쐬어라

태양을 두려워하는가. 햇빛을 충분히 쐬지 못하면 우리 몸은 비타민 D를 비롯해 암과 조기 노화를 물리치는 데 기여하는 다양한 혼합물을 만들 수 없다. 건강 보조제 장사꾼들이 떠들어대는 것처럼 대다수 사람들에게 결핍된 것은 비타민 D가 아니라 햇빛이다. 암을 예방하고 싶다면 이것만은 바로 잡아야 한다.

미국암협회는 적절한 자외선 노출이 체내 비타민 D를 만드는 최선의 방법이라고 말했다.[19] 이틀에 한 번 정도 몸 전체의 80퍼센트를 약 20분 정도 햇빛에 노출시키면 체내 비타민 D 합성을 비롯해 다수의 유익한 효과를 거둘 수 있음이 이미 입증된 바 있다. 그러니 유리병에 든 가짜 햇빛을 구입하느라 돈을 낭비하지 않기를 바란다.

> 대다수 사람들에게
> 결핍된 것은
> 비타민 D가 아니라
> 햇빛이다

햇빛을 적절히 쐬면 피부암 발병률이 30~40퍼센트 감소한다는 연구 결과도 있다.[20] 부디 선크림을 듬뿍 발라 햇빛의 이로움을 놓치지 않길 바란다. 선크림을 많이 쓸수록 피부암 위험 또한 높아진다. 1950년부터 1990년 사이 선크림 제품이 광범위하게 사용되면서 피부암으로 인한 사망률은 여성의 경우 두 배, 남성의 경우는 세 배로 증가했다.[21] 자외선으로부터 보호받고 싶다면 모자를 쓰거나 얇은 옷을 걸치는 방법을 권한다.

넷째, 갖가지 색깔의 야채를 먹어라

야채는 맛이 없다고 생각한다면 그 사소한 불편함을 65세의 나이에 암에 걸려 신체 능력을 상실하는 것과 비교해보라. 생각만으로도 끔찍한가? 바로 그것이다. 식단에 야채가 없다는 것은 암의 위험이 높아진다는 것과 동일한 의미다. 엄마들은 본능적으로 그것을 알기에 아이에게 억지로라도 브로콜리를 먹이려드는 것이다.

갖가지 색깔의 야채를 골고루 챙겨 먹지 않은 당신이 병상에서 주스를 흘리고 간호사에게 실내 용변기를 갈아달라고 부탁하는 동안 야채를 잘 챙겨 먹은 친구들은 우아하게 와인을 마시며 크루즈 여행을 즐기고 있을 것이다. 그렇다면 어떤 종류의 야채를 먹어야 하는가? 가리지 말고 전부 다 먹어야 한다. 야채에는 안토시아니딘이 풍부하게 함유되어 있다. 강황과 마찬가지로 이들 피토케미컬은 적시에 세포자살을 유도함으로써 암을 예방한다.

⊕ 암에 관한 보편적 진실

어떤 것이든 암을 극복하기 위한 모든 노력은 환자의 의사를 지지하는 주치의의 치료를 통해 이루어져야 한다. 주치의는 환자의 의사를 존중해야 한다. 암으로 인해 나타나는 병증이 환자의 전부가 아니기 때문이다.

많은 일선 병원과 의사들이 종양이 사라지는 현상은 면밀히 관찰하면서 정작 환자 몸이 망가져가는 증상은 외면하는 경우가 많다. 암 환자의 존엄성은 고통스러운 치료 과정에서 이내 박탈당하고, 결국 마지막 남은 한 줌의 생명력마저 몸에서 빠져나가고 마는 지경에 이르는 것이다.

내가 말하고 싶은 암에 관한 마지막 보편적 진실은 이것이다. 암 환자는 신체조직을 망가뜨리는 고비용 치료법을 무조건 강요받는 존재가 아니라 영양학적 화학요법을 선택할 자유가 있는 사람이다. 암 환자들이 맹목적 신념에 의존해 목숨을 건 도박을 하기보다 정보에 근거한 의사결정을 내리는 데 이 책이 부디 도움이 되기를 바란다.

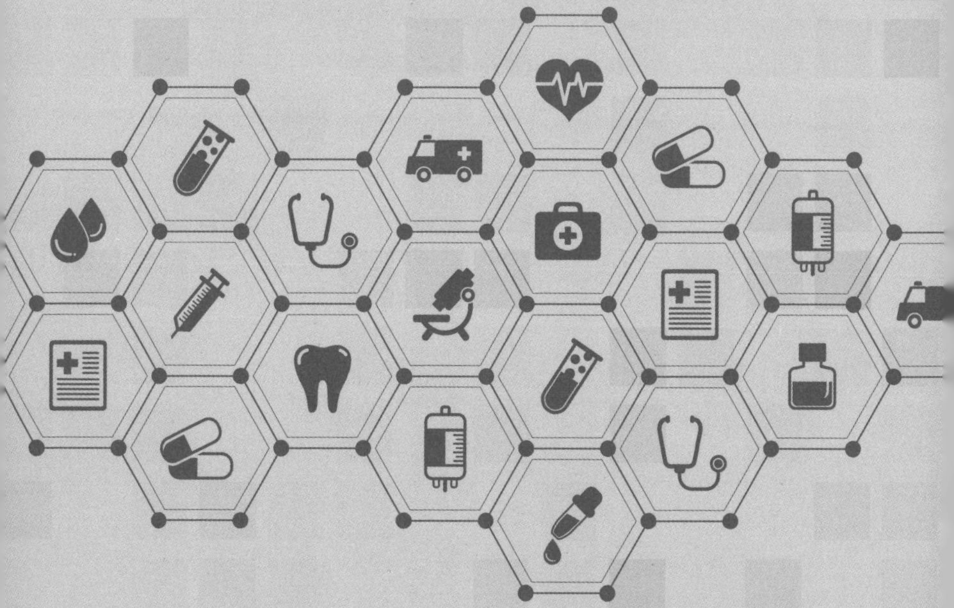

10장

비만과 당뇨를 뿌리 뽑아 몸 네트워크를 바로 세우는 법

나는 이메일을 통해 아주 많은 질문을 받는다. “우리 아이가 방금 예방접종을 하고 왔어요. 녹차도 면역력 강화에 도움이 되나요?” 의사를 남편으로 둔 여성의 질문이다. “혈당을 낮추려면 탄산음료를 그만 마셔야 하나요?” 10년간 제2형 당뇨병을 앓았던 사람의 질문이다. 한 초등학교 교사에게는 이런 질문도 받았다. 혼자만 알고 있기 안타까워서 여기에 공유하고자 한다. “우리 고양이가 과체중이에요. 아마 당뇨병에 걸린 것 같습니다. 우리 고양이도 당신이 추천하는 식습관을 기르게 할 수 있을까요.”

때때로 타당한 질문을 받을 때도 있다. “어떻게 하면 처방약에 의존하지 않고도 비만과 고혈당을 이겨낼 수 있을까요?” 제프라는 중년 남성이 보내온 질문이다. 이 질문은 내 주의를 끌기에 충분했다. 수백만 명이 고혈당으로 고통받고 있지만 진지하게 이 질병에 대응하는 사람은 거의 없다. 대부분의 사람들은 비만, 고혈압, 암 등 '병의 증상'에만 집중한다. 제프는 그렇지 않았다. 그는 자신이 '나쁜 혈액'을 가지고 있다는 사실을 인지했고 문제를 개선하려고 노력했다.

제프는 곧 마흔다섯 살이 된다. 잘나가는 회사에서 엔지니어로 일하고 있으며 곧 승진도 할 예정이다. 한 달 후면 맏딸이 대학을 졸업하고, 결혼 25주년을 기념해 부인과 크루즈 여행 계획까지 세워두었다. 제프에게는 살아야 할 이유가 너무나 많지만 정작 그는 간신히 살아가는 중이었다.

정기 혈액검사 결과, 제프의 혈당 수치는 300mg/dL로 나타났다. 대개 85~95mg/dL를 정상적인 혈당 수치로 간주한다. 125mg/dL를 넘어서면 제2형 당뇨병 환자라는 꼬리표가 붙는다. 더 정확히 표현하자면 '인슐린 저항성 당뇨병'이다. 나쁜 혈액이 제프를 일찍 무덤으로 밀어 넣고 있었다. 혈당 상승과 함께 혈압도 190/100으로 치솟았다. 그는 우울감, 에너지 결핍, 성욕 감퇴 등의 증상을 앓았고 매일 기습적으로 찾아오는 가슴 통증으로 고통받고 있었다.

혈당을 점검하지 않거나 고혈당을 방치하면 몸 전체가 망가질 수 있다. 고혈당은 청각과 시각, 성기능, 심리적 건강, 수면까지 모든 것에 영향을 미치기 때문이다. 고혈당은 병세가 악화되면 실명, 신체 부위 절단, 신부전의 주요 원인이 되며 심장마비와 뇌졸중 위험을 세 배나 증가시킨다.(1) 현재 고혈당 환자는 전체 인구의 25퍼센트에 달하는 것으로 추정되며 해마다 그 숫자는 점점 증가하고 있다. 그런데도 이 음흉하고 치명적인 병은 매우 과소평가되고 있다.

제프의 주치의는 어마어마한 약을 처방함으로써 그를 구원하고자 했다. 제프의 약상자는 처방약들로 가득 찼고 약병의 뚜껑은 하루에도 몇 번씩 열리고 있었다. '적정 복용량'은 지켜지지 않았고 그의 건강은 지속적으로 쇠약해져만 갔다. 그가 자신의 문제를 스스로 해결하고자 행동에 나선 것은 바로 그즈음이었다. "약을 먹어도 별 도움이 안 된다는 것을 알고 있었습니다. 때가 되면 괜찮아질 것이라는 희망을 놓지 못하고 있었던 거죠. 하지만 그런 일은 일어나지 않았어요. 뭔가 변화를 줘야 한다고 마음을 고쳐먹었습니다. 처방약을 먹는 것 외에 건강해질 수 있는 다른 방법을 찾아보기로 결심했어요." 제프의 고백이다.

"고혈당에 관한 자료를 온라인에서 찾아보려 했지만 모두 제품 광고들뿐이고 건강 정보는 혼란스럽기 그지없었습니다. 혼돈과 짜증스러움의 늪에서 길을 잃고 말았죠." 제프는 이런 설명도 보탰다. 그가 내게 연락을 취한 이유도 거기에 있었다.

사람들은 비만, 고혈압, 암 등 병의 '증상'에만 집중한다. 증상이 아닌 '원인'을 치료해야 한다

나는 제프의 질문에 열성적으로 대답했다. 증상이 아닌 원인을 치료해야 한다는 생각을 가진 누군가와 함께하고 싶은 마음이 컸기 때문이다. "네, 고혈당은 자연치유로 극복할 수 있습니다! 위험하고 비싼 약을 먹을 일도 다이어트나 강도 높은 운동을 할 일도 없을 겁니다. 고혈당은 잘못된 습관이 원인이 되어 생기는 병입니다. 습관을 고치면 혈당 문제는 해결되죠. 가족력이 어떻든 간에, 고혈당은 물론 합병증까지 모두 이길 수 있습니다." 내가 특히 강조한 부분이다.

그렇게 일주일이 지난 후, 제프의 혈당은 추락하는 주식만큼이나 빠르게 떨어졌다. 혈당 수치는 150mg/dL로 절반으로 떨어졌다. 지난 2년간 그가 먹었던 어떤 약도 그 정도의 성과를 거두지 못했다. 90일 동안 그의 혈당은 꾸준히 감소했고 허리 사이즈가 줄어 바지도 새로 사야 했다.

빠른 기간 내에 긍정적 결과를 확인한 제프는 자신이 선택한 방법이 효과가 있음을 확신하게 되었다. 놀라운 것은, 5달러도 안 되는 비용으로 구입한 건강 보조제와 몇 가지 생활습관을 바꾼 게 전부라는 사실이다.

의료 전문가들과 미디어는 "제2형 당뇨병은 치료약이 없다"고 주장한다. 그런 주장은 과학적 근거가 아니라 건강, 처방약, 제2형 당뇨병(여기서부터 '인슐린 저항성 당뇨병'이라 부르기로 하자)에 대한 오해에서 기인한다. 이 장에서는 그런 오해를 짚고 인슐린 저항성 당뇨병을 극복하는 법을 말하고자 한다. 이 장을 끝까지 읽은 후 터득하게 될 신진대사, 혈당, 처방약, 보조제 등에 관한 새로운 지식은 혈당이 높든 그렇지 않든 상관없이 당신의 수명을 연장해줄 가이드가 될 것이다. 또한 당신이 비만이 되는 일이 없도록 도울 것이다.

대사 장애가 시작되면 체중은 늘고 피로, 무기력, 예민, 우울에 시달린다

⊕ 대사의 악몽이 시작되었다

한때 나는 아주 마른 사람이었다. 그리고 인정하고 싶지 않지만 꽤 많은 지방을 몸에 붙이고 살았던 경험도 있다. 대학 레슬링 선수 시절 나의 체지방은 겨우 4퍼센트에 불과했다. 그러나 세월이 흘러 20대 후반으로 접어들었을 때 내 몸은 풍선처럼 부풀었고 체지방은 무려 30퍼센트에 육박했다. 무기력감, 피로감, 예민함, 우울감에 시달렸고 끝없는 식탐은 좀체 사라지지 않았다.

그 무렵 나는 대체로 설탕이 듬뿍 들어간 음식만 찾았다. 머리에서는 '먹어라, 먹어라, 먹어라'라는 외침이, 몸에서는 '쌓아라, 쌓아라, 쌓아라'라는 외침이 들리는 듯했다. 대사의 악몽은 그렇게 시작되었다.

아내는 내게 "점점 둥글둥글해지네"라는 말로 내 상태를 에둘러 표현했다. 나중에 알게 되었지만 그때 아내는 내가 '뚱보 명예의 전당'•에 이름을 올리는 후보자가 되지는 않을까 걱정했다고 한다.

•**뚱보 명예의 전당** 미국의 비만인 권익단체인 NAAFA(National Association to Advance Fat Acceptance)가 매년 선정하는 시상식. 윈스턴 처칠 영국 총리, 알프레도 히치콕 감독을 비롯해 산타클로스까지 역대 수상자로 올라 있다.

대학원을 졸업하고 제약회사에서 직장 생활을 하면서 내 체중은 꾸준히 증가했다. 대학 시절 63킬로그램이었던 체중이 지금은 90킬로그램을 넘어간다. 결코 반길 일이 아니다. 수많은 비만인들과 달리 나는 그것이 자랑스럽지 않았다. 바지를 입을 때 허리춤 위로 불룩 튀어나온 뱃살, 이른바 '머핀 탑'은 내 스타일이 아니었기에 나는 사뭇 심각해졌다.

뚱뚱한 사람의 고질적인 문제는 스스로를 정당화하는 변명을 무수히 만들어낸다는 것이다. 나는 이렇게 변명했다. "우리 아버지도 뚱뚱했고 할아버지도 뚱뚱했으니 내가 뚱뚱한 건 집안 내력이야." 이런 변명도 만들었다. "나이 들면서 살이 찌는 건 어쩔 수 없어." "뚱뚱해도 상관없어. 다른 사람들도 다 그렇잖아." 그런 변명들이 얼마나 우스꽝스러운 것인지 깨달은 순간 나는 하루라도 빨리 날씬해지고 싶었다. 나는 자동반사적으로 약부터 찾았다.

⊕ 아무 효과 없는 다이어트 약들

약을 만드는 일을 하던 나였기에 살을 빼기 위해 가장 먼저 취한 행동은 체중감소 약물을 알아보는 일이었다. 시중에 판매되는 모든 다이어트 약품을 면밀히 조사했다. 펜펜Fen-Phen, 알리Alli, 후디아Hoodia, 선택적 세로토닌 재흡수 억제재SSRIs, 웰부트린Wellbutrin, 피콜린산 크롬chroumium picolinate 등을 비롯해 건강 보조제 업계에서 최신, 최고의 다이어트 약품이라고 광고하는 모든 약과 그들이 주장하는 효능을 대조해 도표로 만들었다.

펜펜

시중에 판매된 최초의 다이어트 약품은 정신자극제인 펜플루라민과 펜더민이 조합된 약이다(제품명 펜펜으로 시판되었다). 제조사인 와이어스 제약Wyeth Pharmaceuticals은 1992년 5200만 달러 규모의 마케팅비를 들여 식욕억제 효과를 홍보하며 뚱뚱한 미국인들에게 약을 팔기 시작했다. 식욕억제 효과에 대한 FDA 승인이 없었음에도 불구하고 말이다. 펜펜의 효과는 그 위험성을 무릅쓸 만한 것이 되지 못했다. 펜펜을 복용한 사람의 체중감소량은 약을 먹지 않고 다이어트만 한 사람과 비교했을 때 2.5킬로그램에 불과했다.

《뉴잉글랜드의학저널》을 통해 발표된 연구 결과에 따르면 펜펜 복용자들은 폐동맥고혈압과 심혈관계 합병증 발병 위험이 23배나 증가했다.(2) 펜펜의 마케팅은 심장질환과 그에 따른 사망이 폭위를 떨친 1997년 이후 중단되었고, 와이어스 제약은 170억 달러의 배상금을 지불했다.

알리

처방전 없이 구매할 수 있는 다이어트 약품인 알리 역시 쓸모없는 것으로 입증되었다. 이 약은 좋은 지방이든 나쁜 지방이

든 가리지 않고 섭취된 식이지방이 흡수되지 못하도록 차단한다. 동시에 지용성 비타민 A, D, E, K 그리고 베타카로틴 등과 같은 필수영양소의 흡수를 감소시킨다. 그뿐인가. 알리는 가장 민망한 다이어트 약품으로 역사에 기록될지도 모른다. 필수비타민을 걸러내는 동시에 표현하기 거북스럽지만 '팬티에 변을 묻히는' 원인으로 작용하기 때문이다. 농담이 아니다. 제조사인 글락소스미스클라인GlaxoSmithKline은 사용자들에게 "짙은 색 바지를 입거나 갈아입을 옷을 들고 출근할 것"을 권유하기도 했다.

지방 섭취 자체가 비만의 원인은 아니다 필수지방 대신 해로운 지방을 섭취할 때 살이 찌는 것이다

지방 흡수를 차단해 체중을 줄이려는 시도는 아무런 효과도 없다. 실제 이 약을 통해 얻는 체중 감소량은 전체 체중의 5퍼센트 미만이다. 지방을 섭취한다고 뚱뚱해지는 것이 아니다. 해로운 지방을 섭취할 때 그렇게 되는 것이다.

씨앗, 견과, 목초를 먹인 소고기, 아보카도, 생선, 코코넛 오일 등으로부터 얻은 건강한 지방은 적절한 성장과 건강 유지에 필수적이다. 이들 필수지방은 살을 찌우지 않으면서 몸이 필요로 하는 에너지를 공급한다. 또한 지방을 연소하고 포만감을 느끼도록 만든다. 결국 '뚱보 명예의 전당'에 이름을 올리는 사태를 사전에 방지하는 것이다.

후디아

후디아 역시 다이어트 약품으로 열풍을 일으켰다. 수백만 명이 이미 이 약을 복용했고 곧 그 대열에 끼겠다는 사람도 부지기수였다. 1937년에 발견된 다육식물 후디아는 아프리카의 부시맨 종족이 오랜 기간 사막에 머물러야 할 때 식욕을 억제하기 위해 사용했다. 지방 감소의 목적으로 사용된 적은 없다는 말이다. 그러나 그 사실이 거대 제약기업인 화이자Pfizer가 이 식물의 유효성분을 찾아내는 데 2000만 달러 이상의 자금을 투입하는 것을 막지는 못했다. 연구진은 식욕억제가 곧 지방 감소로 이어지리라 기대했다. 그러나 잘못된 추측이었다.

다이어트 약 대부분은 과학적 근거가 약한 데다 체중감량을 입증할 임상시험이 누락됐다

후디아는 비만인에 한해 약간의 식욕억제 효과를 보였을 뿐이고 그나마도 효과를 본 사람들은 심각한 설탕 중독 상태였다. 후디아 판매꾼들은 그것을 '기적의 효과'라고 치켜세웠지만 현실적으로 말해 아무 의미 없는 것에 불과했다. 후디아의 미미한 식욕억제 효과가 상당한 체중감량으로 이어진 사례는 보고된 바 없다. 그뿐인가. 체중감량을 입증하는 대규모 임상시험도 없다.

이것을 안 화이자 제약은 후디아와 그 유효성분인 스테로이드 글리코시드를 다이어트 약품으로 제조하는 것을 포기했다.

대신 건강 보조제 업계를 공략했다. 과학적 근거를 무시하는 데 탁월한 역량을 가진 건강 보조제 업계는 식이 보조제를 매일 먹는 사용자들을 상대로 선인장 식물을 활용해 사기 행각을 펼치고 있다.

웰부트린

웰부트린 또한 뱃살을 줄이는 데 실패했다. 제조사 자금으로 진행된 연구 결과, 약을 통해 얻는 체중감소량은 전체 체중의 7.5~8.6퍼센트에 불과했다. 임상적으로 매우 미미한 수치였다. 게다가 복용자들은 무시무시한 부작용에 직면했다.(3) 웰부트린은 1986년 복용자들이 경련을 일으키기 시작하면서 판매가 중단되었다. 임상시험 결과, 복용자의 6.1퍼센트가 경련을 일으킨 것으로 나타났다. 아마 그보다 더 많은 사람들이 경련을 경험했을 것이다. 웰부트린은 약물에 의한 경련 중 1위인 코카인에 이어 세 번째를 차지하는 불명예를 안았다.

피콜린산 크롬

제약업계의 잇따른 실패를 목격한 건강 보조제 회사들은 이른바 안전한 천연 다이어트보조제를 개발해 수십억 달러를 끌어모으고 있다. 보조제 업계는 완벽한 체중에 도달하게 해준다는 수많은 약초 제품을 사용한다. 피콜린산 크롬은 그중 가장 널리 알려진 다이어트 보조제이다.

크롬은 생태계에 적은 양으로 존재하는 미량 금속으로 체내에서 인슐린을 활성화시킨다. 크롬이 없으면 독성이 있는 글루코스를 혈관 밖으로 배출시켜 근육 세포 내에서 에너지 대사에 활용되도록 만드는 인슐린이 제 기능을 수행할 수 없다. 이것을 인지한 보조제 판매꾼들은 잘못된 추측에 근거해 피콜린산 크롬을 인슐린 저하제로 홍보했다. 그들의 이론은 지방을 저장하는 호르몬인 인슐린을 강화하면 우리 몸이 만들어내는 인슐린 양은 줄어들어 저장되는 지방의 양도 준다는 것이었다. 아직까지 그것을 입증한 과학적 방법을 내세우지는 못하고 있다.

하버드대학교 연구진은 피콜린산 크롬 공동인자를 보조제로 섭취해도 체중감소로 이어지지 않는다는 것을 밝혀낸 바 있다. 6~14주에 걸쳐 고작 1~2킬로그램 감량에 그친 것이다. 이는 비만인이 적절한 운동으로 7일이면 달성할 수 있는 성과이다. 피콜린산 크롬의 체중감소 실패는 비만의 원인이 미량 금속의 결핍이 아니라는 사실에 기인한다.

생물학적으로 활성 크롬은 미정제 곡물, 가공육, 커피, 견과, 심지어 와인이나 맥주 등 흔히 접하는 음식을 통해 쉽게 섭취할 수 있다. 또한 인슐린의 기능을 위해 우리 몸이 필요로 하는 크롬은 극히 소량에 불과하다. 그러므로 음식을 통해 섭취하는 것만으로도 필요한 양을 충분히 공급할 수 있다.

베타작용제

몇몇 과학자들은 체중 감량에 효과적인 약초를 발견하기도 했다. 이런 것들은 대부분 교감신경계 내에 있는 수용체군, 즉 베타수용체에 작용한다. 베타수용체는 축적된 지방이 각각 열과 에너지로 전환되도록 돕는 자연산물을 말하는데 버터, 오렌지, 녹차, 요힘베 껍질 등이 직간접적으로 베타수용체 역할을 한다.

그러나 이런 능력에도 불구하고 베타수용체는 다이어트 약품으로서 성공을 거두지 못했다. 완벽한 대사작용을 위해 이들 베타수용체를 개별 섭취하는 것은 아직까지 식단과 운동 효과를 능가하지 못했고, 베타수용체의 많은 대사 유용성은 나쁜 생활습관으로 인해 효력을 상실했다.

체중이 늘고 있다면 현재 자신이 고혈당이라는 침묵의 살인자에 의해 고통받고 있는지 확인해야 한다

베타수용체와 카페인 같은 자극제 사이의 차이점을 이해하지 못하거나 이해하려 들지 않기 때문에 대부분의 영양 보조제 업계에서는 단순한 자극제만 만들어내고 있다. 에너지 공급에 방점을 두는 기만적 상술이 추가되는 원인도 여기에 있다. 그 결과 이런 제품의 복용자는 몸살, 탈수, 극도의 초조함 같은 부작용을 경험하게 된다.

유명 브랜드의 제품을 무작위로 골라 성분을 살펴보면 카페인, 카페인 함유 허브, 백차, 우롱차, 예르바 마테, 구아라나 등

자극제의 함량이 상당히 높다는 것을 알 수 있을 것이다. 사용자는 에너지가 충전되고 정신이 맑아지는 느낌을 받을 수는 있지만 발생된 에너지를 운동으로 소모시키지 않는 이상 체중이 줄어드는 효과를 볼 수 없다.

업계가 주장하는 것처럼 힘들이지 않고 살을 뺄 목적으로 알약을 삼키는 것은 금물이다. 체중 증가와 감소에 관여하는 생활습관적 요소들이 너무나 많기 때문이다. 체중 조절의 가장 확실한 방법은 현재 자신이 고혈당이라는 침묵의 살인자에 의해 고통받고 있는지 확인하는 것이다. 나는 극도로 뚱뚱해지고 무기력해진 후에야 그것을 깨달았다.

⊕ 설탕 중독이 수명을 단축시킨다

많은 사람들이 설탕을 자제하라는 경고를 무시한다. 얼마나 많은 칼로리 혹은 지방을 섭취했는지에만 관심을 둘 뿐이다. 이것이 바로 내가 저지른 치명적 실수였다. 대부분의 저칼로리, 저지방 식품에는 엄청난 양의 설탕 또는 '설탕 모방 성분'이 들어 있다. 자당, 과당, 포도당, 액상과당, 글루탐산소다, 가수분해단백질, 트랜스지방, 젖당이나 엿당과 같은 유당 성분 등이 설탕 모방 성분에 포함된다. 내가 '지방의 덫'이라고 부르는 것들이다.

나의 식습관을 살펴본 결과, 입안으로 숟가락을 넣을 때마다 설탕을 퍼먹고 있었다는 사실을 깨달았다. 스포츠 음료를 마실 때도, 건강식품 전문매장에서 밥을 먹을 때도, 베이글이나 통조림 수프를 먹을 때조차 나는 어떤 형태로든 해로운 당분을 먹고 있었다. 내 몸이 지방을 연소하는 대신 축적하기만 했던 것도, 내 혈당과 인슐린 수치가 불안정했던 것도 바로 그 때문이었다.

인슐린은 영양소를 운반하는 택시와 같다. 당분, 탄수화물, 단백질을 섭취하면 췌장에서 혈액으로 호르몬이 분비된다. 췌장 호르몬은 혈당(포도당으로 알려진)을 비롯한 다른 영양소들을 근육 세포로 운반하여 우리 몸이 필요로 하는 에너지와 재생 활동에 사용되도록 돕는다. 이 기능 덕분에 우리가 생존할 수 있으며 에너지가 충전되는 것이다. 단, 과도한 인슐린은 해로울 수 있다.

> **인슐린이 많이 분비되면 우리 몸은 포도당을 연료로 사용하는 대신 지방으로 저장해 살을 찌운다**

지방의 덫과 엄청난 양의 단순 탄수화물이 포함된 가공식품은 유해한 인슐린 분비를 야기한다. 바로 대사의 악몽이 현실화되는 것이다. 인슐린 수치의 급격한 상승은 우리 몸이 포도당을 연료로 사용하는 대신 지방으로 저장하도록 만든다. 그것은 지방분해와 열 발생을 차단해 지방 대사가 원활히 일어날 수 없도록 만든다.

지방분해는 지방이 에너지로, 열 발생은 지방이 열로 전환되는 과정이다. 두 가지 과정 모두 우리가 평생 뒤뚱거리지 않고 바른 자세로 걸어 다닐 수 있도록 만들어준다. 이 과정이 없다면 지방은 몸속에 저장된다. 특히 복부에 집중적으로 말이다.

일단 저장된 지방은 에너지로 사용할 수 없다. 아무리 운동하고 다이어트 보조제를 먹어도 체중 감소가 단기적 성공에 그치는 게 이 때문이다. 거기서 끝이 아니다. 대사의 악몽은 근육의 성장, 성욕, 식욕, 기분, 에너지, 생식기능 등을 제어하는 호르몬 체계를 교란시키는 원인이 되기도 한다.

이런 대사의 악몽은 과도한 인슐린이 동반되는 설탕 중독에 의해 장기간 지속적으로 나타난다. 다수의 비만인과 제2형 당뇨병 환자가 체중 증가에 대해 무력할 수밖에 없는 원인도 여기에 있다. 우리 몸은 포도당이 에너지로 전환되는 만큼 더 많은 설탕을 갈구한다. 당분이 없으면 비만한 사람은 예민해지고 우울해지며 피곤해진다. 이런 증상은 유해한 당분을 공급하라는 절박한 신호인 셈이다.

탄산음료, 주스, 단맛이 강화된 커피, 시리얼, 맥주, 사탕 등을 만드는 기업들은 설탕 중독을 기반으로 제국을 건설해왔다. 이것이 바로 자녀에게 "설탕 너무 많이 먹지 마"라고 말하는 부모들이 선험적으로 두려워하는 신진대사의 악몽이다. 설탕 중독은 비만보다 더 기만적인 건강 문제, 즉 생명을 단축시키는 문제를 야기한다.

시간이 지나면서 고혈당과 높은 인슐린 수치는 인슐린 저항성 당뇨병으로 이어지게 된다. 혈액 내 포도당이 증가된 것을 감지한 췌장은 더 많은 인슐린을 생성해 위험을 축소하고자 시도한다. 의사가 인슐린 주사를 처방하거나 자누비아Januvia 같은 위험한 호르몬을 촉진하는 증상완화약물을 처방한다면 최악의 사태에 직면한다고 봐야 한다.

그뿐인가. 고혈당과 인슐린 과다는 우울증, 피부의 조기 노화, 고혈압 그리고 살인마라 할 수 있는 비만, 심장질환, 암, 알츠하이머, 파킨슨병으로 이어진다. 서서히 진행되는 자살인 셈이다. 대다수의 사람들은 자신이 설탕 중독으로 인해 고통받고 있다는 사실을 인지하지 못한다. 대사의 악몽으로 인한 증상은 적어도 7~10년 후에나 겉으로 드러나기 때문이다. 그러나 한번 증상이 드러난 뒤에는 돌이킬 수 없는 지경에 이를 때가 많다. 조기에 포착할 수 있다면 그런 끔찍한 결과를 예방할 수 있다.

⊕ 침묵의 살인자를 찾아내는 혈액검사

대사의 악몽이 생지옥으로 바뀌기 전에 이를 막고 싶다면 최선의 방법은 혈액검사를 받는 것이다. 세 가지 종류의 간단한 혈액검사를 통해 자신이 제2형 당뇨병의 위험에 직면해 있는지 판단할 수 있는데, 정확도가 상당히 높은 편이다.

먼저, 공복 시 혈당을 측정하는 것이다. 병원에서 혈액을 체취하거나 혈당측정기를 구입해 검사할 수 있다. 85~95mg/dL 사이라면 정상이다. 그보다 높은 수치가 나왔다면 혈액에 이상이 있을 수도 있다. 주의할 것은 검사 결과는 순간적인 상태를 포착한 것에 지나지 않는다는 점이다. 혈당 수치가 높아졌다고 해서 무조건 위험하다고 보기 어렵고, 정상 범위 내라고 해서 전혀 위험하지 않은 것도 아니다.

> **공복 혈당 검사의 오류를 방지하기 위해서는 인슐린 수치 검사를 병행해야 한다**

우리 몸에는 고혈당의 위협을 숨기는 능력이 있다. 혈당이 증가하면 췌장이 인슐린 분비를 늘려 독성으로부터 몸을 보호하려고 시도한다. 이것은 잉여 혈당을 근육 세포로 강제 공급하도록 만들어 과도한 혈당이 검사에 포착되지 않도록 한다. 공복 혈당 검사의 오류를 방지하기 위해서는 인슐린 수치 검사를 병행하여 인슐린이 고혈당을 상쇄하고 있는지 확인해야 한다. 의사라면 누구나 할 수 있는 검사이다. 만약 혈당 수치는 정상인데 인슐린 수치가 높게 나왔다면 혈액에 문제가 생긴 것일 수도 있다.

혈당과 인슐린 검사 모두 순간적인 상태를 포착한 것이므로 오랜 기간에 걸쳐 몸에 일어난 변화를 제대로 파악하기는 어렵다. 장기간의 상태 변화를 알아보기 위해서는 '당화혈색소A1C 검사'를 해야 한다. 장기간에 걸쳐 꾸준히 혈당이 높아졌다면 혈액 내에 있는 헤모글로빈과 결합하게 된다. 그 과정을 간단히 설명하자면 혈액 중에 장기간 떠다니던 당분이 외로워져서 근처에 있는 헤모글로빈 분자를 움켜잡는다. 혈당과 헤모글로빈의 만남으로 '당화혈색소'가 만들어지는 것이다.

동일한 헤모글로빈 분자는 혈액 내에 약 석 달간 머물기 때문에 당화혈색소 검사는 일정 기간의 당화혈색소를 측정할 수 있다. 예를 들어, 당화혈색소 6퍼센트는 포도당 평균 수치 135mg/dL와 같다. 측정 결과 수치가 95mg/dL 이상이면 위험하다고 볼 수 있다. 당신의 건강 궤적이 우울증, 조기 심장마비, 뇌졸중, 암, 심지어 알츠하이머 쪽으로 기울고 있다는 의미이며 대개 이런 순서로 발병한다.

혈액 검사의 종류는 무수히 많다. 인슐린 수치가 높으면 테스토스테론 수치는 급격하게 떨어지므로 남성호르몬 검사도 유용한 방법 중 하나이다. 테스토스테론 수치가 상승하고 동일한 기간 내에 혈당, 인슐린, 당화혈색소 등이 감소하면 당신의 몸은 희망이 있다고 간주해도 좋다. C-반응성단백CRP과 같은 염증 수치를 측정하는 검사도 있다. 조기 노화가 진행되고 있는지 알고 싶다면 성장호르몬 수치를 측정해보면 된다. 비타민 D 수치를 측정해보는 것도 좋은 방법이다.

물론 자신의 혈액에 문제가 있는지 알아보기 위해 이런 복잡한 검사들을 다 받아야 하는 것은 아니다. 당신의 체지방 비율이 22퍼센트 미만이라면 말이다. 그러나 체지방 비율이 22퍼센트 이상이라면 건강에 비상등이 켜졌다고 짐작해도 무리가 없을 것이다. 혈당은 생각보다 빠른 속도로 건강을 무너뜨릴 수 있다. '인슐린 감수성'을 향상시킴으로써 이 끔찍한 결과를 막아야 하지 않겠는가.

⊕ 몸을 살리는 인산화 반응

아내와 나는 곧 결혼 20주년을 맞는다. 20여 년의 결혼 생활을 통해 내가 터득한 것은 아내가 필요로 하는 것에 대해 민감하게 반응하는 것이 결혼 생활을 잘 유지할 수 있는 힘이라는 사실이다. 이런 감수성은 결혼 생활뿐 아니라 건강과 수명을 유지하는 핵심이기도 하다. 감정적인 부분을 얘기하는 게 아니다. 여기서 말하는 '감수성'이란 인슐린에 대한 민감한 반응을 의미한다. 높은 인슐린 감수성은 우리 몸이 스스로 체중과 혈당을 제어하게 만드는 유일한 방법이다.

다이어트 약품이나 혈당 강하제는 내가 대사의 악몽을 극복하는 데 별 도움이 되지 못했다. 식료품 매장을 가득 채운 온갖 간식들은 내 몸을 XL 사이즈 옷에 맞추는 데 성공했고, 16킬로그램이라는 잉여 체중은 나의 에너지 생산에 손상을 입히며 조기사망의 길로 나를 밀어넣고 있었다. 운동도 소용없었고 다이어트 시도는 폭식으로 끝나기 일쑤였다. 세포 단위까지 비만의 원인을 파헤쳐 들어갔을 때 나에게 남은 유일한 탈출구는 인슐린 감수성을 끌어올리는 것밖에 없다는 것을 깨달았다.

우리 몸은 실험용 유리병인 플라스크와 같다. 인체 내부는 화학물질의 그물망이며 건강은 그 화학물질이 인접 세포에 어떻게 반응하는가에 따라 결정된다는 의미다. 인간의 신체 기능을 이루는 화학적 반응은 수십억 가지도 넘는다. 그중 나는 오직 한 가지에만 관심을 두게 되었다. 바로 '인산화 반응phosphorylation'이다.

인산화는 체중, 혈당, 수명을 제어하는 인슐린 감수성이 잘 작동되도록 돕는 가장 중요한 반응이다. 췌장에서 분비된 인슐린은 그 즉시 근육 세포로 달려간다. 인슐린이 근육 세포 외부에 도달하면 우리 몸은 세포 외막 해당 수용체로 인슐린을 안내하고 인슐린에 대해 민감하게 반응하는 수용체가 인산화 반응을 수행해 당분과 영양소를 내핵으로부터 격리한다. 당분과 영양소가 외막에 도달하면 인산화 반응이 그것을 혈액으로부터 세포로 끌어들인다. 그다음 일어나는 일이 '호르몬 지능'의 힘을 보여주는 증거이자 내가 비만에서 탈출할 수 있었던 원인이기도 하다.

혈당과 인슐린을 제어하는 인산화 반응은 비만과 노화를 방지하는 무수히 많은 호르몬을 최적화한다

인산화 반응에 의해 혈당과 인슐린이 제어되면 에너지를 공급하고 지방을 감소시키며 노화를 방지하는 호르몬이 분비된다. 하루 중 가장 알맞은 시간에 적정한 양과 최적의 비율로 말이다. 예를 들면, 최적화된 테스토스테론과 에스트로겐은 근육의 성장과 지방 대사를 증진하고, 동시에 에스트로겐 과다로 인해 발생하는 암의 위험으로부터 몸을 보호한다.

운동을 할 때는 지방을 녹이는 호르몬으로 알려진 카테콜아민이 부신에서 분비된다. 밤에는 성장호르몬 수치가 높아져 스트레스와 노화에 시달린 세포의 재생을 돕는다. 음식을 먹을 때는 그렐린과 렙틴 호르몬이 분비되어 과식을 자제하는 동시에 열 발생을 통해 칼로리 소모를 돕는다. 일일이 열거하기도 어려울 정도이다. 염증과 통증, 심장질환과 암 위험을 감소시키는 무수히 많은 호르몬이 최적화되는 것이다. 바로 호르몬 지능 덕분이다.

인산화 반응이 순조로울수록 보다 젊고 날씬한 몸을 유지할 수 있다. 햇빛을 보지 못했던 식물이 햇빛에 노출되면 되살아나는 것처럼 영양결핍으로 죽어가던 세포는 인산화 반응을 통해 재생된다. 그리고 이런 인산화 반응은 인슐린 감수성이 향상되지 않으면 제대로 작동하지 않는다. 뒤이어 일어나는 호르몬 지능의 순차적 반응 또한 존재할 수 없으며, 결국 당분과 필수영양소는 혈류 속을 하릴없이 떠다니게 되는 것이다.

건강한 인간관계를 유지하는 데 감수성이 필요한 것처럼 건강하지 못한 혈액과 비만은 인슐린 감수성이 향상되지 않으면 바로잡을 수 없다.

⊕ 당뇨보다 더 치명적인 당뇨병 치료약

당뇨병 치료약이라면 의사들에게 선택의 여지가 꽤 많은 편이다. '혈당강하제'라고 통칭해 부르는 여러 종류의 약품을 처방할 수 있다는 말이다. 가장 대중적으로 쓰이는 약품은 아반디아Avandia, 액토스Actos, 자누비아Januvia, 글루코파지Glucophage, 글루코트롤Glucotrol 등이다. 이들 약품은 혈당을 약 15~20퍼센트 떨어뜨릴 수 있다. 그러나 혈당을 낮추는 건 당뇨 환자의 건강에 별 영향을 미치지 않는다. 오히려 조기사망의 원인이 되고 있다.

미국 정부는 보건복지부의 보도 자료를 통해 혈당강하제의 위험을 경고한 바 있다.

제2형 당뇨병 성인 환자 중 특히 심장마비와 뇌졸중 고위험군에 대해 혈당을 정상 범위로 저하시키기 위해 혈당강하제를 집중적으로 사용하는 것은 치명적 또는 비치명적 심장마비, 뇌졸중 등의 주요 심혈관계질환의 위험을 유의미하게 감소시키지 않는다. 오히려 일반 치료법에 비해 사망 위험률을 증가시킨다.(4)

그뿐 아니다. 당뇨 환자의 심혈관질환 위험관리를 위한 조치ACCORD 실험의 충격적인 결과도 전해졌다. 《뉴잉글랜드의학저널》에 발표된 연구 결과에 따르면, 아반디아 또는 글루코파지 등의 약품을 복용했을 경우 혈당 수치가 가장 크게 저하되었고 수명 또한 가장 많이 단축되었다. 그러나 이 충격적인 연구 결과는 사람들을 설득하지 못했다.

이 연구의 가장 큰 결함은 혈당강하제가 왜 조기사망의 원인으로 작용하는지 약물과 연관된 위험성 목록을 제시하는 데 실패한 것이다. 혈당강하제는 비만, 심장마비, 심부전, 젖산 축적에 의한 사후경직을 초래한다. 이런 치명적 결과를 방지하는 해결책은 늘 그래왔듯 자연에 있다.

⊕ 혈당과 중성지방을 잡는 천연 인슐린, 계피

화학자들은 언제나 블록버스터급 차세대 약물을 연구하고 오늘날까지 3천만 가지 이상의 분자들을 합성하며 끝없이 새로운 약물을 발견하기 위해 다양한 실험 기법을 동원한다.

현재 가장 많이 사용되는 기법은 자연산물검사법(자연적으로 발생하는 단백질, 펩타이드, 아미노산에 대한 대규모 연구)과 결합화학이다. 가장 최근에는 노벨상을 수상한 복분해 기법도 활용하고 있다. 이 기법은 다양한 결과값을 얻기 위해 분자의 3차원 모형에 변화를 주는데, 공통점은 화학자들이 의약품 개발의 가능성을 확인하게 될 새로운 분자를 만들어내기 위해 기존의 원자 혹은 분자의 구조를 마음대로 뒤섞는 것을 허용한다는 것이다. 그 과정은 흡사 주사위 놀이와 같다. 무수히 많은 변수가 존재하며 그중 몇몇 결과물만이 승자의 위치에 오를 수 있다.

지금까지 다른 모든 것을 제치고 가장 수익성이 높다고 입증된 한 가지 기법이 바로 자연산물검사법이다. 대부분의 처방약들은 식물 기반의 이전 상품, 흔히 영양 보조제 형태로 판매되는 제품들로부터 얻은 지식을 길잡이 삼아 만들어진다. 제약회사들은 이 사실을 애매모호하게 얼버무린다. 사람들이 자신들이 만든 약 외에 다른 선택지가 있다고 생각하길 원치 않으며 비용과 기술이 동원된 이 약이 갑자기 개발된 신약이라고 믿어주길 원하기 때문이다.

진통제와 혈압약, 항암제 등 오늘날 널리 사용되는 모든 약품은 자연산물에 뿌리를 두고 있다

오늘날 널리 사용되고 있는 모든 약품은 자연산물에 그 뿌리를 둔다. 진통제, 혈압약, 항암제, 심지어 위험한 콜레스테롤 저하제조차 대자연을 모방한 것에 지나지 않는다는 말이다. 화학자들이 다른 기법이 아닌 자연산물검사법을 사용하는 이유도 여기에 있다. 자연은 우리에게 언제나 최고의 약물을 제공한다. 그리고 그것을 활용해 성공적으로 합성물질을 만들어내면 곧 막대한 수익이 뒤따른다. 제약회사들이 지금껏 해온 방식이다.

그러나 화학적 기법이 훌륭한 약을 만드는 데 기여하는 경우는 거의 없다. 자연 상태의 분자 구조를 변경하면 대개의 경우 독성으로 변질되기 때문이다. 그러나 최근 인슐린 저항성 당뇨병과의 싸움에서 입증된 것처럼 탁월한 효능을 가진 자연산물이 발견되는 기회를 제공하기도 한다.

자연산물검사법을 사용해 화학자들이 발견한 블록버스터급 당뇨병 치료약이 있다. 이 약은 혈당과 중성지방, 당화혈색소를 저하시키는 동시에 인슐린 감수성을 증가시키며 그 어떤 부작용도 없다. 그야말로 의약품계의 노다지를 캔 것과 다름없다. 누구나 알고 있고 흔히 접할 수 있는 계피cinnamon가 바로 그 약물이다! 레몬주스로 비타민 C를 섭취한 간단한 행동이 우리 조상들을 치명적인 괴혈병으로부터 구원했던 것처럼 계피는 제2형 당뇨병이라는 유행병으로부터 현대인을 구원할 수 있다.

계피는 제2형 당뇨병이라는 유행병으로부터 현대인을 구원할 수 있다

미국농무부의 연구원인 리처드 앤더슨Richard Anderson은 20년 동안 50가지 이상의 자연산물과 함께 계피의 당뇨병 치료 효능을 연구해오고 있다. 인슐린 감수성을 향상시키는 데 이 향신료를 능가하는 것은 아무것도 없었다. 이후 진행된 연구에 의해 추출된 두 가지 유효성분이 과학계에서 MHCPmethylhydroxy chalcone polymer로 알려진 성분과 신남알데히드cinnamaldehyde이다.

가장 널리 알려진 연구 중 하나는 60명의 인슐린 저항성 당뇨병 환자에게 매일 1, 3 또는 6그램의 계피를 투여한 후 위약을 투여한 대조군과 비교한 실험이었다. 위약 그룹의 혈당 수치에는 아무런 변화가 없었다. 그러나 계피를 투여한 그룹의 혈당은 급격히 감소해 평균 208~156mg/dL로 나타났다. 찻숟가락의

1/2이 채 되지 않는 적은 양을 투여한 그룹에서조차 혈당이 20퍼센트나 감소했다. 이 같은 연구 결과는 사람을 대상으로 한, 잘 설계된 다른 연구에 의해서도 입증된 바 있다.[5]

> **계피는 인슐린의 모든 긍정적 효과를 모방해 인슐린에 저항하는 세포들에게 생명력을 불어넣는다**

혈당 수치는 식후에 최고점까지 상승한다. 이는 자연스럽고 건강한 반응이다. 우리 몸이 혈액 속 당분을 신속하게 제거할수록 호르몬 지능도 신속하게 작동할 수 있기 때문이다. 《미국임상영양학회저널American Journal of Clinical Nutrition》은 식사와 함께 6그램의 계피를 섭취할 경우 계피 없이 식사만 할 때보다 두 배 이상 혈당이 감소한다는 연구 결과를 실은 바 있다. 그것도 단 90분 내에 말이다.[6]

국제 학술지 《파이토메디슨Phytomedicine》에 발표한 논문에서 연구자들은 계피의 유효성분인 신남알데히드가 혈당 수치를 최대 63퍼센트까지 저하시켰다고 밝힌 바 있다. 여기에는 당화반응(당화혈색소검사를 통해 확인)으로 알려진 노화 촉진 프로세스와 중성지방 감소 효과까지 동반되었다.[7]

계피는 단순히 고혈당의 인슐린 저항성 증상을 감추는 것이 아니라 인산화라는 필수적인 화학반응을 활성화하기 때문에 고혈당 극복에 강력한 효과를 보이는 것이다. 다시 말해, 계피는 인슐린의 모든 긍정적 효과를 모방함으로써 인슐린 감수성을 향상시킨다. 체내로 들어온 계피 성분은 즉시 근육 세포로 달려가 결합한다. 그리고 인슐린이 할 수 없는 일을 해낸다. 바로 인산화 반응을 유도해 혈액으로부터 포도당과 여타의 필수영양소를 흡수하는 일이다. 인슐린에 저항하는 세포들에게 생명력을 불어넣고 호르몬 지능을 극대화하는 것이다.

계피의 유익한 성분을 취하는 가장 손쉬운 방법은 매일 하루 세 번 식전에 유기농 계피를 섭취하는 것이다. 계피의 종류에는 대표적으로 육계나무Cinnamomum cassia(때때로 사이공계피라고 표기되기도 한다)와 실론계피나무Cinnamomum verom(때때로 실론계피로 표기되기도 한다) 두 가지가 있다. 육계나무는 식료품 매장에서 손쉽게 구할 수 있다. 계피에 함유된 쿠마린은 이따금 혈액을 묽게 만든다거나 간독성 부작용이 있다는 경고성 글들이 온라인상에 존재하지만, 수십 년에 걸친 연구 결과 모든 종류의 계피는 간 질환을 앓고 있는 경우가 아니라면 걱정할 수준이 아니며 안전하다는 것이 입증되었다.

⊕ 계피를 제대로 섭취하는 법

선다운내추럴스Sundown Naturals의 계피 제품은 한 병에 8달러의 비용으로 구입할 수 있다. 하루 한 알의 계피가 내가 추천하는 고혈당 예방과 노화 지연의 방법이다. 제2형 당뇨병 환자라면 매 식전마다 한 알을 먹는 것이 좋다. 식전에 계피를 먹으면 몸이 음식을 받아들일 준비 태세를 갖추도록 만들며 음식을 먹을 때마다 혈당을 걱정할 필요도 없어진다. 잠들기 전에 복용하면 수면 중의 혈당까지 제어할 수 있다.

선다운내추럴스의 계피 제품은 FDA가 승인한 우량제조관리기준에 따라 생산된다. 내 연구실에서 분석한 결과 대두 혹은 크롬 등과 같은 원치 않는 불순물이나 과도한 충전재가 들어 있지 않은 것으로 나타났다. 제품의 성분과 순도는 내가 운영하는 웹사이트에서 확인해볼 수 있다.

신남알데히드 성분은 혈당을 낮추는 데 반드시 필요하기 때문에 선다운내추럴스의 계피 제품에서 해당 성분을 추출하여 함량을 측정해보았다. 실험 결과, 한 알당 적절한 함유량이 들어 있어 의약품 수준의 계피 보조제로 잘 만들어졌음을 확신할 수 있었다.

주의할 것은 쿠마린의 독성에 관한 경고가 실재 존재한다는 사실이다. 다행히 간질환을 앓고 있는 경우가 아니라면 걱정할 필요는 없지만, 쿠마린의 위험성이 염려된다면 시너지Cinnergy라는 제품을 권장한다. 내가 직접 고안한 것인데 쿠마린이 포함되지 않은 계피 제품이며 천연 해독제인 밀크시슬 성분도 포함되어 있다. www.getcinnergy.com에서 더 많은 정보를 얻을 수 있다.

두 제품 외에 추천하는 또 다른 계피 제품은 구아야키Guayaki의 예르바 마테차이다. 예르바 마테(11장에서 자세히 살펴볼 예정이다)와 계피가 조합된 제품으로 에너지와 대사작용을 증진하고 혈당을 조절하며 식욕을 억제하는 효능이 있다. 단순히 혈당을 저해하는 것이 아니라 실제로 효과를 발휘하는 제품이며 커피 대용품으로도 손색이 없다. 건강에 유익한 에너지 드링크 정도로 생각해도 좋다. 건강 보조제 판매점 혹은 아마존닷컴, www.guayaki.com에서도 구입할 수 있다.

액토스와 자누비아 같은 당뇨병 치료제를 복용하는 데 드는 연간 평균 비용은 2500~3000달러 정도이다. 제대로 된 계피 보조제는 연간 48달러면 충분하다. 부디 당신의 건강과 돈을 지키는 데 이 영양소 논리를 활용하기 바란다.

⊕ 대사의 악몽을 끝낼 하루 세 끼의 식사

계피 단독으로는 대사의 악몽을 끝낼 수 없을지도 모른다. 그래서 계피가 혈당을 낮춰주는 동안 건강한 생활습관을 실천에 옮기는 과정이 필요하다. 훌륭한 건강 보조제와 훌륭한 생활습관은 불가분의 관계이기 때문이다. 계피 제품을 복용하는 동안 실천해야 할 중요한 습관 중 하나는 적정한 식사 주기이다.

일부 다이어트 전문가들이 주장하는 것처럼 하루에 네 끼 혹은 여섯 끼를 먹을 필요는 없다. 조금씩 자주 먹는 것은 소의 식습관이지 사람의 그것은 아니지 않은가. 그런 식습관은 지금 당장 중단해도 좋다. 음식을 조금씩 자주 먹을 때 발생하는 지방축적 효과를 운동량으로 상쇄하고자 하는 운동중독 다이어트 전문가들이 퍼뜨린 신화일 뿐이다.

음식을 먹을 때마다 인슐린 수치는 상승한다. 높은 인슐린 수치와 호르몬 지능은 공존할 수 없다. 수많은 연구가 보여주듯 식이제한이 기능적 수명을 연장하는 이유도 여기에 있다. 적정한 식사 주기와 인슐린 통제가 병행되었을 때 호르몬 지능이 최적화될 수 있고 수명도 연장된다.

> **조금씩 자주 먹는 습관에 익숙해지면 뇌와 몸이 음식을 요구하게 된다 이것은 당뇨와 다이어트 모두에 해롭다**

하루 세끼의 식사를 엄격히 지키기 바란다. 식사 간의 시간적 간격은 대략 4~5시간이면 적당하며 계피는 식사와 함께 혹은 식사 30분 전에 섭취하는 것이 좋다. 조금씩 자주 먹는 식습관에 익숙해져 있다면 파블로프 효과에 의해 뇌와 몸이 음식을 요구하게 된다. 자신의 몸이 아니라 익숙한 환경이 식욕을 불러일으키는 것이다. 예를 들면, 영화를 볼 때 습관적으로 팝콘을 먹는다면 영화를 볼 때마다 팝콘을 요구하도록 몸이 훈련되는 것이다. 이것은 허기가 아니라 중독이다. 무시해도 좋다. 시간이 지나면 중독 증세는 사라질 것이다.

식사 시간 사이에 느끼는 허기를 물리치는 강력한 무기는 레몬즙을 짜 넣은 정제수 한 컵이다. 음식에 대한 갈망과 중독을 막는 데 효과가 있으니 사용하기 바란다. 몇 주 후면 간식을 갈망하는 일은 사라질 것이며, 호르몬 지능이 최적화되면서 신진대사 또한 최고의 상태에 도달해 고혈당이 야기하는 대사의 악몽은 그저 나쁜 꿈에 지나지 않게 될 것이다.

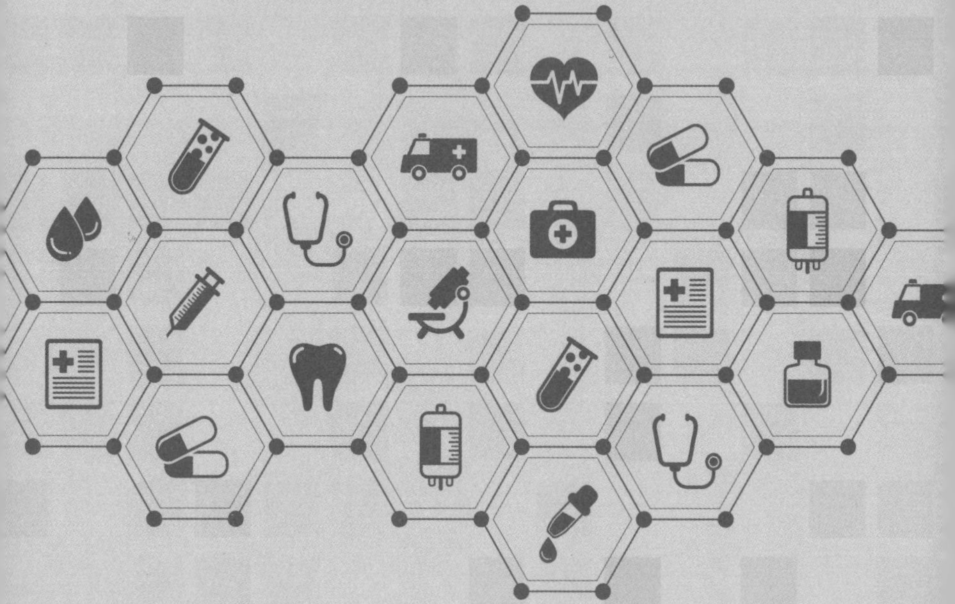

11장

대사의 지휘관, **갑상선 호르몬**의 균형을 잡아주는 **영양소**

2003년 1월 8일, 미드웨스트항공Air Midwest 5481편이 노스캐롤라이나 주 샬럿에서 추락했다. 이륙 후 채 1분도 지나지 않은 시점에 일어난 사고였고 탑승객 21명이 사망했다.(1) 보도에 따르면 기체 앞부분이 지나치게 위로 향한 채 이륙했고 두 조종사는 동체를 수평으로 맞추기 위해 사투를 벌였지만 결국 균형을 잃었다. 이 비극적인 추락 사고의 주범은 늘어만 가는 미국인의 허리 사이즈였다.

승무원은 이륙에 앞서 기체의 중량과 수평을 정밀하게 확인했지만 불행히도 미국연방항공청FAA이 승인한 비행기 중량의 평균값은 현실에 맞춰 갱신되지 않았다. 오랜 기간에 걸쳐 서서히 늘어난 승객들의 체중은 간과되고 만 것이다.

오늘날 비행기 탑승객의 평균 체중은 십여 년 전에 비해 4.5킬로그램 더 무겁다.(2) 220킬로그램 이상 과적 상태였던 5481편이 활주로로 미끄러져 들어가기 전부터 예견된 비극이었던 셈이다. 항공사들은 무거워진 승객의 체중만큼 연료 양과 좌석 수를 줄이고 있다. 한편, 무거워진 승객들은 늘어만 가는 허리 사이즈를 줄이기 위해 대책을 찾아 헤매는 중이다.

서양의학은 늘어나는 허리 사이즈가 갑상선 기능 저하 탓이라고 한다. 그리고 그 치료를 위해 신스로이드Synthroid와 아머 사이로이드Armour Thyroid 같은 약물을 처방하고 있고, 처방전 발행 건수는 기록을 경신하고 있다. 그러나 이들 약품은 사람들의 체중 감소에 아무런 변화도 가져오지 못했다. 이것은 두 가지를 시사한다. 첫째, 약이 정답은 아니라는 것. 둘째, 갑상선 기능 저하가 단지 호르몬 문제에 국한되는 건 아니라는 점이다.

식품첨가제는 체중, 근육 성장, 식욕, 기분을 조절하는 호르몬들을 초토화시킨다

그럼에도 인슐린 저항성 또는 제2형 당뇨병을 앓고 있지 않은 사람 중 다수가 자신의 뱃살이 늘어나는 원인이 갑상선 기능의 저하라고 믿어버렸다. 그러나 보이지 않는 화학의 세계는 사뭇 다른 이야기를 들려준다. 화학은 그 이면에 있는 실질적 문제점을 조명했다. 바로 중독성 강한 향신료 모방 성분이다. 불량식품의 소비를 부추기고 거기서 발생하는 수익을 증대하기 위해 거대 제약기업들은 인공감미료 산업을 시작했다. 이제 이 산업은 향신료 사업을 가장한 변조 약물산업이 되었다. 새로이 등장하는 '제약식품'들은 갑상선 기능에 문제를 일으키는 주범이다. 그러나 이것은 시작에 불과하다.

식품첨가제는 오케스트라 협주처럼 조화를 이루며 체중, 근육 성장, 식욕, 기분을 조절하는 호르몬들을 초토화시키고 있다. 믿기 어렵겠지만 이 같은 위험성은 거대 식품기업이 사용하는 소위 '건강 마케팅'에 철저히 가려져 있다. 그들의 건강 마케팅에는 "천연의", "천연감미료", "강화된", "풍부한", "글루텐 무첨가", 심지어 "유기농" 같은 단어들이 도용되어 건강에 관심이 많은 소비자들을 현혹하고 있다.

그뿐 아니다. 거대 식품기업들은 화학성분이라는 진짜 문제를 은폐하기 위해 소금, 지방, 설탕에 책임을 전가하는 수법을 고수한다.

우리가 먹는 음식에 포함된 식품첨가제는 사람들을 중독되게 만들고 더 빨리 죽게 만든다. 이제는 경각심을 가질 필요가 있다. 현대의 어린이들은 1970년대보다 매일 350칼로리를 더 많이 섭취한다. 성인의 경우, 그 차이는 500칼로리가 넘는다. 탄산음료의 평균 소비량은 1985년에 비해 두 배로 늘어나 1인당 한 해 평균 90리터를 마셔대고 있다. 그로 인해 야기되는 체중 증가는 흡연만큼이나 치명적이다. 40세 연령 성인의 평균 체중은 11.7킬로그램이나 증가했다.[(3)]

유럽에서 진행된 대규모의 연구 결과, 18세에 과체중인 사람이 단명할 확률은 흡연자의 단명 확률과 다르지 않은 것으로 나타났다. 비만은 흡연과 마찬가지로 조기사망 위험을 두 배로 높

인다.[4]

일단 거대 기업들의 제약식품에 걸려든 소비자는 평생 화학 성분으로 인한 비만과 과식에 시달릴 수밖에 없다. 운동, 다이어트, 갑상선 치료약, 호르몬 대체요법, 인체 친화형 호르몬 대체요법 등이 사람들을 구원하지 못하는 이유도 여기에 있다. 화학적 첨가물 그리고 호르몬의 배출, 균형, 민감도와 같은 진짜 문제를 해결할 수 없기 때문이다.

⊕ 식품으로 둔갑한 약품들

나는 화학자가 되기 위한 배움의 과정보다 대학원 실험실에 처음 발을 들여놓은 순간을 더 생생히 기억한다. 열정적으로 공부한 화학을 드디어 현실에 적용할 수 있게 됐다는 일종의 흥분감 때문이었을 것이다. 마치 우주비행사가 조종실의 수많은 계기판과 제어장치를 보고 감탄하듯이 나는 화학물질을 배합할 때 쓰는 복잡한 실험기구들을 부푼 기대감으로 찬찬히 훑어봤다. 위험물 표시가 붙은 암갈색 병에 담긴 수백 가지 화학물질이 철제 캐비닛 안에 가득 들어차 있었다. 실험실에서는 한 번의 실수도 용납되지 않는다는 사실을 상기시키듯 화학물질 누출 사고에 대비한 감지기와 그것을 작동시키는 연결선이 대롱대롱 매달려 있었다.

119개의 원소가 열거된 주기율표를 사용해 가치 있는 다양한 제품을 만들 수 있는 무한한 자유가 나에게 주어진 것이다. 보다 밝은 색의 도료, 세척력이 뛰어난 비누, 풍부한 맛의 위스키, 새로운 약품 등 어떤 제품이든 가능했다.

향신료를 모방해 제조된 화학조미료는 거의 모든 제조 식품에 첨가되어 사람들의 수명을 갉아먹고 있다

당시 나는 식품업계가 중독성이 있는 가짜 향신료를 만들어내기 위해 그 정도 규모의 화학 실험실을 갖추고 있을 것이라고는 상상도 하지 못했다. (일명 화학조미료 전문가라는 화학자들의 주도 하에) 새롭게 고안된 화학적 음모가 식품업계에 강력한 힘을 부여한 셈이다.

화학조미료 전문가는 최첨단 약물 개발 방법을 사용해 자연으로부터 가져온 향신료를 모방하여 제조한다. 내가 '제약식품'이라 부르는 것들이다. 그들이 인공적으로 만들어낸 향신료는 소비자에게 의존성, 과식하는 습관 그리고 브랜드 선호도 등이 발생하도록 만든다. 궁극적인 목표는 제약식품으로 소비자의 두뇌를 훈련시켜 더 많이 갈구하도록 만드는 것이다. 전 FDA 국장 데이비드 케슬러David Kessler는 화학물질이 "우리 뇌를 장악하고 있다"고 인정한 바 있다. 그는 언제 포만감을 느껴야 하는지 알려주는 인간의 타고난 능력을 이 화학물질이 교란하고 있음을 지적한 것이다.[5]

이들 화학물질이 소비자의 장바구니에 담길 수 있는 것은 건강 마케팅에 동원된 "저지방", "유기농", "글루텐 무첨가", "천연의", "환원당", "저염", 심지어 "MSG 무첨가" 등의 수식어들 때문이다. 그들 주장대로라면 첨가물은 모두 자연 생산물로부터 얻은 것이고, 게다가 극히 소량만 사용했으므로 자연산물로 포장하는 것이 그리 문제가 안 된다는 것이다.

프록터앤갬블Procter and Gamble은 비승인 약물을 식품에 첨가한 최초의 기업이다. 콜레스테롤 저하제인 올린Olean은 FDA 승인을 받지 못했다. 필수비타민과 무기질을 체외로 누출시키는 부작용 때문이었다. 그러나 지금 이 올린은 올레스트라Olestra라는 저지방 대체재로 둔갑해 수백만 명이 먹고 있다. 저지방 대체재는 감자칩과 같은 과자류에 들어가는 핵심재료이다.

안타깝게도 이런 유인 상술은 놀랍도록 수익성이 좋다. 오늘날 제약식품 산업의 가치는 60억 달러로 추정된다. 안전성에 대한 의구심이 제기되면 업계는 '극소량'은 인체에 무해하다고 주장한다. 그러나 무해성을 입증할 연구 결과는 그 어디에도 없다.

필수영양소를 체외로 누출시키는 올린은 올레스트라라는 저지방 대체재로 둔갑해 감자칩 같은 과자류에 들어갔다

위험한 식품첨가제의 또 다른 사례는 보기에도 무해해 보이는 간식, 바로 전자레인지에서 조리하는 팝콘이다. 간편하게 조리하는 저지방 팝콘에는 디아세틸diacetyl이라고 알려진 제약식품이 사용되었다. 이 저지방 화합물은 버터와 같은 맛이 나는데 그 맛이 오래 지속되지는 않도록 설계되었다. 즉, 이 가짜 버터 맛은 진짜 버터보다 혀의 미뢰에서 더 빨리 사라진다. 당연히 더 많이, 더 빨리 먹어치우게 되지 않겠는가.

그 결과, 아주 미세한 양이 사용되었더라도 디아세틸은 사람들을 더 뚱뚱하게 만들 뿐만 아니라 일명 '팝콘 폐질환(폐색성 모세기관지염)'의 발병 원인이 되었다. 기관지 폐색으로 서서히 질식되는 회복 불가능한 치명적 폐질환이다. 디아세틸은 호흡기를 통해 체내로 들어오면 산소를 몸 전체로 운반하는 폐의 기능을 무력화시킨다.

캘리포니아 공공보건국의 산업보건부 담당관 바라라 마터나는《뉴욕타임스》와의 인터뷰에서 "팝콘 공장 근로자 중에는 폐질환을 앓는 사례가 있다"고 언급한 바 있다. 케미컬리서치 Chemical Research는 디아세틸에 장기간 노출된 사람들을 연구 조사한 결과, 디아세틸이 알츠하이머와 연관이 있을 가능성을 포착하기도 했다.(6)

이 외에도 무수히 많은 사례가 존재하지만 화학적 첨가제는 여전히 수많은 식품에 사용되고 있고, 새로운 화학물질은 끊임없이 만들어지고 있다. 액상과당이나 아스파탐, 수크랄로스 등과 같은 설탕 모방재에 이어 뉴클레오티드, 리보티드, 알카마이드 등 새로운 유형의 향미증진제는 제약식품 산업의 수익성을 끌어올리고 있다.

이런 향신료의 연금술사들 덕분에 스카치위스키에서부터 치킨, 박하, 금귤에 이르기까지 우리가 먹는 거의 모든 음식에 식품첨가제가 사용되지만 그중 어느 것도 식품성분표시에 기록되지 않는다.

현재 미국 내에서 공식적으로 등록된 식품첨가제는 8만여 가지에 이른다. 그럼에도 현행 FDA 규정에 의하면 제약식품은 식품성분표시에 기록할 의무가 없다. 미국환경보호국은 약 200여 종류의 화학적 향신료에 대한 검사를 요구하고 있을 뿐이며 식품첨가제로 사용이 금지된 것은 고작 다섯 가지에 불과하다.

모조식품이 건강에 끼치는 유해성의 위협을 억제할 수 있는 유일한 방법은 향신료 업계의 민낯을 폭로하고 우리가 어떻게 화학적 속임수에 넘어가고 있는지 진실을 깨닫고 인식을 높이는 수밖에 없다.

인공감미료는 향신료가 아니다. 체내 호르몬을 교란하고 독성을 유발하는 제약식품일 뿐이다

나는 식품첨가제가 인간의 건강 문제를 등한시하는 것에 대해 업계 입장을 들어보고자 직접 제약식품 설계와 특성화 분야의 선두주자라 할 수 있는 세노믹스Senomyx와 접촉을 시도했다. 세노믹스의 온라인 브랜드는 봉사와 자선 활동이라는 그럴 듯한 장막으로 보기 좋게 포장되어 있었다. 자신들이 야기하는 화학물질의 위협에 대해 혹은 그것을 감추는 것에 대해 요란스런 사과의 표현이 아닐까 하는 생각이 들었다.

내가 보낸 첫 번째 이메일을 받은 후 세노믹스는 인공감미료의 설계와 합성에 관한 인터뷰를 승낙했다. 인터뷰 내내 그들은 인공적인 재료를 사용한 적이 없다고 부정했다. 그러나 내가 "제약업계와 인공감미료 업계 간의 관계에 대해 잘 이해하고 있는 유기화학자"라고 신원을 밝히고 회신을 보내자 세노믹스는 연락을 두절했다.

나의 주요 관심사는 그들이 만들어낸 인공감미료가 가진 중독 유발 특성이었다. 제약회사가 만드는 약품과 유사한 특성을 모두 갖춘 최신 감미료가 어떻게 천연재료일 수 있으며 향신료로 간주될 수 있겠는가. 약품과 유사한 몇 가지 특성을 들자면,

- 보상의 속도를 증가시킨다.
- 맛의 지속 시간을 단축시킨다.
- '기억 용이성'을 향상시킨다.

이와 같은 특성은 자연적인 것이 아니다. 이것이 식품첨가제로 우리 몸에 들어오면 갑상선을 비롯한 여러 가지 호르몬들이 결코 정상으로 회복되지 않는다는 데 스키니진을 걸어도 좋다.

게다가 십중팔구 부작용을 동반할 가능성이 높다. 저지방 대체품 올레스트라가 그것을 입증하고 있지 않은가. 식품첨가제가 그것의 실제 모습인 제약식품으로 인식되어야만 하는 이유도 여기에 있다. '제약식품'이라는 용어는 그것이 근본적으로 합성물질이며 잠재적 부작용을 동반한다는 사실을 암시한다.

제약식품 성분표시는 갑상선의 기능과 건강을 소중하게 여기는 모든 사람들에게 경고문의 역할을 할 것이다. 실제로 '제5의 맛'은 가장 큰 위협이며 제약식품을 섭취했을 때 일어날 수 있는 사태를 상징적으로 보여준다.

⊕ 위험한 중독, 제5의 맛

집에서 사무실까지 가는 길은 로스앤젤레스를 남북으로 잇는 주요 도로 중 하나인 라브레아 거리를 따라 내려간다. 이 거리에서 가장 사람이 많이 모이는 곳은 단연 우마미 버거Umami Burger다. 터질듯 한 뱃살에 기름기가 뚝뚝 떨어지는 외모의 대학생들이 드라이브스루 창구에 줄지어 우마미 버거를 공략할 순서를 기다리고 있다. 패티 하나로는 충분치 않아서 더블 패티를 주문한다는 소문도 있다. 학생들의 허리 사이즈로 미루어 짐작컨대, 단순히 소문만은 아니라는 믿음이 생긴다. 화학자의 관점에서 보면 슬픈 일이다. 다른 수백만 명의 미국인들처럼 그들 역시 '제5의 맛'에 휘말려들었기에 하는 말이다.

지금까지 알려진 맛의 종류는 단맛, 신맛, 짠맛, 쓴맛, 이렇게 네 가지가 전부였다. 그러나 1900년대 초반, 일본의 화학자 키쿠나에 이케다Kikunae Ikeda가 해초 수프에서 느낄 수 있는 다양한 향미를 연구하던 중 새로운 맛과 그에 상응하는 수용체를 발견했다. 그는 자신이 발견한 새로운 맛에 '우마미(감칠맛)'라는 명칭을 부여했다. '개운하고 고소한 맛'이라는 의미다. 이후 우마미를 촉발하는 것은 모조리 '제5의 맛'으로 알려지게 되었다.

자연으로부터 우마미의 재료를 추출하기 위해 이케다 박사는 실험실에서 이루어지는 일련의 가성 추출을 시행했고 산과 암모니아 혼합물을 이용해 해초로부터 글루타민산염이라 불리는 아미노산을 뽑아냈다. 역설적이게도 아미노산은 아무런 냄새도 나지 않는 물질이었다. 그러나 개운하고 깔끔한 맛을 내는 약품 효과와 유사한 감각을 촉발한다는 것이 증명되었다.

다른 실험에서는 글루타민산염 추출물이 생쥐들의 음식 섭취량을 대폭 증가시키는 것으로 나타났고[7] 우마미가 첨가된 수프를 섭취한 아기들의 식사량이 증가하는 원인도 바로 글루타민산염 추출물임을 보여주는 연구도 있었다. 이케다 박사는 수익성이 있음을 직감했고 이 첨가제를 패스트푸드 업계에 판매하기 시작했다.

> **수많은 사람들이 '제5의 맛'에 휘말려들었고 합성 MSG가 탄생했다**

시간이 지나면서 합성물질 형태, 이른바 MSG가 자연산물로부터 공들여 추출하는 것보다 가성비가 월등히 높다는 것이 입증되었다. 약품을 식품첨가제로 판매하는 것이 그리 어렵지 않다는 것을 깨달은 이케다 박사는 1909년 아지노모토Ajinomoto라는 향신료 회사를 설립하게 된다(아지노모토는 맛의 정수라는 의미다). 화학 실험실에서 만들어진 합성물질은 이후 '유기화합물'

이라는 명칭으로 대중에게 소개되었고 순수 화학물질의 대량생산체제가 가동되기 시작했다. 인간의 식습관을 영양분 섭취를 위한 노력에서 중독성이 강한 음식물에 대한 경험으로 바꾸어 놓은 것이다.

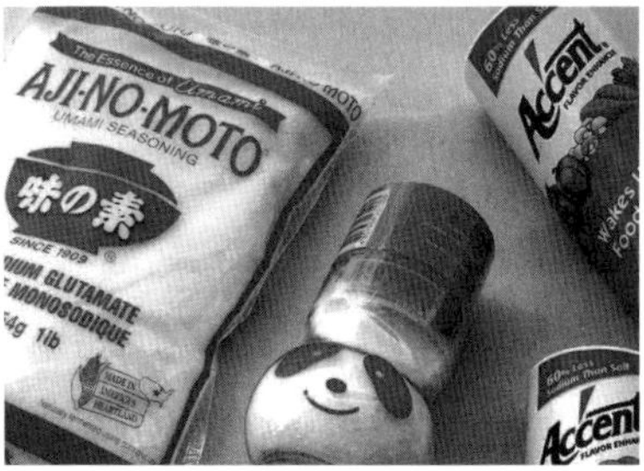

제5의 맛 우마미를 대량생산하기 시작한 아지노모토

외관상 무해한 아미노산으로 가장한 합성 MSG는 오늘날 우리가 먹는 거의 모든 음식에 들어간다. 그것도 한 움큼씩 말이다. 햄버거, 유기농 과자류, 샐러드드레싱, 요거트, 스포츠바, 단백질 가루, 와인, 맥주, 심지어 독한 술에도 합성 MSG가 사용된다. 식물단백질 가수분해물, 자가분해 효모, 카세인 나트륨, 카세인 칼슘, 효모 추출물, 섬유 단백질, 천연 아미노산, 활성 아미노산, 맥아추출물, 맥아향신료, 부용, 수프, 스톡, 천연감미료, 자연산 소고기나 닭고기, 비법 소스, 우마미 등의 명칭으로 판매되는 것은 모두 합성 MSG이다.

살충제 사용이 증가하면서 암 발병률이 증가한 것처럼 과식하는 습관과 갑상선 기능의 저하는 탐욕스러운 MSG 사용의 증가와 동일선상에 있다.

위장으로 흘러들어간 합성 MSG는 신속하게 순환계로 이동해 160킬로미터에 달하는 정맥과 동맥, 모세혈관을 따라 빛의 속도보다 빠르게 질주하며 뇌혈관장벽을 들이받는다. 뇌혈관장벽은 인위적인 혼합물로부터 뇌를 보호하는 단단한 벽이다. 이 보호막을 통과한 MSG는 쾌감에 관여하는 거대한 신경망 깊숙한 곳까지 파고든다. 빵 부스러기에 개미군단이 몰려들 듯 MSG 분자들은 쾌감 분자의 엄청난 급증을 조장하기 위해 뇌 수용체를 작동시킨다. 그렇게 먹는 쾌감을 경험한 사람들은 다음에 더 많은 음식을 갈구하도록 길들여지는 것이다.

위장으로 흘러들어간 합성 MSG는 신속하게 순환계로 이동해 신경망 깊숙이 파고든다

우마미버거를 포함해 식품 업계가 MSG 사용에 애착을 보이는 이유도 여기에 있다. 물론 높은 수익성도 한몫을 하겠지만 말이다.

애석하게도 많은 사람들이 부지불식간에 화학물질로 범벅된 음식에 중독되어 갑상선 건강을, 나아가 삶의 질과 행복, 수명을 위협받고 있다. 더 안타까운 것은 진정한 원인을 파악하는 대신 좌절감만 안겨줄 게 자명한 처방약을 찾고 있다는 것이다. 갑상선 때문에 신진대사가 불가능하다고 말하는 것은 깜빡이가 고장 나서 오토바이를 작동시킬 수 없다는 말과 다르지 않다.

⊕ 갑상선 치료제가 조기 노화를 일으킨다고?

의사에게 체중이 느는 원인이 무엇이냐고 질문하면 갑상선이

제 기능을 다하지 못하기 때문이라는 뻔한 설명만 듣게 될 것이다. 의사들은 그것을 '갑상선기능저하증'이라 부르며 칼로리 연소를 돕는 T3와 T4 호르몬 부족으로 발생하는 질병이라고 말한다. 무더운 여름날, 갈증을 느끼는 어린이가 시원한 아이스크림에 흥분하는 것처럼 의사들은 치료에 갈증을 느끼는 사람들에게 갑상선 치료약으로 그 같은 판매 전략을 구사한다.

특히 여성들은 의사들이 들려주는 치료 성공담에 잘 속아 넘어간다. 갑상선기능 저하를 막아준다거나, 엉덩이 사이즈를 줄여준다거나, 외모가 달라져 이웃들의 질투심을 유발한다는 등 제약 업계의 마케팅 도사들이 꾸며낸 갖가지 스토리들은 듣기에는 솔깃하다. 그러나 말 그대로 스토리일 뿐이다.

갑상선과 갑상선 호르몬은 신진대사의 작은 구성요소에 지나지 않는다. 사실상 너무나 작은 부분을 차지하기 때문에 설사 갑상선이 없다 하더라도 다른 많은 대사인자들로 보완하여 날씬한 체형으로 살아갈 수 있다. 그러므로 비만의 진짜 원인을 해결하지 않고서는 스키니진에 다리를 끼워 넣는 일에 갑상선 치료약은 아무 도움이 되지 않는다.

신스로이드는 최초의 갑상선 치료약으로 T4 호르몬을 모형으로 설계되었다. 호르몬 전문가인 뉴저지치의과대학교 메디컬스쿨 내분비학과장은 "신스로이드가 체중 감소 효과가 없음에도 불구하고 수백만 명에 달하는 사람이 여전히 오용하고 있다"(8)며 약품의 무가치성을 강조한 바 있다.

경쟁 상품인 아머 사이로이드는 인체친화형 호르몬 대체재로 불려왔다. 그러나 신스로이드와 마찬가지로 체중 감량에 성공을 거두지 못했다. 실패의 주원인은 무엇일까? 인체친화형 호르몬제제가 아니었기 때문이다.

갑상선 때문에 신진대사가 불가능하다고 말하는 것은 깜빡이가 고장 나서 오토바이를 탈 수 없다는 말과 다르지 않다

아머 사이로이드의 주성분은 돼지다. 돼지의 갑상선 호르몬 균형은 80퍼센트의 T4와 20퍼센트의 T3로 이루어져 있다. 반면 사람은 95퍼센트의 T4와 5퍼센트의 T3로 이루어진다.(9) 더구나 돼지의 호르몬은 사람의 호르몬 결합 지점과 일치하지 않는다. 결합 지점이란 호르몬에 의해 제어되는 스위치와 같은 것이다. 돼지의 T4와 T3 호르몬을 구성하는 원자는 사람의 화학적 매개체와 그 무게가 상이하다. 돼지 호르몬이 사람의 체중 감소에 도움이 되지 않는다는 사실이 놀랄 일인가?

들어맞지 않는 열쇠가 자물쇠를 고장 나게 만드는 것처럼 갑상선 치료약은 우리가 선천적으로 타고난 갑상선 호르몬 배출, 민감도, 균형과 연결된 생물학적 매듭을 잘라내고 있다. 가짜 호르몬들이 인체의 자연적인 호르몬 활동을 대체하며 호르몬 불균형의 근본적 원인을 해결하지 않고 있는 것이다. 자연적으로 분비되는 '진짜' 호르몬이 차단된다는 것은 우리 몸이 비만과 조기 노화, 질병을 받아들일 준비를 갖추었다는 의미다.

가짜 호르몬은 우리가 선천적으로 타고난 생물학적 매듭을 잘라낸다

이런 결과는 《미국의학협회저널》에서도 강조한 바 있다. 갑상선 치료약은 인체의 호르몬 균형을 파괴하며 칼슘 감소와 골밀도 감소, 홍분, 두통, 손 떨림, 다리 경련, 불면증, 구토, 설사, 신경과민, 심계항진, 생리주기 변화, 발작 등의 원인이 되고 있다.[10]

부작용이 너무 빈번하게 발생해 신스로이드는 46년 동안 FDA 승인을 취득하지 못했다. 그러나 여전히 광범위하게 (불법적으로) 처방되고 있었고 제조사에게 수백만 달러의 수익을 안겨주었다.[11] 그리고 결국 안전성과 효과를 입증할 임상시험 결과가 단 한 건도 없음에도 불구하고 당국의 승인을 받아냈다.

⊕ 갑상선 혈액검사의 진실

갑상선기능저하증은 건강한 사람을 환자로 만들기 위해 고안된 마케팅 수법으로 전락한 지 오래다. 그것을 가능하게 만든 주요 수단이 바로 혈액검사이다.

경우에 따라 혈액검사를 통해 희귀한 갑상선질환을 발견하기도 하지만 그것은 다른 물리적 증상과 동반되었을 경우에 국한된다. 그런 경우가 아니라면 갑상선기능저하증을 진단하기 위한 목적으로 혈액검사를 하는 것은 우스꽝스러운 행위다. 혈액

검사는 전체 호르몬 상태의 극히 일부분만을 순간적으로 포착하는 것이므로 연속적으로 발생하는 현상을 파악하기 어렵다. 또한 정량적 수치만 파악하기 때문에 호르몬 민감성을 측정하거나 적절한 대사활동에 필요한 특유의 호르몬 균형을 측정할 수 없다.

갑상선 검사 또한 검사 시간, 식단, 사용 중인 처방약과 보조제 등 결과를 왜곡할 수 있는 인자들이 무수히 많기 때문에 호르몬 상태를 제대로 포착하는 것은 제한적일 수밖에 없다. 예를 들어, 갑상선이 멀쩡히 제 기능을 수행하고 있더라도 일시적으로 갑상선 기능을 저하시키는 약을 복용하던 중에 검사를 시행하면 갑상선질환이라는 엉뚱한 진단이 내려질 수 있다는 얘기다. 엉뚱한 진단을 불러올 수 있는, 가장 널리 사용되는 약물과 성분에는 이런 것들이 포함된다.[12]

- 암페타민 • 동화성 스테로이드 • 안드로겐 • 항우울제 • 피임약
- 혈압약 • 화학요법 • 에스트로겐 • 에스트로겐 함유 경구피임약
- 플루오로유라실 • 글루코코르티코이드 • 레보도파 • 구연산타목시펜
- 탄산리튬 • 염산메타돈 • 마이토테인 • 니코틴산 • 올리스타트

⊕ 당분 연소 대신 지방 연소

대부분의 사람들은 자신의 일상이 식품첨가제가 든 제약식품의 지배를 받고 있다는 사실을 깨닫지 못한다. 이미 살펴본

것처럼 갑상선 기능 저하와 호르몬 불균형으로 나타나는 증상을 약물로 치료하려 든다면 더 많은 부작용만 경험할 뿐이다. 10장에서 계피를 사용해 비만과 제2형 당뇨병을 극복하는 방법을 소개했는데, 그것과 동일한 전략을 MSG 독성에 기인한 체중 증가로 힘들어하는 모든 사람에게 적용할 수 있다.

먼저, 지방 감소와 근육량 증대, 제약식품에 의한 호르몬 손상을 복구하기 위해서는 제약식품을 완전히 차단하고 당분 연소 대신 지방을 연소할 수 있는 습관을 길러야 한다.

> 신진대사 체계가 에너지원으로 지방을 쓰지 않고 당분을 쓰면서 우리 몸은 갖가지 질병으로 고통받게 된다

하이브리드 자동차처럼 우리 몸은 지방 혹은 당분(탄수화물이 분해된 포도당) 두 가지 종류의 연료를 사용해 에너지를 얻는다. 제약식품 섭취와 그에 동반되는 과식 습관은 당분 연소의 주범이다. 다시 말해, 신진대사 체계가 이미 지방 대신 당분을 에너지원으로 사용하도록 훈련된다는 의미다. 그 결과, 복부와 엉덩이, 팔뚝, 다리 등에 지방이 축적되는 것이다. 당분의 연소와 지방의 축적은 호르몬의 배출, 균형, 민감도 등이 무너지는 주요 원인이다.

갑상선 호르몬이 무단이탈AWOL 상태로 변하는 원인도 여기에 있다. 과도한 지방 축적과 에너지 결핍으로 우리 몸이 서서히 죽어가는 것이다. 갑상선 호르몬의 무단이탈 상태에 놓인 사

람은 우울감과 허기를 느끼며 단 음식을 갈구하는 일이 잦다. 시간이 지날수록 당분 연소자는 갑상선기능저하증, 주의력 결핍, 우울증, 알코올중독, 조울증 등 갖가지 질병으로 고통받게 된다. 사실은, 몸의 어딘가가 아픈 것이 아니라 단순히 당분을 연소하는 체질일 뿐이다.

MSG 독성, 음식 중독, 호르몬 무단이탈 등을 극복하기 위해서는 지방을 연소하는 체질로 바꿔야 한다. 에너지 생성을 위해 당분이 아닌 지방을 연소하는 체질로 바뀌면 새롭게 생성된 에너지 덕분에 갑상선이 다시 작동될 것이다.

⊕ 호르몬 체계를 되살리는 건강한 지방

대학에 입학해 화학수업을 들으며 나는 우연히 발생하는 화학반응은 없다는 것을 알게 되었다. 이해할 수 없는 문자와 숫자들이 나열된 복잡한 원소주기율표가 눈에 들어오기 시작하면서 화학이란 결국 예측된 방식에 따라 원자를 배열하는 것이라는 점을 깨달았다. 그 결과, 원자의 잠재적 에너지와 분자를 형성하고 물질(질량을 가지며 공간을 차지하는 모든 것)에 영향을 미치기 위해 생성되는 원자의 반응에 대해 이해의 폭을 넓힐 수 있었다. 화학을 통해 생명의 원동력은 에너지라는 배움을 얻은 셈이다.

그렇다면 이것은 우리의 건강에 어떤 의미를 가지는 것일까? 바로 누구든 자신의 체형을 의지대로 만들어갈 수 있다는 의미다. 특히 체지방에 관해서는 더욱 그렇다.

당분 연소자는 에너지 결핍으로 고통받는다는 사실을 이미 알고 있을 것이다. 당분은 매우 취약한 에너지원이며 빨리 고갈되기 때문이다. 당분 연소 체질은 호르몬 배출, 균형, 민감도의 최적화에 필요한 반응을 활성화시킬 수 있는 충분한 대사에너지를 생성할 수 없다. 마치 총 18개의 타이어로 달리는 거대한 세미트럭에 바람 빠진 타이어와 폭스바겐 비틀의 엔진을 장착하는 것과 다를 바 없다는 말이다. 반면 전란, 버터, 목초 먹인 쇠고기, 아보카도 등 식품 섭취를 통해 저장된 지방은 최적의 에너지원이다.

지방 대사를 연구한 과학자들은 지방이 당분에 비해 세 배 이상의 에너지를 생산한다는 사실을 밝혀냈다. 지방은 고에너지 분자인 아데노신 3인산ATP 형태의 연료를 훨씬 많이 생산할 수 있기 때문이다. 우리 몸은 이렇게 생산된 에너지를 이용해 갑상선을 작동시킨다. 건강한 지방이 포함된 식단이 중요한 이유가 바로 이것이다. 건강한 지방을 섭취해야 식욕, 대사, 근육 성장, 기분, 피부색 등에 관여하는 많은 호르몬 체계가 생기를 되찾을 수 있다.

신진대사를 당분 연소에서 지방 연소로 전환하기 위해서는 열발생 보조제를 활용해야 한다. 열발생 보조제는 적절히 사용하기만 하면 지방 연소 활력 반응을 유도하여 호르몬을 호전시키고 건강한 체형을 만든다. 제대로 대사에너지를 증가시킬 수 있는 유일한 방법인 것이다.

실제로 열발생 보조제는 운동보다 나은 효과를 보여준다. 몸이 운동에 반응하는 것을 차단하는 다양한 호르몬을 제압하기 때문이다. 열발생 보조제는 물렁물렁한 지방세포의 외부에 결합하는데, 일단 결속이 이루어지면 연속적인 화학반응을 세포 내부로 전달해 미토콘드리아가 지방을 산소와 함께 태워 고에너지 분자로 바꾸도록 만든다. 이와 같은 지방의 연소가 생명 유지와 호르몬 기능 회복에 소요되는 엄청난 양의 생물학적 에너지를 생성하는 것이다.

지방은 당분에 비해 세 배 이상의 에너지를 생산한다. 이렇게 생산된 고에너지 분자가 갑상선을 작동시킨다

하버드대학교, 콜롬비아대학교, 뉴욕비만연구센터New York Obesity Research Center, 덴마크 코펜하겐에 위치한 인체영양학연구부Research Department of Human Nutrition 등 다수 대학이 참여한 열발생 보조제 사용에 관한 공동 연구 결과, 열발생 보조제를 사용한 피실험군은 사용하지 않은 실험군에 비해 최대 5킬로그램의 지방이 감소했다. 열발생 보조제의 다음과 같은 효능을 입증한 셈이다.

- 갑상선 대사 자극
- 축적된 지방의 연소
- 식욕 억제
- 에너지, 기분, 의욕, 집중력 향상
- 호르몬의 배출, 균형, 민감도 극대화

가장 안전하고 효과적인 열발생 보조제는 예르바 마테Yerba Mate 나무의 잎에서 얻을 수 있다. 시중에서 파는, 녹차 성분과 커피콩 또는 카페인이 잔뜩 들어간 열발생 보조제 모방품과 달리 예르바 마테는 초조함, 몸 떨림 증상 같은 부작용을 유발하지 않는다. 더욱이 분자 단위에서 작동하여 당분 연소자를 지방 연소자로 바꾸어놓는다.

남아메리카에 자생하는 예르바 마테차의 비만 방지 효과가 주목받기 시작한 것은 최근의 일이다. 화학자들은 마테의 잎이 클로로겐산, 메틸크산틴, 사포닌 등 무수히 많은 유효성분을 포함하고 있음을 밝혀냈다. 학술지《비만Obesity》에 발표된 연구 결과는 예르바 마테의 잎에 있는 비만 방지 열발생 혼합물의 효능을 이렇게 정의하고 있다.

- 혈당 감소
- 인슐린 감수성 증대
- 식욕 억제

이 세 가지 효능은 예르바 마테가 갑상선 호르몬의 배출, 민감도, 균형에 긍정적 효과를 미치는 원인이기도 하다. 과학자들은 예르바 마테와 다른 두 가지 영양소가 혼용되었을 때 상승작용이 일어나 더 좋은 결과를 얻을 수 있다는 사실을 터득해가는 중이다. 갈조류의 일종인 블래더랙Bladderwrack과 감초 뿌리가 그것이다.

이 생물학적 삼총사(예르바 마테, 블래더랙, 감초 뿌리)는 지방 연소를 위한 이른바 퍼펙트 스톰과 같다. 갑상선 활동뿐만 아니라 부신의 기능도 향상되어 자연적으로 열발생 보조제를 섭취한 효과를 내기 때문이다. 이들이 없다면 예르바 마테의 지방 연소 활동은 중단될 수도 있다.

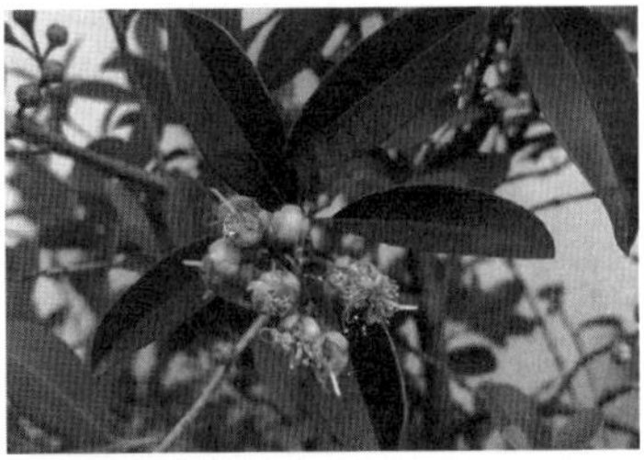
예르바 마테 잎은 체내 지방 연소 효과가 뛰어나다.

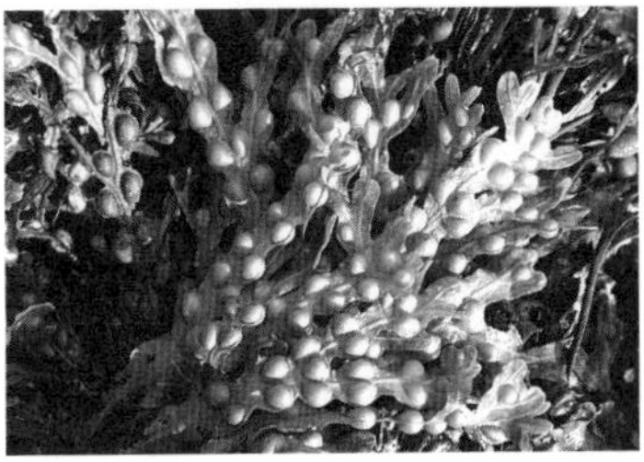
블래더랙은 예르바 마테의 지방 연소 효과를 극대화해준다.

내가 제안하고 싶은 세 가지 자연 치유제는 솔라레이Solaray의 제품들이다. 예르바 마테의 적정 복용량은 체중 45킬로그램당 500밀리그램, 블래더랙은 체중 23킬로그램당 580밀리그램, 감초 뿌리는 체중 23킬로그램당 450밀리그램이며 각각 아침식사 후에 복용하는 것이 좋다.

분명한 것은 MSG와 같은 갑상선에 손상을 가하는 원인을 제거하지 않고는 예르바 마테나 블래더랙, 감초 뿌리를 섭취하더라도 갑상성 기능을 향상시킬 수 없다는 것이다. 일부 브랜드의 식료품에는 다량의 MSG가 사용된 것으로 알려져 있다.

몇 가지 예를 들자면, 타이슨Tyson의 닭고기, 크래프트Kraft의 간편 조리 식품인 스터핑Stuffing, 파이오니어Pioneer의 브라운 그레이비 믹스Brown Gravy Mix, 엉클 벤의 밥Uncle Ban`s rise, 크노르의 스

MSG를 끊지 않으면 예르바 마테나 블래더랙, 감초 뿌리를 섭취하더라도 갑상성 기능을 향상시킬 수 없다

페니쉬 라이스Knorr Spanish Rice, 베티 크록커Betty Crocker의 감자 그라탕, 마루찬Maruchan의 라면, 멕코믹McCormick의 백앤시즌bag'n Season, 하인츠의 홈스타일 그레이비Heins HomeStyle Gravy, 브이에이트V8 주스, 플랜터Planter의 드라이로스티드피넛Dry Roasted Peanuts, 호멜Hormel의 육류, 밥 에반스Bob Evans의 소시지, 버터볼Butterball의 칠면조, 로이드Lloyd의 육류, 컨츄리크록Country Crock의 간편 조리 식품 등이다.

레이Lays와 도리토스Doritos를 비롯한 대다수의 감자와 옥수수 칩에도 MSG가 다량 함유되어 있다. 그 까닭에 그들은 "한번 뜯으면 멈출 수 없을걸" 같은 광고 카피를 내건다. 히든밸리랜치Hidden Valley Ranch의 제품도 주의해야 한다. "히든밸리랜치와 만나면 모든 것이 더 맛있어진다." 바로 그들이 내세우는 마케팅 슬로건이다. 이제 우리는 그 이유가 제5의 맛이라는 사실을 너무나 잘 알게 되었다.

제대로 된 음식을 먹는 것만으로 갑상선 기능을 향상시킬 수 있다. 거대 식품회사는 우리 혀의 미뢰를 자극적으로 길들여왔다. 그래서 '진짜 음식'을 맛볼 때 첫맛이 단조롭고 심심하다고 느껴지는 것이다. 그러나 균형을 잃은 미각은 서서히 돌아올 것이며 호르몬과 체중 또한 정상으로 회복될 것이다.

⊕ 갑상선을 위협하는 일상적인 것들

호르몬의 배출, 균형, 민감도를 저해하는 것으로 제약식품이 유일한 것은 아니다. 수돗물이나 흔히 사용하는 약품에도 갑상선 기능을 망가뜨리는 화학물질이 들어 있다.

미국 내에서 수돗물을 마시면 무미 무취의 용해된 고체를 삼키게 될 가능성이 높다. 수돗물에 녹아 있는 불소, 염소, 브롬을 비롯해 수많은 종류의 다이옥신과 플라스틱을 부드럽게 만드는 화학첨가제 프탈레이트 등은 명백한 독성물질이다. 린 패트릭 Lyn Patrick 박사는 의학잡지 《대체의학 Alternative Medicine》에 발표한 글을 통해 수돗물에 녹아 있는 독성물질이 갑상선 기능에 필요한 에너지원을 방해하거나 대사 호르몬의 배출을 저해해 갑상선 기능을 훼손하고 있음을 보여준 바 있다.(13)

패트릭 박사는 이렇게 기술했다. "직업상 이들 물질에 노출되는 사람과 간접적으로 노출된 어린이 및 성인을 대상으로 연구한 결과, 갑상선 호르몬 배출과 신진대사에 문제가 발생할 확률이 높다는 것이 발견되었다. 비록 아직까지는 개별 환자에 대한 갑상선 파괴 화학물질이 어떤 경로를 거쳐 체내에 축적됐는지 확인할 수단은 없지만 갑상선질환의 원인이 될 수 있는 환경 노출에 대한 보다 철저한 평가가 필요하다."

독성물질이 용해된 수돗물을 들이키는 것보다 순수한 물을 마시는 것이 건강을 위해 더 바람직하지 않겠는가. 가장 간편하고 저렴하게 독성물질 세례를 피할 수 있는 방법은 제로워터

ZeroWater의 5단계 필터로 물을 정수해 마시는 것이다. 제로워터의 필터 제품은 온라인쇼핑몰을 통해 쉽게 구입할 수 있다. 이 제품은 수돗물에 용해된 거의 모든 고체 성분을 제거하며 시험 사용해볼 수 있는 견본 제품까지 제공한다. 용천수와 역삼투 방식의 필터도 나쁘지 않다.

⊕ 제대로만 먹어도 병을 고칠 수 있다

갑상선 기능의 저하 혹은 전에 없던 과식의 욕구가 생겨난 원인이 제약식품이 유일한 것은 아니라는 점은 인정한다. 거의 모든 현대인은 탄수화물 섭취 없이 채 두 시간을 버티지 못하는 탄수화물 중독자이지 않은가. 달콤한 스포츠 음료나 싱싱한 과일, 시럽이 잔뜩 들어간 라떼 등 어떤 형태로든 탄수화물을 섭취하고 있다는 얘기다.

그뿐인가. 대량생산되는 육류제품에는 뱃살을 부풀리고 심장질환을 유도하는 호르몬들이 잔뜩 들어가 있는 것도 사실이다. 그렇다 해도 호르몬을 파괴하고 식습관을 저해하는 데 제약식품을 능가하는 것은 없다.

제약식품의 섭취를 중단하지 않는 한 그 어떤 다이어트나 운동으로도 늘씬한 체형을 회복할 수 없다. 음식에 화학물질을 첨가하고 그것을 은폐하는 부정행위로 인해 지금 우리 일상에는 웰빙을 가장한 온갖 합성식품이 넘쳐나고, 영양실조와 호르몬

이상이 일반적 현상이 되어버렸다. 의사들은 모든 것을 호르몬 탓으로 돌리고 처방약을 나눠주는 행위를 멈추지 않고 있다. 건강 전문가와 운동 전문가들은 여전히 핵심을 파악하지 못한 채 더 많이 운동해야 한다고 피상적인 주장만 되풀이한다. 그러는 동안 제약식품은 은밀하게 영향력을 뻗치며 엄청난 수익을 거둬들이고 있다. 건강하고 날씬한 몸으로 살아가는 유일한 방법은 이들과 마주치지 않는 것이다.

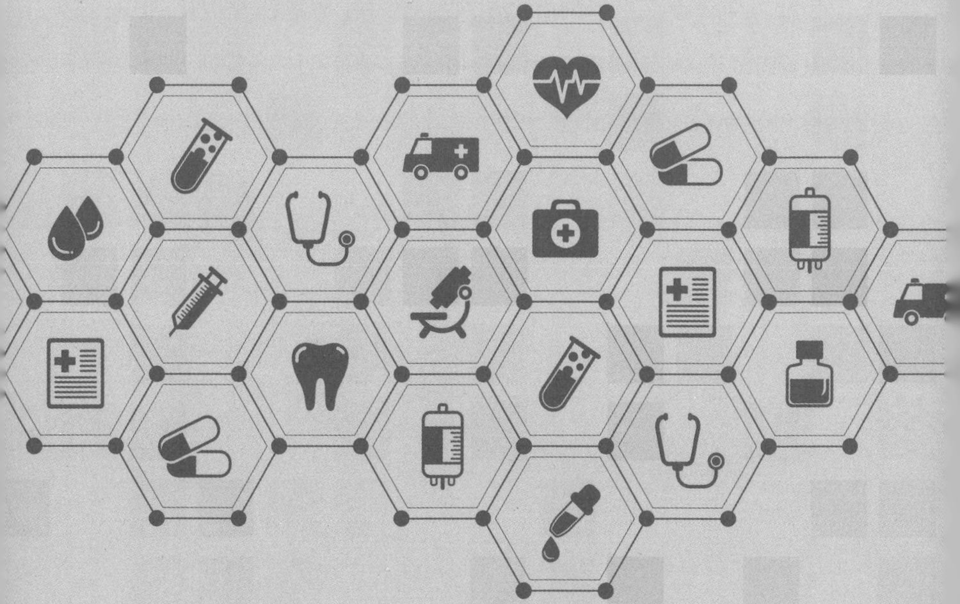

12장

우울증을 이기는 진귀한 미네랄

눈에 보이지 않는 것이 가장 위험할 수도 있다. 수돗물에 잠입한 독성물질이나 소중한 농경지에 뿌려진 몬산토Monsanto의 유전자변형 씨앗이 그렇다. 문제는 이런 위험은 심각해지기 전에는 잘 드러나지 않는다는 데 있다. 사람들의 생명은 위험에 처했는데, 정작 사고를 친 나쁜 놈들은 휴가 차량에 올라탄 채 엑셀을 밟고 있다. 가운데 손가락을 치켜올리고 말이다. 프로작Prozac을 비롯한 다수의 우울증 치료제도 같은 전철을 밟았다.

가장 일반적으로 처방되는 항우울제의 두 범주는 선택적 세로토닌 재흡수 억제제SSRI 계열과 세로토닌 노르에피네프린 재흡수 억제제SNRI 계열이다. SSRI 계열의 약품은 신경전달물질인 세로토닌의 수치에 영향을 미쳐 우울증을 치료한다고 알려져 있다. 세로토닌은 뇌에서 생산되는 이른바 '행복 화학물질'이다. SSRI 계열에 포함되는 물질을 몇 가지 들어보자면 다음과 같다.

- 에스시탈로프람(렉사프로(Lexapro))
- 플루옥세틴(프로작, 사라펨(Sarafem))
- 플루복사민(루복스(Luvox), 루복스 CR(Luvox CR))
- 파록세틴(팍실(Paxil), 팍실 CR(Paxil CR), 펙세바(Pexeva))
- 설트랄린(졸로푸트(Zoloft))
- 시탈로프람(셀렉사(Celexa))

SNRI 계열 항우울제는 SSRI 계열과 매우 유사하지만 노르에피네프린 신경전달물질에 영향을 미친다는 점에서 다르다. SNRI 계열에는 다음과 같은 물질이 포함된다.

- 둘록세틴(심발타(Cymbalta))
- 데스벤라팍신(프리스틱(Pristiq))
- 벤라팍신(이펙서(Effexor), 이펙서 XR(Effecxor XR))

내가 제약회사에 근무하던 당시 프로작은 일명 '행복 알약'으로 홍보되고 있었다. 프로작은 일라이릴리Eli Lilly에서 1970년대에 개발한 약품이다. 《뉴스위크》는 프로작이 출시됐을 때 "우울증 치료제의 돌파구"라며 환호를 보내기도 했다.[(1)] 그 결과 프로작은 막대한 수익을 창출했다. 내 계산대로라면 향후 100년 동안 전 세계 기아 문제를 해결할 수 있을 정도였다. 우스꽝스럽지 않은가. 우울증 치료의 '돌파구'라니?

이 약이 우울한 날의 무력감을 완화하는 데 마운틴듀나 오트밀 크림 파이보다 더 효과적일 수 있단 말인가? 나는 의아해하지 않을 수 없었다. 맥주나 와인은 또 어떤가? 파티용 마약이 더 효과적이지 않겠는가? 대학 시절 내 룸메이트는 탄산음료나 맥주 한 잔으로도 매우 행복해지곤 했었다. 그렇다고 그것들을 '돌파구'라고 부르는 사람은 아무도 없었다. 그저 기분 전환에 도움을 준다는 정도였을 뿐이다. 도대체 항우울제가 필요한 이유는 무엇인가?

⊕ 항우울제가 무익한 이유

심각한 우울증은 고통을 동반한다는 데 의심의 여지가 없다. 우울증은 삶을 견딜 수 없을 정도로 황폐하게 만들고, 의지력을 약화시키며, 생산성과 책임감을 저하시킨다. 피로와 식욕부진, 통증 등 물리적 증상의 원인이 되기도 한다. 그러나 이런 문제를 해결하는 데 과연 처방약이 정답일까?

다행히도 처방약이 도움이 되지 않는다는 것을 확인하기 위해 내가 직접 체험할 필요는 없었다. 사내 연구 결과 효과가 없음이 입증되었기 때문이다. 기민한 의사들 또한 연구 결과를 내놓았다. 하버드의대 출신 정신과의사인 피터 브레긴Peter Breggin은 자신의 저서 《당신의 약이 곧 당신의 문제일지 모른다Your Drug May Be Your Problem》에서 "임상시험 결과 항우울제는 위약보다 효과가 크지 않았다"고 밝혔다. 브레긴 박사는 항우울제가 사실상 우울증 환자를 극도의 우울 상태에 빠뜨릴 수도 있다는 사실

임상시험 결과 항우울제는 가짜 약보다 효과가 크지 않았다

이 경악스럽다고도 했다.

2009년 《미국의학협회저널》에 항우울제에 관한 기념비적 논문이 게재됐는데, 다수의 사례에서 항우울제는 위약보다 효과가 떨어지는 것으로 나타났다. 이런 결과는 그 다음 해 다른 연구에서도 반복되었다. 하버드 출신 의학자들은 자체 연구를 통해 이렇게 결론 내렸다. "대다수의 사람들에게 나타난 위약 효과와 항우울제 효과 간의 차이는 극히 미미했다."[(2)]

항우울제를 시판하는 거대 제약회사는 불리한 연구 결과를 거짓 광고로 덮어버렸다. 이 마케팅의 대승리는 담배 음모처럼 진행되었고 그 과정은 데이비드 힐리David Healy의 저서 《사람들이 프로작을 먹게 하라: 제약업계와 우울증 사이의 건강하지 못한 관계Let Them Eat Prozac: The Unhealthy Relationship between the Pharmaceutical Industry and Depression》에 상세하게 기록되어 있다. 그럼에도 불구하고 항우울제 판매량은 계속해서 치솟는 중이다.

미국에서 의사의 진료를 받으면 다른 어떤 약물보다 항우울제를 처방받을 가능성이 높다. 80년대 후반 이후로 항우울제의 사용량은 거의 400퍼센트나 급등했다. 오늘날에는 열 명 중 한 명이 어떤 형태로든 항우울제를 복용하고 있다.[(3)]

항우울제 처방의 증가는 화학적 불균형 이론이 주도한 것이다. 항우울제가 목표로 삼고 있는 바로 그것 말이다. 정신과전문의들은 우울증을 앓고 있는 사람은 뇌 화학물질 사이에 양적 균형이 맞지 않는다고 생각한다. 마치 뇌 속에 행복 신경전달물질의 양은 아주 적고, 스트레스를 유발하는 신경전달물질의 양은 많다고 생각하는 것이다. 이것은 1950년대 의사들의 상상력에서 태동한 이론이지만 과학적 근거는 없다.

《뉴잉글랜드의학저널》의 편집장이었던 마르시아 앤젤Marcia Angell은 "수십 년에 걸쳐 '화학적 불균형 이론'을 입증하려 노력했지만 여전히 빈손이다"라는 글을 쓰기도 했다.[4]

정신과전문의들은 우울증을 앓는 사람의 뇌는 신경전달물질 사이의 균형이 깨졌다고 생각해왔다

우울증의 원인은 의학계 내에서 치열한 논쟁거리다. 우울증 진단을 위한 혈액검사나 의료검사도 아직 없다(이런 이유로 우울증에 동반되는 고통이 폄하되어서는 안 된다). 두통이나 멀미, 상심, 심지어 향수병도 혈액검사 같은 객관적 진단 방법이 없기는 마찬가지 아닌가. 하지만 우리는 그런 증상들이 실제로 존재한다는 것을 알고 있고, 그 결과 견디기 힘든 고통에 휩싸인다는 사실 또한 잘 알고 있지 않은가.

우울증 치료가 쉽지 않다는 것은 부정할 수 없는 사실이다. 감정은 질병이 아니기 때문이다. 그런 점에서 입증되지 않은 화학적 불균형 이론에 의존하는 것은 잔혹 행위와 같다. 적을 알지

> **약물에 취한 뇌에는 더 이상 신체의 주요 화학반응을 제어해줄 화학적 메신저가 존재하지 않는다**

못하는데 어떻게 전투를 치르겠는가.

우리가 우울증이라고 인식하는 감정을 SSRI와 SNRI 계열의 약물이 제거해줄 수 있다는 가설은 번번이 뒤집혀왔다. 과학은 우울한 뇌 속의 화학적 불균형을 입증하는 데 실패했다. 입증 자료가 없는 상태로 정신의학은 우울증과 그 치료법 그리고 정신장애를 규정하는 것에 대해 일종의 표결 방법에 의존해왔다. 이것이 마케팅 전략에 활용되어 항우울제는 뇌 속에서 기분이 좋아지게 만드는 화합물의 재흡수를 선택적으로 차단하여 행복감이 지속될 수 있도록 만든다고 홍보해왔다.

그러나 신경전달물질의 방출 및 재흡수에 관여하는 뇌의 영역은 같다. 방출과 재흡수 모두 동일한 분자에서 이루어진다는 얘기다. 마치 욕조의 배수구와 수도꼭지가 모두 막히는 것처럼 항우울제가 재흡수와 방출을 모두 차단해버릴 잠재적 위험이 있다. 약물에 취한 뇌에는 더 이상 신체의 주요 화학반응을 제어해줄 화학적 메신저가 존재하지 않게 된다. 마치 텅 빈 욕조처럼 말이다. 항우울제가 무익할 뿐만 아니라 위험하기까지 한 이유도 여기에 있다.

⊕ 프로작 복용자들의 공격성

FDA에 의하면 항우울제는 자살 충동 또는 자살 시도를 야기할 수 있고 불안감, 공황 발작, 불면증, 과민성 반응, 적개심, 충동성, 공격성, 폭력성 등의 원인이 될 수 있다. 물리적 부작용에는 이상 출혈, 선천적 기형, 심장마비, 발작, 돌연사 등이 포함된다. 이 같은 항우울제의 부작용을 경고하기 위해 170건 이상의 약품 규제 경고와 연구 결과들이 발표되어왔다.

앞서 언급한 것처럼 프로작은 최초로 시판된 선택적 세로토닌 재흡수 억제제였다. 첫 번째 임상시험은 개와 고양이를 대상으로 진행되었다. 매 실험마다 평소 조용하고 다정한 성향을 보였던 동물들이 씩씩거리거나 으르렁대며 공격성을 드러냈고 약물 투여를 중단하자 원래의 성향으로 돌아왔다. FDA 승인을 얻어야 하는 상황에서 결코 좋은 징조는 아니었다.

1978년 중반까지 4천 명 이상의 사람을 대상으로 약물 실험이 진행되었고 공격성은 사람에게도 마찬가지로 관찰되었다.(5) 공격성이 걱정스러운 수준을 넘어서자 연구진은 피실험자의 자발적 중도 포기를 허용했고, 극도의 공격성을 보이는 환자에게 임상시험자가 진정제를 투여하는 것도 허용되었다. 이런 맹점들은 거대 제약회사가 약물의 위험성을 FDA로부터 은폐하는데 일조했다.

연구가 계속 진행되면서 프로작에는 일명 '활성화'로 알려진 현상을 유도하는 특이한 능력이 있다는 사실이 발견되었다. 항

프로작을 투여한
개와 고양이는 매 실험마다
씩씩거리거나 으르렁대며
공격성을 드러냈다

우울제를 복용한 사람들이 극도의 분노를 표출하는 기괴한 행동을 보인 것이다. '활성화'는 급격하게 상승한 에너지가 자살이나 살인과 같은 공격적 행동으로 표출되는 것으로 특징지을 수 있다.

실험을 통해 확보한 증거에도 불구하고 프로작은 1987년 FDA 승인을 얻었고, 1988년 초반부터 판매되었다. 그리고 얼마 지나지 않아 대중은 SSRI 계열 약물이 뇌의 화학적 불균형을 바로잡을 수 있다고 믿게 되었다.

항우울제에 의해 유도된 활성화의 결과가 현실로 드러나 대중에게 알려진 것은 켄터키에서 발생한 광란의 총기 사건이었다.(6) 총기를 난사한 범인은 당시 프로작을 복용 중이던 평범한 직장인 남성으로 폭력적인 과거 이력도 없었다. 이 사건으로 8명이 사망했고 12명이 부상당했다. 전해진 바로는, 사무실 프린터가 말썽을 부린 탓에 분노가 치밀어 올라 그런 끔찍한 일을 저질렀다고 한다. 이 남성은 총기 난사 사고를 저지르기 전, 의사에게 약을 먹으면 불안감이 밀려온다고 호소했지만 돌아온 것은 복용량이 늘어난 처방전이었다. 약물에 의한 활성화의 결과를 보여주는 주목할 만한 사례는 최근까지도 어렵지 않게 찾아볼 수 있다.

사례 1

1988년, 도널드 쉘Donald Schell은 가끔씩 나타나는 우울 증세 때문에 팍실을 처방받았다. 당시 그에게는 자살 혹은 살인 징후가 전혀 없었다. 그로부터 이틀 후, 가정적인 남편이자 자랑스런 할아버지였던 그가 이 세상 무엇보다 소중한 세 사람을 총으로 사살했다. 그는 자신의 아내와 딸 그리고 어린 손녀에게 총을 쏜 후 스스로 목숨을 끊었다. 이 비극적 죽음을 놓고 팍실의 제조사인 글락소스미스클라인을 상대로 소송이 제기되었다. 팍실의 제조에 참여한 화학자가 폭력적 성향을 보이는 약물의 잠재적 부작용을 인지하였음에도 그 사실을 소비자에게 알리지 않았다는 사실이 밝혀졌고, 글락소스미스클라인은 피해자의 유족에게 640만 달러의 손해배상금을 지불했다.(7)

사례 2

2010년 온타리오 주 위니펙에서 열린 한 재판에서 로버트 하인리히Robert Heinrichs 판사는 22센티미터 주방용 칼로 친구의 흉부에 치명상을 입힌 15세 소년이 프로작의 부작용 상태에 있었다는 판결을 내렸다. 법정은 프로작이 어린 피고인의 행동을 꾸준히 악화시켜왔다고 결론지었다. 약물의 효과가 아니었다면 폭력적 행동이 발생하지 않았을 것이란 얘기다. 재판을 끝내며 판사가 내린 결론은 이러했다. "피고인은 과민함, 불안감, 공격성을 보이고 있었으며 사고의 명확성이 결여된 상태였다. 이런 상태에서 충동적, 격정적, 폭력적인 방식으로 과잉반응을 보인 것이다."[8]

제약회사가 비난받아야 한다고 생각하는가? 아니면 그 약을 처방한 의사를 탓해야 하는가? 아무 의심 없이 약을 삼킨 환자에게도 책임이 있는 것인가? 의지에 반하여 항우울제를 강제로 투여받은 것이 아니라면(어린이나 노인은 그런 경우도 없지 않다) 그것은 환자의 선택이었다. 그렇다면 항우울제가 유도하는 활성화의 부작용에 대한 책임을 받아들이지 말아야 했던 것인가?

2005년, FDA는 항우울제를 처방받은 성인의 자살 위험률을 조사하기 위해 항우울제 약품의 임상시험에 대한 검토 작업을 진행한 바 있다. 7만 7000명 이상의 성인 환자를 포함한 295건의 임상시험이 그 대상이었다. 1년이 지나 시험 결과가 모두 정리됐는데, 항우울제를 복용하는 젊은 성인들의 자살 위험률이 증가하고 있었다. FDA는 해당 정보를 의료 전문가들이 숙지할 수 있도록 제품표시 변경이 필요하다는 데 동의했다.

안전한약물치료실천연구소Institute for Safe Medication Practices가 뚜렷한 동기 없는 폭력적 행동의 원인이 된 31종의 약물을 식별했는데, 상위 10개 약물 중 절반이 항우울제였다.

제약 업계는 항우울제의 부작용을 은폐하는 데 전력을 다한다. 그들은 소비자들이 항우울제를 먹고 나면 하루 종일 활기가 넘치고 즐거움에 겨워 노래를 흥얼거리게 될 것이라고 믿어 의

심치 않기를 바란다. 심지어 비극적인 활성화의 후유증을 목격했음에도 불구하고 총기 난사의 범인에게 더 많은 약을 처방했다면 결과는 달라졌을 거라고 주장한다.

> **항우울제의 부작용을 은폐하는 것은 과학의 진실성에 심각한 손상을 가하고 있다**

이런 무성의한 행위가 수백만 명을 위험에 노출시키고 과학의 진실성에 심각한 손상을 가하고 있다. 의학계는 물론 맹목적으로 의사의 지시를 따른 성인들은 이 심각한 약물 오용에 대한 책임을 받아들일 필요가 있다. 그렇지 않으면 항우울제가 유도한 활성화는 우리의 삶 구석구석을 휩쓸고 지나가며 깊은 흔적을 남기는 일을 멈추지 않을 것이다.

⊕ 대안은 있다

심각한 우울증을 앓았던 고대 로마의 황제 하드리아누스를 떠올려보라. 극과 극을 오갔던 그의 감정 기복은 잔인함으로 이어졌다. 황제의 심리 상태를 진단할 현실적인 방법이 없었던 당시 의사들은 그가 악령에 사로잡힌 것이라 결론 내렸다.

불행하게도 지금도 별반 다르지 않다. 현대 의학계는 우울증에 시달리는 뇌를 약물 치료가 필요한 질병으로 간주하는 경향이 있다. 나는 이것을 '낡은 관점'이라고 부를 것이다. 정신의학에서는 악령 대신 신경전달물질을 비난하고 있다. 육안으로 볼 수도, 정확히 측정할 수도 없어 어떤 상태가 정상인지 규정하는 게 불가능한 그것을 원인으로 지목하고 있다는 얘기다.

그러므로 이제는 우울증 그 자체를 바라볼 필요가 있다. 더불어 과거 수십 년간 항우울제 사용의 결과를 살펴보는 일도 필요하다. 그리고 이론과 치료를 위한 새로운 활동을 시작해야 한다. 항우울제가 우울증에 대한 일반인의 생각을 바꾸는 데 일조한 것은 의심의 여지가 없다. 그러나 지난 수십 년간 진행된 연구들은 항우울제가 병세 악화의 기폭제였음을 보여준다.

'새로운 관점'은 이 내면의 전쟁을 질병으로 보는 것이 아니라 영양부족 혹은 약물이나 알코올에 의해 촉발되는 감정적 불안정성으로 본다.

《미국정신의학저널American Journal of Psychiatry》은 이 새로운 관점을 공식화한 바 있다. "영양부족은 신경계 결손을 유발할 수 있다. 감정적 불안정성이 행동으로 드러나는 외현화는 유년기부터 청소년기에 이르기까지 지속되는 경향을 보인다. 따라서 영양부족을 조기에 방지하면 추후 발생할 수 있는 반사회적 또는 공격적 행동을 감소하는 데 기여할 수 있다."(9)

영양결핍은 불안, 분노, 절망 등 우울증 촉발 요인에 대처할 수 있는 뇌의 능력을 무력화시킨다

영양이 고갈되면 다음과 같은 뇌의 능력이 결여된다.

• 집중력　• 기분 관리와 적절한 행동　• 신경세포의 활성화

다시 말해, 전해질 결핍이 근육 퇴화를 야기하는 것처럼 영양 결핍은 스트레스, 절망, 불안, 분노, 기타 우울증 촉발 요인에 대처할 수 있는 뇌의 능력을 무력화시킨다. 우울증을 완전히 사라지게 만들 수는 없다. 그러나 그에 대한 대응 방법을 향상시킬 수는 있지 않겠는가.

과학자들은 감정적 불안정성을 완화하는 데 효과가 뛰어난 진귀한 미네랄을 발견했다. 이 미네랄은 자연이 주는 가장 효과적인 영양 촉진제 역할을 한다. 연구 결과, 이 미네랄은 다음과 같은 증상을 완화했다.

• 알코올 중독 환자의 행동 습관　• 약물 중독　• 자살 충동

아직도 수많은 사람들이 천연 미네랄이 어떻게 우울증을 치료하는 '행복 알약'으로 작용하는지 잘 모르고 있다. 지금까지는 말이다.

⊕ 우울증을 물리치는 희귀한 미네랄

고대 그리스인과 로마인들은 광천욕이 우울증을 완화하고 삶의 질을 향상시켜준다고 믿었다. 그들에게 광천욕은 최초의 항

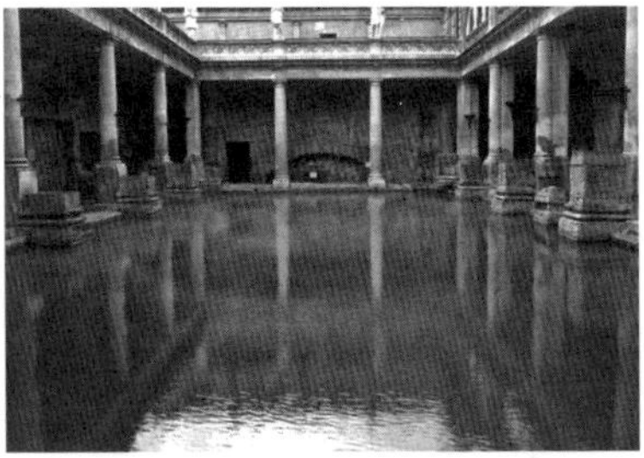
고대 로마인들이 즐겨찾던 목욕탕의 천연 온천수에는 우울증을 완화하는 천연 미네랄 리튬이 들어 있었다.

우울제이자 천연 피로 회복제였다. 이 목욕 문화는 수백 년간 이어졌다. 고대 그리스의 철학자 아리스토텔레스는 흥미롭게도 우울증을 창의성이 예술로 표출되는 데 필요한 연료로 간주했다. 그는 우울증을 '멜랑콜리아melancholia'라고 명명하고 대부분의 영역에서 걸출한 기량을 보인 인간은 모두 멜랑콜리아라고 단언하였다. 실제로 광천욕은 그가 가장 즐겨 찾던 치유 수단이었다.

고대에서 시간을 이동해 1800년대 후반으로 가보자. 스웨덴 출신 화학자 옌스 야코브 베르셀리우스Jons Jacob Berzelius는 고대 그리스 로마의 광천욕이 성공적으로 우울증을 완화할 수 있었던 이유에 대해 과학적 의문을 품었다. 그는 연구 끝에 목욕물의 유효성분 중 진정효과가 있는 리튬 오로테이트Lithium Orotate를 우울증 완화의 요인으로 지목했다. 리튬이 재발견된 순간이었다.(10)

당시 이런 의학적 발견은 오늘날의 심장외과전문의가 획기적 수술 방법을 고안해낸 것과 같은 것이었다. 19세기 중반까지 리튬 오로테이트는 통풍과 신장결석 환자에게 사용되었다. 리튬 오로테이트가 요산을 용해시킬 수 있었기 때문이었다. 요산은 통풍과 신장결석의 원인이었다. 리튬은 통풍 환자의 통증뿐 아니라 간질 환자의 발작 증세를 완화하는 데에도 탁월한 효과가 있었다. 리튬의 놀라운 통증 완화 및 진정 효과는 기분을 안정시키는 약물로 리튬이 사용되는 촉진제가 되었고 그 시작은 탄산음료였다.

빕-레이블 리티에이티드 레몬라임 소다Bib-Label Lithiated Lemon-Lime Soda는 염화리튬이 사용된 최초의 혼합물이었으며 세븐업7Up의 모태이기도 하다. 이 탄산음료는 광고를 통해 소비자들에게 탄산은 '위장장애 완화'와 '숙취'를 없애는 효과가 있다는 메시지를 전달했다.(11)

곧이어 리튬 오로테이트는 전 세계 정신과전문의들에 의해 알코올 중독과 충동성 치료제로 사용되었다. 저명한 호주 출신 정신과전문의 존 케이드John F. Cade는 조증 환자들의 치료에 리튬 오로테이트를 사용한 결과, 자살률이 급격히 감소했다는 임상시험 결과를 얻었다. 존스홉킨스의과대학 교수 케이 레드필드 제이미슨Kay Redfield Jamison 또한 자신이 돌보는 환자들을 대상으로 실험한 결과, 약 3분의 2에 해당하는 환자의 우울 증세가 완화되었다고 보고한 바 있다. 2005년에는 옥스퍼드대학교의 존 게디스John Geddes 교수가 염화리튬이 자살률을 60퍼센트 감소시켰다는 결과를 내놓기도 했다.(12)

리튬 오로테이트가 충동성에 미치는 영향을 조사하기 위해 다수의 인구 집단을 대상으로 연구가 진행되기도 했다. 그중 가장 눈에 띄는 것은 텍사스에서 진행된 연구였다. 1989년, 연구자들은 텍사스 주 내에 있는 다수의 카운티를 비교 분석한 결과, 자살률 및 폭력 범죄 발생률이 다른 지역보다 현저히 낮은 지역의 수돗물에 리튬이 포함되어 있다는 사실을 발견했다.

그렇다면 리튬 오로테이트의 숨겨진 비밀은 무엇인가? 과학자들은 항우울 효과를 설명하는 데 도움이 될 리튬의 네 가지 효능을 찾아냈다. 무엇보다 중요한 것은 글루타민산염 수용체를 차단하는 기능이다. 글루타민산염 수용체는 중추신경계에서 가장 많은 수용체이다.

리튬 오로테이트는 중독적인 식사, 두통, MSG에 의해 촉발되는 뇌세포의 유독성을 막아주는 신기한 미네랄이다

헌팅턴병, 루게릭병, 알츠하이머와 같이 불안감, 우울증, 비만, 그리고 신경변성질환은 과도한 자극과 관련이 있다. 글루타민산염 수용체를 보호하는 리튬 오로테이트는 중독적인 식사, 두통, MSG에 의해 촉발되는 뇌세포의 유독성을 막아주는 신기한 미네랄이다.

리튬 오로테이트는 신경세포를 보호하기 위해 세포의 부패에 관여하는 효소를 억제한다. 과학 잡지 《사이언티픽아메리칸마인드Scientific American Mind》에 의하면 인산화효소 3GSK-3으로 알려진 이 효소의 감소는 뇌세포 생성을 증대시킨다.

이와 동시에 리튬 오로테이트는 세포의 생존을 강화하는 뇌의 성장인자, 즉 뇌에서 생성된 신경 성장인자를 증가시킨다. 이 두 가지 작용으로 기억력과 집중력이 잘 유지되는 것이다. 마지막으로 리튬 오로테이트는 근육 세포 사이에서 에너지를 축소하고 보존하는 기능을 한다. 이것은 편안한 휴식을 가능하게 할 뿐만 아니라 운동 후 회복에도 도움을 준다.

이렇게 많은 장점에도 불구하고 리튬 오로테이트가 이제껏 외면당한 이유는 이른바 '리튬 모조제'라는 유해성 물질 때문이다. 지금까지 이 책에서 다룬 것처럼 의료계는 합성화합물을 선호한다. 합성물질은 특허권을 보유할 수 있고 엄청난 수익을 낼 수 있기 때문이다. 리튬 오로테이트는 자연산물이었기에 누구도 특허권을 주장할 수 없다. 그래서 제약회사들은 꼼수를 부렸다. 리튬 오로테이트를 합성 대체제인 탄산리튬으로 대신한 것이다. 그러나 그들의 유인 상술은 재앙을 불러왔다.

탄산리튬은 호르몬 기능과 장기, 심혈관계에 부정적 영향을 미치는 독성물질이었다. 이것이 밝혀지자 탄산리튬의 인기는 시들해졌다. 한편, 리튬 오로테이트는 탄산리튬의 오명을 뒤집어썼다. 리튬 오로테이트를 탄산리튬과 동일시하는 의사들 탓에 환자들은 경고를 받는 일이 많다. 그 때문에 정확한 정보를 찾기가 어렵다.

심지어 인터넷에서조차 이 천연 미네랄에 대한 사이비과학이 넘친다. '리튬'을 검색하면 메스꺼움, 구토, 심장부정맥, (떨림, 치매, 운동실조 등과 같이) 장기간 존속되는 신경성질환 등 무시무시한 부작용에 관한 경고가 뜬다. 그러나 안심해라. 이중 리튬 오로테이트에 의해 발생되는 증상은 아무것도 없으니 말이다. 고대 그리스인과 로마인들은 일찍이 깨우치지 않았는가.

천연 미네랄인 리튬 오로테이트가 이제껏 외면당한 이유는 제약회사에서 만든 합성화합물 때문이다

이제부터 알게 되겠지만, 리튬 오로테이트는 종종 통풍, 신장결석, 췌장결석 등의 치료에 사용되고 있다. 물론 일반인들도 손쉽게 구할 수 있다. 삶을 무기력하게 만드는 감정들과의 전투에 요긴하게 사용할 수 있다는 말이다.

리튬 오로테이트를 사용하기에 앞서 항우울제를 안전하게 중단하는 방법부터 알아둘 필요가 있다.

⊕ 항우울제, 안전하게 끊을 수 있다

약을 중단하는 것은 결코 쉬운 일이 아니다. 가장 쉽고도 확실한 방법은 애초에 복용하지 않는 것이다. 아이들에게 '마약은 금물'이라고 가르치는 이유도 여기에 있지 않은가. 항우울제를 포함해 처방약의 복용을 중단하면 어지러움, 메스꺼움, 불안함을 경험하게 된다. 경우에 따라서는 떨림 증상이 나타나기도 한다.

다행히 약의 금단현상을 줄일 수 있는 방법이 있다. 미량의 미네랄 리튬을 섭취하면서 이 방법을 실천하면 약물 중단 과정은 훨씬 수월하고 안전하게 이루어질 것이다. 나는 항우울제를 안전하게 중단하도록 돕기 위해 여러 의사들을 인터뷰하며 리튬 사용에 관한 그들의 임상 경험을 들었다. 내가 만난 의사들은 한 목소리로 환자들이 항우울제 의존성에서 벗어났음을 확인해주었다. 물론 적절한 중단 기간과 영양 보충이 뒷받침되어야 한다.

33년간 의료계에 종사하고 이제는 은퇴한 정신과전문의이자 《내일을 위한 전투The Battle for Tomorrow》의 저자인 스튜어트 진 브람홀Stuart Jeanne Bramhall은 내게 이렇게 말했다. "리튬은 불안장애와 우울증을 동시에 앓고 있는 환자 약 80퍼센트에서 항우울제 효과를 보여주었습니다. SSRI 계열, NSRI 계열 등 다양한 항우울제를 복용 중인 환자들이 약을 중단했을 때 리튬을 사용하면 금단에 시달리지 않고도 약 의존성에서 벗어날 수 있음을 확인할 수 있었죠."

임상학적 금단증상에 정통한 의사들에 따르면 대개는 약 중단 후 3일째부터 금단증상이 나타나고 1~2주 후에는 점차 줄어든다고 한다. 중단 과정은 환자마다 다르지만 대체로 한 달에서 넉 달 정도의 기간을 잡아 진행한다.[13]

> **항우울제를 중단했을 때 리튬을 미량 섭취하면 금단에 시달리지 않고도 약 의존성에서 벗어날 수 있다**

금단증상을 줄일 수 있는 추가적인 방법으로 나는 뇌기능을

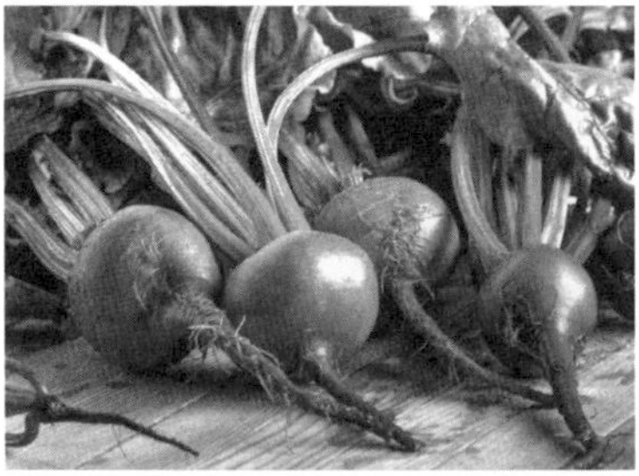
기분을 안정시켜주고 간의 회복을 돕는 베타인 성분이 풍부하게 함유된 비트

증대하고 메스꺼움을 덜어 주는 햇빛과 운동을 추천한다. 햇빛 쬐기와 운동, 거기에 더해 생강, 맥주효모, 유청단백질(무설탕 또는 인공감미료가 포함되지 않은) 등의 건강 보조제를 매일 섭취하는 것이다, 이것은 내가 '뇌를 위한 공갈젖꼭지'라고 부르는 환상의 조합이다. 필수아미노산과 단백질을 공급해 진통 및 감정 완화 화학물질을 만드는 조제실을 활성화시키는 것이다.

금단증상을 떨쳐낼 더 공격적인 방법으로는 체내 각종 생화학 반응을 정상적으로 유지할 수 있는 메틸기 공여체를 사용하는 것이다. 메틸기 공여체는 DNA 및 뇌 신경전달물질의 제조 및 반응을 촉진하는 메틸 분자를 운반하여 뇌와 정신건강의 기능을 유지하는 데 도움을 주고 집중력을 향상시킨다.[14] 베타인과 S-아데노실메티오닌SAMe은 메틸기 공여체 역할을 하는 가장 잘 알려진 혼합물인데, 이 두 혼합물이 실제 효능을 발휘하는 것을 지켜본 다니 고든Dani Gordon 박사는 내게 이런 글을 보내오기도 했다. "다수의 10대 환자들이 SSRI 약물을 중단하고 메틸기 공여체를 사용하면서 다시 학교생활을 하게 되는 것을 지켜보았습니다. SSRI 계열 약물을 복용하던 기간에는 하루 중 거의 대부분을 침대에 누워서 보냈던 아이들이 말입니다."

이제부터 항우울제 복용을 중단하는 방법에 대해 단계별로 자세히 알아보자.

1단계

항우울제를 중단하는 1단계는 복용량을 서서히 줄이는 것이다. 피터 브레긴 박사는 저서 《정신의학적 금단 증상Psychiatric Drug Withdrawal》에서 복용량의 10~15퍼센트부터 줄여나갈 것을 권장한다(나는 처음부터 복용량을 절반으로 줄인 사람도 봤다).[15] 약물에 의존한 기간이 길수록 금단증상을 경험할 확률은 그만큼 높다. 처음부터 복용량을 확 줄여서는 안 되는 이유다.

2단계

복용량을 일정량 줄였다면 일주일간 변경된 복용량을 엄격히 지켜 매일 복용한다. 그 다음 주에도 동일한 양을 복용하되 이번에는 격일마다 복용한다. 격일제 복용을 1~2주간 더 지속한다. 기분이 전보다 나아지고 편안해진 느낌이 든다면 그때 격일제 복용에서 사흘마다 한 번씩 복용하는 것으로 변경한다. 복용량과 기간(1~2주)은 이전과 동일하게 유지한다. 이것을 '최종 중단 복용량'이라고 부른다. 이때 금단증상이 나타난다면 최종 중단 복용량으로 넘어가기에 아직은 이르다는 의미다. 그럴 때는 그 이전 복용량을 일주일 동안 더 지속하도록 한다.

3단계

사흘마다 한 번씩 1~3주간 복용하는 단계를 무사히 완수했다면 이제 항우울제를 완전히 중단해도 좋다. 중단 후에는 생강 보조제나 맥주효모 등을 원하는 만큼 장기간 복용해도 무방하다. 메틸기 공여체는 마지막 항우울제 복용량까지 완료한 이후 적어도 8주가 지난 시점부터 사용해야 하며, 합성화합물이기에 치료 목적으로만 일시적으로 복용해야 한다. 이제부터는 리튬 오로테이트의 올바른 사용법을 터득할 차례다.

⊕ 천연 미네랄, 리튬 오로테이트 사용법

내가 추천하고 싶은 제품은 스완슨Swanson의 프리미엄 라인 제품이다. 스완슨의 프리미엄 리튬 오로테이트 제품에는 아스코르브산과 같은 불필요한 첨가물이 포함되어 있지 않다. 물론 제품을 구입하는 데 처방전도 필요없다.

스완슨 프리미엄 제품 한 병에는 총 60캡슐이 들어 있고 각 캡슐당 리튬 오로테이트 함량은 131밀리그램이다. 이것은 실제 리튬이온 5밀리그램과 동일한 양이다. 우울 증세가 있는 사람은 하루 한 알을 음식과 함께 섭취하고 물을 많이 마시길 권한다. 몸무게가 90킬로그램 이상이라면 하루에 두 알이 적당하다. 우울증 증상이 없고 예방 차원에서 섭취하는 것이라면 일주일에 한 알이면 충분하다. 리튬 오로테이트를 복용하는 중에 무기력하고 나태해지는 느낌을 받게 된다면 복용량을 일시적으로 중단하거나 격일로 복용하면 된다.

리튬 오로테이트는 알려진 약물상호작용이 없다. 화학반응에 근거하여 짐작컨대, 자연적으로 발생하는 리튬은 항우울제 혹은 모노아민산화효소억제제를 복용하는 사람들에게 아무런 문제를 일으키지 않는다. 실제로 일주일에 한두 번 복용하는 것으로 항우울제 중단에 따르는 금단증상 완화에 도움이 될 수 있다.

솔직히 말하자면, 만약 내가 뇌세포를 잃어야 한다면 비극적 결과를 초래하는 약물 때문이 아니라 차라리 라스베가스에서 파티를 즐기다 잃어버리는 편이 훨씬 낫겠다. 정신은 낭비하기에는 너무나 소중한 것이다. 언제까지 효과 없는 항우울제에 의존할 것인가. 자연이 공기만큼이나 오래된 그리고 그만큼 안전한 천연 미네랄을 우리에게 제공해주고 있지 않은가.

서문

1. Dima Qato, et al. "Use of prescription and over-the-counter medications and dietary supplements among older adults in the United States." *Journal of the American Medical Association.* 2008; 300(24): 2867-2878.
2. Lesley M. Russell. "Reducing Disparities in Life Expectancy: What Factors Matter?" A background paper prepared for the workshop on Reducing Disparities in Life Expectancy held by the Roundtable on the Promotion of Health Equity and the Elimination of Health Disparities of the Institute of Medicine, February 2011.
3. J. Chen. "An original discovery: selenium deficiency and Keshan disease (anendemic heart disease)." *Asia Pacific Journal of Clinical Nutrition,* 2012; 21(3): 320-326.
4. Eric D. Mintz and Richard L. Guerrant. "A lion in our village-the unconscionable tragedy of cholera in Africa." *New England Journal of Medicine.* 2009; 360(11): 1060-1063.
5. Data from National Health and Nutrition Examination Surveys I and III(1971-1974 and 1988-1994).
6. J. Lazarou, B. Pomeranz, and P. Corey. "Incidence of adverse drug reactions in hospitalized patients." *Journal of the American Medical Association.* 1998; 279: 1200-1205.
7. Jerry McLaughlin. "Paw paw and cancer: Annonaceous acetogenins from discovery to commercial products." *Journal of Natural Products.* 2008 Jul 4; 71(7): 1311-1321.
8. Barbara Starfield. "Is U.S. Health Really the Best in the World?" *Journal of the American Medical Association.* 2000 Jul 26; 284(4).
9. Harris Gardner. "Study Finds Supplements Contain Contaminants." *New York Times.* May 25, 2010.

1장

1. W. Watt Gibbs. "Roots of cancer." *Scientific American.* July 2003.
2. "Preventing skin cancer." Centers for Disease Control. October 17, 2003. www.cdc.gov/mmwr/preview/mmwrhtml/rr5215al.htm.
3. NASA Advanced Supercomputing Division. www.nas.nasa.gov/About/Education/Ozone/controversy.html.
4. B. Jackson. "Cosmetic considerations and nonlaser cosmetic procedures in ethnic

skin." *Dermatologic Clinics.* 2003; 21(4): 703-712.
5. Lester Packer, Eric Witt, and Hans Jurgen Tritschler. "Alpha lipoic acid as a biological antioxidant." *Free Radical Biology and Medicine.* 1995; 19(2): 227-250.
6. Amy Ellis Nutt. "The end of aging." *Readers Digest.* November 2003, 70.
Anna Bilska and Lidia Wlodek. "Lipoic acid: The drug of the future?" *Pharmacological Reports.* 2005; 57: 570-577.
The Cleveland Clinic. my.clevelandclinic.org/healthy_living/skin_care/hic_understanding_the_ingredients_in_skin_care_products.aspx.
7. Lester Packer, Eric Witt, and Hans Jurgen Tritschler. "Alpha lipoic acid as a biological antioxidant." *Free Radical Biology and Medicine.* 1995; 19(2): 227-250.
8. American Heart Association. americanheart.mediaroom.com/index.php?s=43&item=545.
9. Sirakarnt Dhitavat, et al. "Acetyl-l-carnitine protects against amyloid-beta neurotoxicity: Roles of oxidative buffering and ATP levels." *Neurochemical Research.* 2002; 27(6).
10. Helen White. "Acetyl-l-carnitine as a precursor of acetylcholine." *Neurochemical Research.* 1990; 15(6).
11. Vincent W. Delagarza. "Pharmacological treatment of Alzheimer's disease." *American Family Physician.* October 1, 2003.
12. B. R. Hammond Jr. and L. M. Renzi, "Carotenoids." *Advances in Nutrition.* 2013; 5(4): 474-476.
13. R. Todd Lorenz. "A review of astaxanthin as a carotenoid and vitamin source for sea bream." http://www.ruscom.com/cyan/web02/pdfs/naturose/axbul52.pdf.

2장

1. Michelle Chen. "Discovery of toxins in newborn blood causes alarm, spursactivism." *New Standard.* July 21, 2005. www.ewg.org/node/17733.
2. Environmental Working Group. "A national assessment of tap water quality." (More than 140 contaminants with no enforceable safety limits found in the nation's drinking water.) December 20, 2005. www.ewg.org/tapwater/findings.php.
3. Centers for Disease Control. www.cdc.gov/omhd/populations/HL/HL.htm#Ten.
4. Environmental Working Group. "Triclosan in your home." 2009. www.ewg.org/

node/26752.
5. Cane Rogers. "Regulatory status of triclosan and triclocarban in nonprescription products." Pacific Southwest Organic Residuals Symposium University of California, Davis. October 1, 2008.
6. Antonia M. Calafat, Xiaoyun Ye, Lee-Yang Wong, John A. Reidy, and Larry L. Needham. "Urinary concentrations of triclosan in the U.S. population:2003-2004." *Environmental Health Perspectives.* April 23, 2008.
7. National Research Council. Fluoride in Drinking Water: *A Scientific Review of EPA's Standards.* Washington, D.C.: The National Academies Press, 2006.
8. Sara Shahriari. "Columbia searching for answers to high trihalomethanes in water." *Columbia Missourian.* July 15, 2008. www.columbiamissourian.com/stories/2008/07/15/tests-find-higher-levels-carcinogen-columbias-drink/.
9. Sean Gray, et al. "Farm runoff, chlorination by-products, and human health." Environmental Working Group. 2002.
10. Tom Avril. "Philadelphia's water puts pregnant women at risk, study says." *Philadelphia Inquirer.* January 9, 2002.
11. Juliet Eilperin. "EPA unlikely to limit perchlorate in tap water." *Washington Post.* September 22, 2008, A09.
12. Centers for Disease Control. www.cdc.gov/mmwr/preview/mmwrhtml/mm5008a2.htm.
13. Linda Marsa. "Filtering out the mystery surrounding liver damage." *Los Angeles Times.* September 5, 2005.
14. Anne Larson, et al. "Acetaminophen-induced acute liver failure: results of a United States multicenter, prospective study." *Hepatology.* 2005; 2(6).
15. Mayo Clinic. "Milk thistle (Silybum mariamun)." 2009. www.mayoclinic.com/health/silymarin/NS_patient-milkthistle.
16. A. Pares, et al. "Effects of silymarin in alcoholic patients with cirrhosis of the liver: results of a controlled, double-blind, randomized, and multicenter trial." *Journal of Hepatology.* 1998; 28(4): 615-621.
17. Jhy-Wen Wu, Lie-Chwen Lin, and Tung-Hu Tsai. "Drug-drug interactions of silymarin on the perspective of pharmacokinetics." *Journal of Ethnopharmacology.* 2009; 121(2): 185-193.
L. La Grange, et al. "Protective effects of the flavonoid mixture, silymarin, on fetal rat brain and liver." *Journal of Ethnopharmacology.* 1999; 65: 53-61.

18. G. Buzzelli, et al. "A pilot study on the liver protective effect of silybinphosphatidylcholine complex (IdB1016) in chronic active hepatitis." *International Journal of Clinical Pharmacology, Therapy, and Toxicology.* 1993; 31(9): 456-460.
E.J. Ladas and K.M. Kelly. "Milk thistle: Is there a role for its use as an adjunct therapy in patients with cancer?" *Journal of Alternative Complementary Medicine.* 2003; 9(3): 411-416.
V. Lawrence, et al. "Report on milk thistle: effects on liver disease and cirrhosis and clinical adverse effects." Evidence Report/Technology Assessment No. 21(Contract 290-97-0012 to the San Antonio Evidence-based Practice Center, based at the University of Texas Health Science Center at San Antonio, and The Veterans Evidence-based Research, Dissemination, and Implementation Center, a Veterans Affairs Services Research and Development Center of Excellence). AHRQ Publication No. 01-E025., Rockville, Maryland: Agency for Healthcare Research and Quality. October 2000.
M.I. Lucena, et al. "Effects of silymarin MZ-80 on oxidative stress in patients with alcoholic cirrhosis." (Results of a randomized, double-blind, placebo-controlled clinical study. *International Journal of Clinical Pharmacology and Therapeutics.* 2002; 40(1): 2-8.
A. Madisch, et al. "A plant extract and its modified preparation in functional dyspepsia. Results of a double-blind placebo controlled comparative study." *Z Gastroenterol.* 2001; 39(7): 511-517.
A. Melhelm, et al. "Treatment of chronic hepatitis C virus infection via anti-oxidants: Results of a phase I clinical trial." *J. Clin. Gastroenterol.* 2005; 39(8): 737-742.
A. Pares, et al. "Effects of silymarin in alcoholic patients with cirrhosis of the liver: Results of a.controlled, double-blind, randomized, and multicenter trial." *Journal of Hepatology.* 1998; 28(4): 615-621.
A. Rambaldi, et al. "Milk thistle for alcoholic and/or hepatitis B or C liver diseases-A systematic cochrane hepato-biliary group review with meta-analyses of randomized clinical trials." *American Journal of Gastroenterology.* 2005; 100(11): 2583-2591.
A. Rambaldi, et al. "Milk thistle for alcoholic and/or hepatitis B or C virus liver diseases." Cochrane Database Syst Rev. October 17, 2007; (4):CD003620. Update of Cochrane Database Syst. Rev. 2005; (2): CD003620.
F.H. Schroder, et al. "Randomized, double-blind, placebo-controlled crossover study in men with prostate cancer and rising PSA: effectiveness of a dietary supplement." *European Urology.* 2005; 48(6): 922-930; discussion 930-931.

A.K. Tyagi, et al. "Silibinin strongly synergizes human prostate carcinoma DU145 cells to doxorubicin-induced growth inhibition, G2-M arrest, and apoptosis." *Clinical Cancer Research*. 2002; 8(11): 3512-3519.

3장

1. E.H. Reynolds. "Folic acid, aging, depression, and dementia." British Medical Journal. 2002; 324(7352): 1512-1515.
Walter Willett and Meir Stampfer. "What vitamin should I be taking, doctor?" New *England Journal of Medicine*. 2001; 345(25).
2. The Seventh Report of the Joint National Committee on Prevention, Detection, Evaluation, and Treatment of High Blood Pressure (JNC 7). "Conflicts of interest: Financial disclosure." www.nhlbi.nih.gov/guidelines/hypertension/disclose.htm.
3. Kash Rizvi, John P. Hampson, and John N. Harvey. "Do lipid-lowering drugs cause erectile dysfunction? A systematic review." *Family Practice*. 2002; 19(1): 95-98.
4. Ed Edelson. "FDA investigates possible vytorin-cancer link." U.S. *News & World Report*. August 22, 2008.
5. Alex Berenson. "For widely used drug, question of usefulness is still lingering." *New York Times*. September 2, 2008.
6. Avery Johnson. "A risk in cholesterol drugs is detected, but is it real?" *Wall Street Journal*. July 3, 2007.
7. Barbara Starfield. "Is U.S. health really the best in the world?" *Journal of the American Medical Association*. 2000; 284(4).
8. Steve Sternberg. "Warning labels urged for cholesterol drugs." *USA Today*. August 20, 2001.
9. P.S. Sever, B. Dahlof, N.R. Poulter, and H. Wedel. "The Anglo-Scandinavian Cardiac Outcomes Trial: Morbidity-mortality outcomes in the blood pressure lowering arm of the trial (ASCOT-BPLA)." American College of Cardiology Annual Scientific Session 2005, March 6-9, Orlando, Florida. Late Breaking Clinical Trials 2.
10. Therapeutics Initiative. "Evidence-based drug therapy. Do statins have a role in primary prevention?" April-June 2003. The University of British Columbia. www.ti.ubc.ca.
11. Sonia Brescianini, Stefania Maggi, Gino Farchi, Sergio Mariotti, Antonio Di Carlo,

Marzia Baldereschi, and Domenico Inzitari for the ILSAGroup. "Low total cholesterol and increased risk of dying: Are low levels clinical warning signs in the elderly?" (Results from the Italian Longitudinal Study on Aging.) *Journal of the American Geriatrics Society.* 2003; 51(7): 991.

12. K.M. Anderson, W.P. Castelli, and D. Levy. "Cholesterol and mortality." (Thirty years of follow-up from the Framingham study.) *Journal of the American Medical Association.* 1987; 257(16): 2176-2180.

13. Joe Collier and Ike Iheanacho. "The pharmaceutical industry as an informant." *Lancet.* 2002; 360: 1405-1409.

14. John Abramson and Barbara Starfield "The effect of conflict of interest on biomedical research and clinical practice guidelines: Can we trust the evidence in evidence-based medicine?" *Journal of the American Board of Family Medicine.* 2005; 18(5).

15. K.L. Phua and F.I. Achike. "Vioxx and other pharmaceutical product withdrawals: Ethical issues in ensuring the integrity of drug and medical device research, development, and commercialization." *Clinical Ethics.* 2007; 2: 155-162.

16. Naveed Akhtar. "Is homocysteine a risk factor for atherothrombotic cardiovascular disease?" *Journal of the American College of Cardiology.* 2007; 49(12): 1370-1371.

17. William Cromie. "B vitamins cut heart disease risk for women." *The Harvard University Gazette.* February 5, 1998.

18. David S. Wald, Nicholas J. Wald, Joan K. Morris, and Malcolm Law. "Folic acid, homocysteine, and cardiovascular disease: Judging causality in the face of inconclusive trial evidence." BMJ. November 23, 2006. www.bmj.com/cgi/content/full/333/7578/1114.

19. Lisa Davis. "Custom-fit vitamins." Readers Digest. November 2001; 88.

20. S. Hirsch, H. Sanchez, C. Albala, M.P. de la Maza, G. Barrera, L. Leiva, and D. Bunout. "Colon cancer in Chile before and after the start of the flour fortification program with folic acid." *European Journal of Gastroenterology Hepatology.* April 2009; 21(4): 436-439.

4장

1. Lara Moscrip. "High cost of health in golden years." CNN Money. June 3, 2008.

http://money.cnn.com/2008/06/03/pf/retirement/retiree_health/index.htm?postversion 2008060318.

2. J. Weil, D. Colin-Jones, M. Langman, D. Lawson, R. Logan, M. Murphy, M. Rawlins, M. Vessey, and P. Wainwright. "Prophylactic aspirin and risk of pepticulcer bleeding." *British Medical Journal.* 1995; 310(6983): 827-830. *Reuters.* "Aspirin no heart protection for diabetics: study." Wire story, October 17, 2008.

3. U.S. Department of Health and Human Services. www.nih.gov/news/pr/mar2005/ nhlbi-07.htm.

4. John Weil, et al. "Prophylactic aspirin and risk of peptic ulcer bleeding." *British Medical Journal.* 1995; 310: 827-830.

5. Michael Tauchert. "Efficacy and safety of crataegus extract WS 1442 in compar-ison with placebo in patients with chronic stable New York Heart Association Class III heart failure." *American Heart Journal.* 2002; 143(5): 910-915.

6. Brenda Goodman. "Questions are raised about the safety of a major heart drug." *New York Times.* March 13, 2006.

7. George Bakris. "Apply antihypertensive therapy for patients with type 2 diabetes." *Medscape Today.* www.medscape.com/viewarticle/536351_14.

8. www.sciencedirect.com/science?_ob=DArticleURL&_udi=B6T0Y-48J0811-G&_user=108&_rdoc=1&_fmt=&_orig3search&_sort=d&view3Dc&_acct3C000050221&_version=1&_urlVersion=0&_userid=10&md5=094c16364c30ed943b96calac0f0a2bc.

www.pubmedcentral.nih.gov/articlerender.fcgi?artid=1836829.

www.physiciansweekly.com/article.asp?issueid=334&articleid=3125.

www.jstor.org/pss/3702453.

9. Michael Tauchert. "Efficacy and safety of crataegus extract WS 1442 in comparison with placebo in patients with chronic stable New York Heart Association Class III heart failure." *American Heart Journal.* 2002; 143(5): 910-915.

10. Ann Walker, et al. "Promising hypotensive effect of hawthorn extract: a randomized double-blind pilot study of mild, essential hypertension." *Phytotherapy Research.* 2002; 16(1): 48-54.

11. Marilyn Barrett. *The Handbook of Clinically Tested Herbal Remedies,* Vol. 2. Hawthorn Herbal Press. 2004.

12. Jane Higdon. *An Evidence-Based Approach to Vitamins and Minerals: Health Benefits and Intake Recommendations.* Thieme Publishing Group. 2003.

5장

1. www.health.harvard.edu/press_releases/sleep_deprivation_problem.
2. R.H. Yang. "Paradoxical sleep deprivation impairs spatial learning and affects membrane excitability and mitochondrial protein in the hippocampus." *Brain Research.* 2008; 1230: 224-232.
3. Ruben Guzmán-Marín, et al. "Sleep deprivation reduces proliferation of cells in the dentate gyrus of the hippocampus in rats." *The Journal of Physiology.* 2003; 549(2): 563-571.
4. William Lee. "Assessing causality in ALF: Results from the ALF study group." UT Southwestern Medical Center, Dallas, Texas. January 26, 2006.
5. Stephanie Saul. "Sleep drugs found only mildly effective, but wildly popular." *New York Times.* October 3, 2007.
6. Stephen Bent, Amy Padula, Dan Moore, Michael Patterson, and Wolf Mehling. "Valerian for sleep: A systematic review and meta-analysis." *The American Journal of Medicine.* 2006; 119(12): 1005-1012.
7. www.rls.org/Page.aspx?pid%3D479.
8. J. Lazarou, B. Pomeranz, and P. Corey. "Incidence of adverse drug reactions in hospitalized patients." *Journal of the American Medical Association.* 1998; 279: 1200-1205.

6장

1. Cesar A. Arias and Barbara E. Murray. "Antibiotic-resistant bugs in the 21st century-A clinical super-challenge." *New England Journal of Medicine.* 2009; 360(5): 439-443.
2. Ibid.
3. Ibid.
4. Ricki Lewis. "The rise of antibiotic-resistant infections." *FDA Consumer Magazine.* September 1995.
5. Cesar A. Arias and Barbara E. Murray. "Antibiotic-resistant bugs in the 21st century-A clinical super-challenge." *New England Journal of Medicine.* 2009; 360(5): 439-443.
6. B.P. McCloskey. "The relation of prophylactic inoculations to the onset of

poliomyelitis: A study of 620 cases in the Victorian epidemic of poliomyelitis in 1949." *The Medical Journal of Australia.* 1951; 1(17): 613-618.

7. Laura MacInnis. "Nigeria fights rare vaccine-derived polio outbreak." *Reuters.* October 8, 2007.

8. Joel Arak. "Whooping cough deaths on the rise." *Reuters.* July 18, 2002.

9. Alison Young. "Whooping cough vaccine not as powerful as thought." *Atlanta Journal-Constitution.* March 22, 2009.

10. R. Mendelsohn. *How to Raise a Healthy Child in Spite of Your Doctor.* Chicago: Contemporary Books, 1984.

11. R.M. Jacobson, G.A. Poland, R.A. Viekant, V.S. Pankratz, D.J. Schaid, S.J. Jacobsen, J.S. Sauver, and S.B. Moore. "The association of class I HLA alleles and antibody levels after a single dose of measles vaccine." *Human Immunology.* 2003; 64(1): 103-109.

12. Gustavo H. Dayan, et al. "Recent resurgence of mumps in the United States." *New England Journal of Medicine.* 2008; 358(15): 1580-1589.

13. Centers for Disease Control. www.cdc.gov/mmwr/preview/mmwrhtml/mm5301a3.htm.

14. Brenda Goodman. "Doubts grow over flu vaccine in elderly." *New York Times.* September 1, 2008.

15. www.modernmom.com/mommywood/article/2201.

16. David Pacchioli. "The joy of garlic." Research/Penn State. 1999; 20(2). www.rps.psu.edu/may99/garlic.html.

17. Eikai Kyo, Naoto Uda, Shigeo Kasuga, and Yoichi Itakura. "Immunomodulatory effects of aged garlic extract." *Journal of Nutrition.* 2001; 131: 1075S-1079S.

18. Youhong Xu, et al. "An investigation on the antimicrobial activity of Andrographis paniculata extracts and Andrographolide in vitro." *Asian Journal of Plant Sciences.* 2006; 5(3): 527-530.

7장

1. "Prostate Enlargement: Benign Prostatic Hyperplasia." National Institute of Diabetes and Digestive and Kidney Diseases, NIH, 1991; Current Estimates from the National Health Interview Survey, 1994; National Center for Health Statistics, Centers for

Disease Control and Prevention (CDC), U.S. Department of Health and Human Services (HHS), December 1995.
2. Ibid.
3. D. Bach and L. Ebling. "Long-term drug treatment of benign prostatic hyperplasia: Results of a prospective three-year multicenter study using sabal extract IDS 89." *Phytomedicine.* 1996; 3: 105-111.
4. M. Suzuki, et al. "Pharmacological effects of saw palmetto extract in the lower urinary tract." *Acta Pharmacologica Sinica.* 2009; 30(3): 227-281.
5. Frans Debruyne, et al. "Evaluation of the clinical benefit of permixon andtamsulosin in severe BPH patients-PERMAL study subset analysis." *European Urology.* 2004; 45(6): 773-780.
6. A.B. Awad, A.T. Burr, and C.S. Fink, "Effect of resveratrol and beta-sitosterol in combination on reactive oxygen species and prostaglandin release by PC-3 cells." *Prostaglandins Leukotrienes and Essential Fatty Acids.* 2005; 72(3): 219-226.
7. R.R. Berges, et al. "Randomised, placebo-controlled, double-blind clinical trial of beta-sitosterol in patients with benign prostatic hyperplasia." *Lancet.* 1995; 345: 152932.
8. M.C. Andro and J.P. Riffaud. "Pygeum africanum extract for the treatment of patients with benign prostatic hyperplasia: a review of twenty-five years of published experience." *Current Therapeutic Research.* 1995; 56: 796-817.
9. G. Schiebel-Schlosser and M. Friederich. "Phytotherapy pf BPH with pumpkinseeds-A multicenter clinical trial." *Zeits Phytother.* 1998; 19: 71-76.
M. Friederich, C. Theurer, and G. Schiebel-Schlosser. "Prosta Fink Forte capsules in the treatment of benign prostatic hyperplasia." (Multicentric surveillance study in 2245 patients.) *Forsch Komplementarmed Klass Naturheilkd.* 2000; 7: 200-204 [in German].
X. Zhang, et al. "Effect of the extracts of pumpkin seeds on the urodynamics of rabbits: An experimental study." *Journal of Tongji Medical University.* 1994; 14: 235-238.

8장

1. Vision Problems in the U.S. Report (Prevent Blindness America and NEI). *Archives of Ophthalmology.* 2004; 122: 532-538, 564-572. www.usvision problems.org and www.nei.nih.gov.

2. F.J. Giblin. "Glutathione: a vital lens antioxidant." *Journal of Ocular Pharmacology and Therapeutics.* 2000; 16(2): 121-135.
C.R. Gale, et al. "Plasma antioxidant vitamins and carotenoids and age-related cataract." *Ophthalmology,* 2001; 108: 1992-1998.
P.F. Jacques, et al. "Long-term nutrient intake and early age-related nuclear lens opacities," *Archives of Ophthalmology.* 2001; 119: 1009-1019. (In one study, a combination of bilberry and vitamin E stopped cataract formation in 97 percent of the patients without side effects.)
G.O. Bravetti. "Preventive medical treatment of senile cataract with vitamin E and *Vaccinium myrtillus* anthocyanosides." Clinical evaluation. *Ann Ottalmol Clinical Ocul.* 115 (1989): 109.
A. Taylor. "Cataract: relationship between nutrition and oxidation." *Journal of the American College of Nutrition.* 1993; 12(2): 138-146.
M.C. Leske, et al. "Antioxidant vitamins and nuclear opacities: The longitudinal study of cataract." University Medical Center at Stony Brook, New York. 1998; 105(5): 831-836. (OBJECTIVE: The association of antioxidant nutrients and risk of nuclear opacification was evaluated in the Longitudinal Study of Cataract; Antioxidants May Slow Cataract Progression; A nutritional diet that includes beta-carotene [18 mg/day], vitamin C [750 mg/day], and vitamin E [600 mg/ day] has been shown to modify the progression of cataracts, according to the Roche European-American Cataract Trial results; Dietary lutein and cryptoxanthin were associated with 70 percent lower risk of nuclear cataracts in those under age sixty-five.)
3. M.S. Passo, et al. "Regular exercise lowers intraocular pressure in glaucoma patients." *Investigative Ophthalmology.* ARVO Abstracts. 1994; 35.

9장

1. "War on cancer needs 'new direction' panel tells congress." *New York Times.* September 30, 1994.
"Cancer passes heart disease as top killer." *Associated Press.* January 20, 2005.
2. C.M. Leontine Kremer and Huib N. Caron. "Anthracycline cardiotoxicity in children." *New England Journal of Medicine.* 2004; 351(2): 120-121.
3. NBC News Today Show. www.medpagetoday.com/MeetingCoverage/SABCS/7682.

4. National Cancer Institute Fact Sheet. www.cancer.gov/cancertopics/factsheet/therapy/tamoxifen.

5. *Report on Carcinogens.* U.S. Department of Health and Human Services, Public Health Service, National Toxicology Program. 2011. http://ntp.niehs.nih.gov/ntp/roc/twelfth/roc12.pdf

6. C.M. Leontine Kremer and Huib N. Caron. "Anthracycline cardiotoxicity in children." *New England Journal of Medicine.* 2004; 351(2): 120-121.

7. Rehema Ellis. "Cancer docs profit from chemotherapy drugs." NBC. September21, 2006. Maartje J. Hooning, PhD, Department of Medical Oncology, Erasmus Medical Center, Daniel den Hoed Cancer Center, Rotterdam, the Netherlands; Jay Brooks, MD, Chairman, Hematology/Oncology, Ochsner Health System, Baton Rouge, Louisiana; *Journal of Clinical Oncology.*

8. Amanda Gardner. "Younger breast cancer survivors risk disease in other breast." *Washington Post.* October 15, 2008.

9. Jon Christensen. "Scientist at work: John Reed; running hot in pursuit of cancer treatment." *New York Times.* December 12, 2005.

10. John C. Reed. Research Focus Burnham Institute of Medical Research. www.burnham.org/default.asp?contentID=215.

11. Annelyse Duvois, et al. "Chemopreventive and therapeutic effects of curcumin." *Cancer Letters.* 2005; 223: 181-190.

12. Bryan Smith. "Indian gold." *Men's Health.* October 4, 2011.

13. Bryan Smith. "Best food for men nutrition awards." *Men's Health.* 2008.

14. Jeremy James Johnson and Hasan Mukhtar. "Curcumin for chemoprevention of colon cancer." *Cancer Letters.* 2007; 255(2): 170-181.

15. K.M. Dhandapani, V.B. Mahesh, and D.W. Brann. "Curcumin suppresses growth and chemoresistance of human glioblastoma cells via AP-1 and NFB transcription factors." *Journal of Neurochemistry.* 2007; 102(2): 522-538.

16. Matthew Miller, et all. "Curcumin (diferuloylmethane) inhibits cell proliferation, induces apoptosis, and decreases hormone levels and secretion in pituitary tumor cells." *Endocrinology.* 2008; 149 (8): 4158-4167.

17. Jerry McLaughlin. "Paw paw and cancer: Annonaceous acetogenins from discovery to commercial products." *Journal of Natural Products.* 2008; 71: 1311-1321.

F.Q. Alali, X.X. Liu, and J.L. McLaughlin. "Annonaceous acetogenins: Recent progress." *Journal of Natural Products.* 1999; 62(3): 504-540.

Jerry McLaughlin and Rogers Lingling. "The use of biological assays to evaluate botanicals." *Drug Information Journal.* 1998; 513-524.
Veena Coothankandaswamy, et al. "The alternative medicine pawpaw and its acetogenin constituents suPpress tumor angiogenesis via the HIF-1/VEGF pathway." *Journal of Natural Products.* 2010; 73: 956-961,
18. Otto Warburg, Franz Wind, and Erwin Negelein. "The metabolism of tumors in the body." *Journal of General Physiology.* 1927 March 7; 8(6): 519-530.
19. Lawrence H. Kushi, et al, and The American Cancer Society 2006 Nutrition and Physical Activity Guidelines Advisory Committee. "American Cancer Society Guidelines on Nutrition and Physical Activity for Cancer Prevention." *A Cancer Journal for Clinicians.* 2006; 56: 254--281.
20. "Sunshine might stop skin cancers." BBC News, February 1, 2005. http://news.bbc.co.uk/2/hi/health/4225195.stm.
21. C. Garland, F. Garland, and E. Gorham. "Could sunscreens increase melanoma risk?" *American Journal of Public Health.* 1992; 82(4): 614-615.

10장

1. Pope Parker. "Diabetes: underrated, insidious, and deadly." *New York Times.* July 1, 2008.
2. H.M. Connolly, et al. "Valvular heart disease associated with fenfluramine-phentermine." *New England Journal of Medicine.* 1997; 337: 581-588.
3. Gadde, et al. "Bupropion for weight loss: An investigation of efficacy and tolerability in overweight and obese women." *Obesity Research.* 2001; 9(9): 544-551.
4. http://public.nhlbi.nih.gov/newsroom/home/GetPressRelease.aspx?id =2573.
5. Alam Khan, et al. "Cinnamon improves glucose and lipids of people with type 2 diabetes." *Diabetes Care.* 2003; 26: 3215-3218.
6. Joanna Hlebowicz, et al. "Effect of cinnamon on postprandial blood glucose, gastric emptying, and satiety in healthy subjects." *American Journal of Clinical Nutrition.* 2007; 85(6): 1552-1556.
7. Subash Babu. "Cinnamaldehyde-A potential antidiabetic agent." *Phytomedicine.* 2007; 14(1): 15-22.

11장

1. http://www.cnn.com/2003/US/South/01/08/plane.crash/index.html.
http://www.cbsnews.com/2100-201_162-554860.html.

2. "Loss of pitch control during takeoff Air Midwest Flight 5481 Raytheon (Beechcraft) 1900D, N233YV Charlotte, North Carolina." January 8, 2003.
http://www.ntsb.gov/doclib/reports/2004/AAR0401.pdf.

3. David Kessler. *The End of Overeating. Taking Control of the Insatiable American Appetite.* 1st edition. Rodale Books. April 28, 2009.

4. Roni Caryn Rabin. "Obese teens as likely as smokers to die early, study finds." *New York Times.* March 3, 2009.

5. Dr. David Kessler. "The Flavorists: Tweaking tastes and creating cravings." *60Minutes,* CBS, November 27, 2011.

6. Jesse McKinley. "Flavoring-factory illnesses raise inquiries." *New York Times.* May 6, 2007.

7. A.A. Bachmanov, et al. "Glutamate taste and appetite in laboratory mice: Physiologic and genetic analyses." *American Journal of Clinical Nutrition.* July 1, 2009; 90(3): 756S-763S.

8. "Prescription USA: The top 10 prescription drugs in the US." HealthLink. September 2001. www.theuniversityhospital.com.

9. "FAQ: Thyroid treatment." American Thyroid Association. June 6, 2012. www.thyroid.org/faq-thyroid-hormone-treatment/.

10. Harry W. Daniell. "Risk factors in thyroid replacement treatment." *Journal of the American Medical Association.* 1974; 230(7): 964.
Alan R. Gaby. "Treatment with thyroid hormone." *Journal of the American Medical Association.* 1989; 262(13): 1774.

11. Phillip J. Hilts. "After 46 years of sales, thyroid drug needs F.D.A. approval." *New York Times.* July 31, 2001.

12. Betty Dong. "How medications affect thyroid function." *Western Journal of Medicine.* February 2000; 172(2): 102-106.

13. Lyn Patrick. "Thyroid disruption: mechanisms and clinical implications in human health." *Alternative Medicine Review.* 2009; 14(4).

12장

1. "Prozac: A breakthrough drug for depression." *Newsweek.* March 26, 1990; CXV(13).

2. Irving Kirsch. "Treating depression: Is there a placebo effect?" *60Minutes,* CBS, February 19, 2012.

3. Roni Caryn Rabin. "A glut of antidepressants." *New York Times.* August 12, 2013.

4. Siddhartha Mukherjee. "Post-Prozac nation: The science and history of treating depression." *New York Times.* April 19, 2012.

5. Jeanne Lenzer. "FDA to review 'missing' drug company documents." *British Medical Journal.* 2004; 330: 7.

6. Alison Bass. *Side Effects: A Prosecutor, a Whistleblower, and a Bestselling Antidepressant on Trial.* Kindle Edition. Algonquin Books. 1 edition. June 17, 2008.

Joseph Glenmullen. *Prozac Backlash: Overcoming the Dangers of Prozac, Zoloft, Paxil, and Other Antidepressants with Safe, Effective Alternatives.* Simon&Schuster. April 17, 2001.

7. Sarah Boseley. "Four people dead is four too many." *The Guardian.* August 9, 2001.

8. Peter Breggin. "Judge sentences teenager in Prozac murder case-Release in 10months to community service." *Huffington Post.* November 8, 2011.

9. J. Liu, et al. "Malnutrition at age 3 years and externalizing behavior problems at ages 8, 11, and 17 years." *American Journal of Psychiatry.* November 2004; 161(11): 2005-2013.

10. William H. Brock. *The Norton History of Chemistry.* New York: W. W. Norton. 1993.

Bernard Jaffe. *Crucibles: The Story of Chemistry from Ancient Alchemy to Nuclear Fission.* New York: Dover. 1976.

11. Rif S. El-Mallakh and Rona Jeannie Roberts. "Lithiated lemon-lime sodas." *American Journal of Psychiatry.* 2007; 164: 1662.

12. Jochen Paulus. "Lithium's healing power." Scientific American. April 4, 2007.

Samuel Gershon. "Lithium: Discovered, forgotten and rediscovered." International Network for the History of Neuropsychopharmacology. Published online: http://inhn.org/archives/gershon-collection/lithium-discovered-forgotten-and-rediscovered.html.

13. Peter Breggin. *Psychiatric Drug Withdrawal: A Guide for Prescribers, Therapists, Patients and their Families.* Springer Publishing Company. 1st edition. July 19, 2012.

14. A.L. Miller. "The methylation, neurotransmitter, and antioxidant connections

between folate and depression." *Alternative Medicine Review.* September 20083; 13(3): 216-226.
15. PeterBreggin. *Psychiatric Drug Withdrawal: AGuide for Prescribers, Therapists, Patients and their Families.* Springer Publishing Company. 1stedition. July19, 2012.

셰인 박사의 영양 혁명

1판 1쇄 발행 2021년 3월 12일

지은이 · 셰인 앨리슨
옮긴이 · 안진환
펴낸이 · 백운철
펴낸곳 · 동도원
책임편집 · 하선정
디자인 · 종달새

등록번호 · 제21-493호
등록일자 · 1993년 10월 6일
주소 · 서울시 서초구 서초3동 1550-6 태림B/D 4F
전화 · (02)3472-2040 팩스 · (02)3472-2041
E-mail · wcbaeg@hanmail.net

ISBN 978-89-8152-257-5 (13510)

* 이 도서의 국립중앙도서관 출판예정도서목록(CIP)은 서지정보유통지원시스템 홈페이지(http://seoji.nl.go.kr)와 국가자료공동목록시스템(http://www.nl.go.kr/kolisnet)에서 이용하실 수 있습니다.